实用中成药丛书

主编 徐荣鹏

妇科病

中成药使用手册

中国健康传媒集团

中国医药科技出版社

内 容 提 要

本书是面向临床、立足临床的实用性、普及性著作，旨在指导临床医生科学、合理地使用中成药，提高临床疗效。全书以中医病名为主线，再将病名分为若干证型，然后把常见的中成药归类于证型之下。每个中成药按照品名、药物组成、功能主治、用药指征、选用要点、适用病症、注意事项、类药鉴别9个知识模块进行全方位介绍。特别是在类药鉴别中，突出该中成药与同类中成药相比较的特色和优势，并明确其选用要点，便于掌握不同中成药之间的异同。本书实用性强，适合医师、药师、中成药使用人员及中医爱好者参考。

图书在版编目（CIP）数据

妇科病中成药使用手册 / 徐荣鹏主编 . — 北京：中国医药科技出版社，2022.11
（实用中成药丛书）
ISBN 978-7-5214-3389-0

Ⅰ . ①妇… Ⅱ . ①徐… Ⅲ . ①妇科病－中成药－用药法－手册 Ⅳ . ① R287.4-62

中国版本图书馆 CIP 数据核字（2022）第 164487 号

美术编辑 陈君杞
版式设计 也 在

出版 **中国健康传媒集团** | 中国医药科技出版社
地址 北京市海淀区文慧园北路甲 22 号
邮编 100082
电话 发行：010-62227427 邮购：010-62236938
网址 www.cmstp.com
规格 710 × 1000mm $^1/_{16}$
印张 17 $^1/_2$
字数 304 千字
版次 2022 年 11 月第 1 版
印次 2022 年 11 月第 1 次印刷
印刷 三河市万龙印装有限公司
经销 全国各地新华书店
书号 ISBN 978-7-5214-3389-0
定价 **59.00 元**

获取新书信息、投稿、为图书纠错，请扫码联系我们。

编委会

主　编　徐荣鹏

副主编　曾明星　周　涛　任海涛

编　委（按姓氏笔画排序）

刘　用　陈　松　姜　成

钟传棋

序 言

《史记·扁鹊仓公列传》云："人之所病，病疾多。而医之所病，病道少。"活人之道，理当兼收并蓄；制剂之法，岂可以蠡测海？今之医者，用汤剂者恒多，开成药者寡少，问之则曰："汤者荡也，涤荡邪气，加减灵活，其效甚速。然病有轻重缓急之异，治有男女老幼之别，岂能一以汤剂概治之。"舍膏丹丸散而施治，真乃自缚手脚，与病相搏，能望其速愈乎？

古之治病，杂合以治。上溯《黄帝内经》，载方十二首，成药居其九；源流《伤寒杂病论》，膏丹丸散齐备，灌肠熏洗兼用；下迨《太平惠民和剂局方》，选用秘方验方，载方七百八十八首，国家刊行成药药典，官办出售加工成药，洋洋大观，无复于斯。部分成药，因疗效显著确切，古今医家推崇，沿用至今，经久不衰。

时至今日，科技兴盛，成药日益增多，剂型更为丰富。扩丸剂为微丸、滴丸；拓片剂为分散片、咀嚼片；变散剂为茶剂、冲剂；化汤剂为糖浆剂、口服液。外用膏药，有软膏、硬膏之分；内服颗粒，有含糖、无糖之别。粗略统计，逾四十种，琳琅满目，目不暇接。无煎药之烦琐费时，无服药之味苦难咽，药效发挥迅速，携带轻盈方便。若能正确应用，何患医家之道少、病家之疾多？

然市售之成药已达九千余种，仓促之间，临证选药，徒有望洋兴叹之感。近日诸弟子以所编"实用中成药丛书"见示，索序于余，余通览之，受益良多。该书立足实用，医生、患者皆可使用；分为四册，临床各科针对选择。每册以病名为纲，方便读者检索；以证型为目，体现中医特色。广收博采，药品详列剂型；辨治入微，症状细举舌脉。不通医理者，用"适用病症"对应之；品名相似、功效相近者，用"类药鉴别"区别之。庶几一册在手，一看便懂，一学就会，一用即效。

楹联有云："但愿世间人无病，何惜架上药生尘。"医为仁人之术，必具仁人之心。愿览斯书之后，拓宽用药剂型，精准辨证施治，用最短之疗程，花最少之药费，获最大之疗效。不揣谫陋，谨作是序。

湖北中医药大学

王绪前

2022 年 3 月

前 言

　　中成药是中医药学的重要组成部分。它源远流长，千百年来为中华民族的防病治病、繁衍昌盛发挥了巨大的作用。它是人类医药文化宝库中一颗灿烂的明珠，影响遍及全世界。

　　中成药是指在中医药理论指导下，以中医方剂为依据，以中药饮片为原材料，经过药学和临床研究，获得国家药品监督管理部门的批准，按照规定生产工艺和质量标准制成一定剂型，质量可控，安全有效，可供临床医生辨证使用的一类药品。中成药具有疗效显著、便于携带、方便服用、不良反应相对较少等特点，深受医生和患者的欢迎。

　　近年来，中成药在新品种及新剂型上发展迅猛，疗效好的新药不断涌现。到目前为止，经批准生产的中成药已达9000多种，治疗范围遍及临床各科。其中有一些中成药因疗效确切、不良反应少、用药安全，开始走向国际医疗市场。如新型冠状病毒肺炎肆虐全球时，连花清瘟胶囊在国际市场上的需求成倍增长，为全球疫情防控发挥了重要作用。

　　但是，目前中成药的使用情况却不容乐观，主要体现在不合理、不科学的滥用和误用，导致药疗事故时有发生。造成这种状况的主要原因体现在以下几个方面。

　　第一，部分医术不精者、患者对中医药知识的缺乏，选择和使用中成药轻率、随意。比如，大家都知道六味地黄丸可以治疗肾虚，而不知道肾虚分为肾阴虚和肾阳虚，肾阴虚的患者服之有效，而肾阳虚的患者服用后病情加重。

　　第二，广大西医工作者站在药理作用角度，仅从中成药的药理作用出发选用，使中成药的主治范围缩小，甚至出现偏差。比如，对于心绞痛患者，常常

1

不考虑心绞痛的证型，不管是阳气虚衰，还是气血亏虚，统统使用活血化瘀的复方丹参滴丸，疗效自然不好。应提醒注意的是，西医院是中成药使用的主力军，需应用中医理论辨证使用中成药。

第三，同类中成药品种繁多，个性特征标示不够突出，经验欠缺的中医临床工作者难以辨别其中细微的差异，造成中成药的选用不当，甚至出现偏差和错误。比如，八珍颗粒与八正颗粒，品名相仿，读音相似，但功效有天壤之别，八珍颗粒功能补益气血，用于气血亏虚证；八正颗粒功能清利湿热，用于湿热下注证。

有鉴于此，针对目前存在的中成药滥用和误用现象，我们编写了"实用中成药丛书"，《妇科病中成药使用手册》是丛书分册之一。为保持中医特色，本书以中医病名和病证为主，少量使用西医病名，把常见的中成药按中医的证型归类于中医的病名之下，以中医辨证施治为出发点，突出中医药的特色。本书分以下几个栏目对中成药进行介绍。

品名 中成药的药品名称。部分中成药有多种剂型，如益母草片、益母草膏、益母草胶囊、益母草颗粒、益母草冲剂、益母草流浸膏、益母草口服液，本书收集后，放在一起介绍，表述如下：益母草片（膏、胶囊、颗粒、冲剂、流浸膏、口服液）。

【药物组成】中成药的药物组成，与药品说明书一致。

【功能主治】中成药的主治功效，与药品说明书一致。

【用药指征】包括常见症状、舌象、脉象。药品说明书所表述的症状往往比较简略，此处对症状进行了丰富细化，详细描述了相应的舌象、脉象，更能突显中医特色。

【选用要点】首先点明中成药的主治证型，然后针对证型，突出主症，用精简的语言，告诉使用者该中成药的选用要点，让使用者一看即懂，一学即会。

【适用病症】将西医病名与中医病名相对应，方便西医医师选用。

【用法用量】中成药的用法用量，与药品说明书一致。

【注意事项】适当从饮食、情志、药品使用方法、疾病的特殊护理角度，提供一些简单的注意事项，方便患者更合理用药，取得更好的疗效。

【类药鉴别】对某些品名相似，或功效相近的中成药，从药物组成、主治证型、典型症状等方面进行对比，便于指导使用者如何甄别选用中成药。

本书的编撰者徐荣鹏、曾明星、周涛、任海涛均是中医博士，长期在临床一线工作，理论知识与临床经验较为丰富，为本书的编撰提供了质量保证。但疏漏错误在所难免，恳请广大读者及同道批评指正。

编者

2022 年 3 月

目 录

第一章 合理使用妇科中成药 ·········· 1

1. 女性一生在时间上可分为几期？各自有什么生理特点？ ·········· 2

2. 如何判断月经是否正常？ ·········· 2

3. 月经是怎样产生的？ ·········· 3

4. 什么是白带？白带有什么作用？ ·········· 4

5. 女性妊娠期间会有哪些生理变化？ ·········· 4

6. 导致妇科疾病发生的病因有哪些？ ·········· 5

7. 妇产科涉及的常见疾病有哪些？ ·········· 6

8. 妇科常见病中医是如何辨证的？ ·········· 7

9. 妇科中成药的常用剂型有哪些？ ·········· 8

10. 妇科中成药临床使用应遵循的基本原则有哪些？ ·········· 9

11. 妇科中成药联合用药使用时应遵循哪些原则？ ·········· 9

12. 妇科中成药的常见不良反应及预防有哪些？ ·········· 10

13. 孕妇使用中成药应注意什么？ ·········· 10

14. 妊娠禁用、忌用和慎用的中药饮片有哪些？ ·········· 11

15. 妊娠禁用、忌用和慎用的中成药有哪些？ ·········· 12

16. 哺乳期用药应遵循什么原则？ ·········· 15

17. 个人应如何保管中成药？ ·········· 16

18. 使用妇科非处方中成药需要注意什么？ ·········· 16

19. 妇科疾病常用外治法及注意事项有哪些？ ·········· 17

20. 如何提高阴道用药的效果？ ·········· 18

21. 如何掌握调经中成药的服用时间？ ·········· 19

22. 月经期使用中成药需要注意什么？ ·········· 20

第二章 月经病用药 ·························· 21

第一节 痛经 ·························· 22

一、气滞血瘀证 ·························· 22

痛经口服液	22	痛经灵颗粒	27
得生丸（片、胶囊）	23	痛经宝颗粒	28
痛经宁糖浆（胶囊、颗粒）	24	调经姊妹丸	29
益坤宁片（颗粒）	24	调经活血片	29
妇女痛经丸	25	调经益母片（胶囊）	30
田七痛经散（胶囊）	26	潮安胶囊（片）	31

二、寒凝血瘀证 ·························· 32

艾附暖宫丸（小蜜丸、		痛经丸（片）	33
水蜜丸）	32	八味痛经片	34
温经颗粒	32	附桂紫金膏	35

三、气血两虚证 ·························· 35

当归丸	35	调经益灵片（胶囊）	39
浓缩当归丸（当归流浸膏）	36	八珍鹿胎膏	40
八宝坤顺丸	37	鹿胎膏（颗粒、胶囊）	41
妇康宁片（胶囊）	37	同仁乌鸡白凤丸（口服液）	41
女金丸（片、胶囊、糖浆）	38	毛鸡药酒	42
香附丸	39	种子三达丸	43

四、肝肾亏损证 ·························· 44

益坤丸	44	玉液金片	44

第二节 月经先期 ·························· 45

一、气血两虚证 ·························· 46

茸坤丸	46	乌鸡白凤丸（片、颗粒、	
当归养血丸	47	分散片）	48
乌鸡丸	48	乌鸡白凤口服液	49

乌鸡白凤胶囊（软胶囊）　50　　十二乌鸡白凤丸　　　　　50

二、下焦湿热证 ………………………………………………………… 51

固经丸　　　　　　　51

第三节　月经后期 …………………………………………………… 52

一、气血两虚证 ………………………………………………………… 52

当归调经片（颗粒）　53　　内补养荣丸　　　　　　57
养血当归胶囊　　　　　　　宁坤丸　　　　　　　　58
　　（软胶囊、精、糖浆）　53　宁坤养血丸　　　　　　58
阿胶当归合剂　　　　　　　参鹿膏　　　　　　　　59
　　（胶囊、口服液、颗粒）54　复方乌鸡口服液
当归益血膏（口服液）　55　　　（丸、胶囊、颗粒）　59
人参益母丸　　　　　　56　　天紫红女金胶囊　　　　60
十珍香附丸　　　　　　56

二、血虚证 ……………………………………………………………… 61

四物合剂　　　　　　　　　妇科养坤丸　　　　　　64
　　（膏、颗粒、胶囊）　61　调经养血丸　　　　　　64
四物益母丸　　　　　　　　妇科宁坤片　　　　　　65
　　（附：加味益母草膏）62　调经补血丸　　　　　　65
鸡血藤片　　　　　　　　　养荣百草丸　　　　　　66
　　（颗粒、糖浆、胶囊）62　十二温经丸　　　　　　67
复方益母草流浸膏　　　63　　养血调经膏　　　　　　67

三、气滞血瘀证 ………………………………………………………… 68

丹参膏　　　　　　　　68　　活血调经丸　　　　　　71
慈航丸（片、胶囊）　　69　　参桂调经丸　　　　　　72
益母丸（冲剂、颗粒）　69　　人参女金丸　　　　　　72
醋制香附丸　　　　　　70　　鸡血藤膏（复方鸡血藤膏、
调经止痛片（胶囊）　　70　　　复方滇鸡血藤膏）　73

四、肾虚寒凝证 ………………………………………………………… 74

乳鹿膏　　　　　　　　74　　鹿胎胶囊（软胶囊）　　74

女宝胶囊　　　　　　　75

第四节　月经先后无定期 ·················· 76

一、气血两虚证 ······························· 77

妇女养血丸　　　　　77　　　妇科调经片　　　　　　80
妇宁丸（胶囊、颗粒）　77　　　妇科白凤片
定坤丸（二十七味定坤丸）78　　　（颗粒、胶囊、口服液）80
玉液丸　　　　　　　79

二、肝郁气滞证 ······························· 81

四制香附丸　　　　　81　　　肝郁调经膏　　　　　　82

三、肝郁脾虚证 ······························· 83

济坤丸　　　　　　　83

第五节　经期延长 ····························· 83

一、气虚证 ··································· 84

人参归脾丸　　　　　84　　　黑归脾丸　　　　　　　85

二、血瘀证 ··································· 86

震灵丸　　　　　　　86

第六节　经间期出血 ··························· 87

一、肾阴虚证 ································· 87

葆宫止血颗粒　　　　87

二、湿热证 ··································· 88

八正颗粒（片、胶囊、合剂）88

三、血瘀证 ··································· 89

独一味胶囊（丸、片、颗粒）89

第七节　闭经 …………………………………………………………… 89

一、气血虚弱证 …………………………………………………… 90

加味八珍益母膏（胶囊）　90　　　驴胶补血颗粒（丸）　92

七制香附丸　91

二、气滞血瘀证 …………………………………………………… 92

调经至宝丸　93　　　通经甘露丸　94

妇科通经丸　93　　　妇科回生丸　94

第八节　崩漏 …………………………………………………………… 95

一、脾虚证 ………………………………………………………… 96

阿胶三宝颗粒（膏）　96　　　定坤丹（口服液）　98

山东阿胶膏　97　　　宫血停颗粒　98

妇良片（胶囊）　97

二、肾虚证 ………………………………………………………… 99

妇科止血灵（片、胶囊）　99　　　春雪安胶囊　100

三、血热证 ………………………………………………………… 101

十灰散　101　　　三七止血片　102

止血片　101　　　安坤颗粒　103

四、血瘀证 ………………………………………………………… 103

云南白药（胶囊）　103

第九节　绝经前后诸证 ……………………………………………… 104

一、肾阴虚证 ……………………………………………………… 104

更年宁　105　　　坤宝丸　106

更年宁心胶囊　105　　　坤泰胶囊　107

更年安胶囊（片、丸）　106　　　安神宝颗粒　107

二、肾阳虚证 ……………………………………………………… 108

参芪二仙片　108　　　妇宁康片　109

更年乐片（胶囊）　　110　　龙凤宝片（胶囊）　　111

健脑灵片　　110

三、肾阴阳两虚证 ……………………………………………… 112

更年灵胶囊（片）　　112　　佳蓉片（丸）　　113

更年舒片　　112

第三章　带下病用药 …………………………………………… 115

第一节　带下过多 ……………………………………………… 116

一、脾虚证 …………………………………………………… 116

妇科白带片（膏、胶囊）116　　除湿白带丸　　118

参术止带糖浆　　117

二、肾虚证 …………………………………………………… 118

调经白带丸　　119　　妇宝颗粒　　119

三、脾肾两虚证 ……………………………………………… 120

复方白带丸　　120　　白带净丸　　122

千金止带丸　　121　　温经白带丸　　122

四、下焦寒湿证 ……………………………………………… 123

二益丸　　123　　愈带丸　　124

五、湿热下注证 ……………………………………………… 124

苦参片（胶囊）　　125　　调经止带丸　　128

白带丸　　125　　妇科分清丸　　129

治带片（胶囊）　　126　　妇科止带片（胶囊）　　129

盆炎净片（咀嚼片、胶囊、　　白带净胶囊　　130
　颗粒、口服液）　　126　　洁尔阴洗液　　131

抗宫炎片（分散片、丸、　　治糜康栓　　131
　胶囊、软胶囊、颗粒）127　　灭滴栓　　132

宫炎平片（分散片、滴丸、
　胶囊）　　127

六、瘀热夹毒证 ·· 132

妇乐颗粒（片、冲剂、
  胶囊、糖浆） 132
花红颗粒（片、胶囊） 133
妇炎净胶囊（片） 134
金鸡胶囊（颗粒、片、
  分散片、丸） 134
妇炎康片（丸、胶囊、
  颗粒） 135
妇炎康复片（胶囊、颗粒、
  咀嚼片） 136

苦参栓 137
保妇康栓 137
康复灵栓 138
百草妇炎清栓 138
子宫锭 139
宫糜膏 140
复方清带散 140

第二节 带下过少 ·· 141

鱼鳔丸 141
抗衰灵膏（口服液） 142

龟甲养阴片 142

第四章 妊娠病用药 ·· 145

第一节 妊娠恶阻 ·· 146

一、脾胃虚弱证 ·· 146

香砂六君丸（片） 146
香砂理中丸 147

香砂养胃丸（片、胶囊、
  颗粒、乳剂） 147

二、肝胃不和证 ·· 148

舒肝和胃丸（口服液） 148

三九胃泰胶囊（颗粒） 149

三、气阴两虚证 ·· 150

阴虚胃痛颗粒（片、胶囊）150

第二节 胎漏、胎动不安 ·· 151

一、肾虚证 ·· 151

固肾安胎丸 152

保胎灵片（胶囊） 152

　　参茸保胎丸　　　　　　　152

　二、脾肾两虚证 ·································· 153
　　健身安胎丸　　　153　　　　滋肾育胎丸　　　155
　　乐孕宁口服液（颗粒）　154

　三、气血虚弱证 ·································· 156
　　嗣育保胎丸　　　156　　　　千金保孕丸　　　158
　　保胎丸　　　　　156　　　　妇康宝合剂（颗粒、煎膏、
　　参茸白凤丸　　　157　　　　　口服液）　　　159
　　安胎益母丸　　　158　　　　安胎丸　　　　　159

　四、血热内扰证 ·································· 160
　　孕妇金花丸（片、胶囊）160　　孕妇清火丸　　　161

　五、瘀血阻络证 ·································· 161
　　桂枝茯苓丸（片、胶囊）162　　保胎无忧片（散、胶囊）162

第三节　滑胎 ····································· 163

　一、脾肾两虚证 ·································· 164
　　孕康口服液（颗粒、糖浆）164

　二、气血两虚证 ·································· 164
　　复方阿胶浆（颗粒、胶囊）164　八珍颗粒（丸、片、膏、
　　　　　　　　　　　　　　　　　液、胶囊）　　　165

第四节　难产 ····································· 166

　一、气血虚弱证 ·································· 166
　　补血催生丸　　　166

　二、气滞血瘀证 ·································· 167
　　十一味能消丸（胶囊）　167

第五节 子嗽 ··· 168

一、阴虚肺燥证 ··· 168

罗汉果玉竹冲剂（颗粒） 168
养阴清肺丸（颗粒、膏、
　糖浆、合剂、口服液） 169

百合固金丸（片、颗粒、
　口服液） 169

二、脾虚痰饮证 ··· 170

六君子丸 170

第六节 子肿 ··· 171

一、脾虚证 ··· 171

香砂胃苓丸 172

二、肾虚证 ··· 172

济生肾气丸（片） 172

第五章 产后病用药 ··· 175

第一节 产后缺乳 ··· 176

一、气血不足证 ··· 176

生乳汁 176
生乳灵 177
生乳片 178

补血生乳颗粒 178
催乳丸 179
阿胶生化膏 180

二、络脉郁滞证 ··· 180

乳泉冲剂（颗粒） 180
通络生乳糖浆 181

母乳多颗粒 181

三、肝郁气滞证 ··· 182

下乳涌泉散 182

通乳冲剂（颗粒） 183

第二节　产后恶露不绝 …………………………………… 184

一、气虚证 …………………………………………………… 184

产后康膏 　　　　184　　　　产妇欣颗粒（丸）　　186
产妇康颗粒 　　　185　　　　胎产金丸（丹）　　　186

二、血瘀证 …………………………………………………… 187

益母草口服液（流浸膏、　　　　加味生化颗粒　　　　189
　膏、片、冲剂、胶囊、　　　　　产妇安颗粒（丸、胶囊、
　颗粒）　　　　　　187　　　　　合剂、口服液）　　　190
产后逐瘀片（颗粒、　　　　　　五加生化胶囊　　　　191
　胶囊）　　　　　188　　　　产后益母丸　　　　　191
生化丸 　　　　　188　　　　妇康丸　　　　　　　192
新生化颗粒（片）　189

三、血热证 …………………………………………………… 193

断血流颗粒（滴丸、片、　　　　宫血宁胶囊　　　　　194
　分散片、胶囊）　193

第四节　产后腹痛 ………………………………………… 194

一、气血两虚证 ……………………………………………… 195

归羊冲剂（颗粒）　195　　　　八珍益母丸（片、膏、
　　　　　　　　　　　　　　　　颗粒、胶囊）　　　195

二、瘀滞胞宫证 ……………………………………………… 196

产后补丸 　　　　196　　　　少腹逐瘀丸（颗粒、胶囊）197

第五节　产后身痛 ………………………………………… 198

一、血虚证 …………………………………………………… 199

妇科毛鸡酒 　　　199　　　　毛鸡补血酒　　　　　199

二、风寒证 …………………………………………………… 200

照山白浸膏片 　　200　　　　产灵丸　　　　　　　201
独活寄生丸（颗粒、　　　　　　产妇康洗液　　　　　202
　合剂）　　　　　201

三、血瘀证 ………………………………………………………………… 203

　　血府逐瘀丸（片、颗粒、胶
　　囊、泡腾片、口服液） 203

四、肾虚证 …………………………………………………………………… 203

　　风湿液 203

第五节 产后汗证 ………………………………………………………… 204

一、气虚证 …………………………………………………………………… 205

　　玉屏风丸（滴丸、颗粒、　　　　　虚汗停颗粒（胶囊、糖浆）205
　　胶囊、口服液、袋泡茶）205　　　　复芪止汗颗粒 206

二、阴虚证 …………………………………………………………………… 206

　　生脉颗粒（袋泡茶） 207　　　　　黄芪生脉饮 207

第六节 产后抑郁 ………………………………………………………… 208

一、心脾两虚证 ……………………………………………………………… 209

　　归脾丸（液、片、颗粒、　　　　　柏子养心丸（片、胶囊） 210
　　胶囊、合剂） 209　　　　　　　　柏子滋心丸 210

二、肝气郁结证 ……………………………………………………………… 211

　　逍遥丸（颗粒、胶囊、　　　　　　解郁安神片（冲剂、颗粒、
　　合剂、口服液） 211　　　　　　　胶囊） 212
　　丹栀逍遥丸（片、胶囊）212

第六章 妇科杂病用药 …………………………………………………… 215

第一节 乳癖 ……………………………………………………………… 216

一、肝郁气滞证 ……………………………………………………………… 216

　　乳宁颗粒 216　　　　　　　　　　乳核内消液（丸、片、
　　红花逍遥片（胶囊、颗粒）217　　　胶囊、颗粒） 219
　　乳增宁片（胶囊） 218　　　　　　散结乳癖膏 219

二、气滞血瘀证 ……………………………………………… 220

乳块消丸（片、糖浆、
　口服液、胶囊、颗粒、
　贴膏）　　　　　　220
乳癖康片　　　　　　221

乳癖散结片（胶囊、
　颗粒）　　　　　　221
岩鹿乳康片（胶囊）　222

三、肝郁痰凝证 ……………………………………………… 222

乳核散结片（胶囊）　223
消乳散结胶囊　　　　223

乳疾灵颗粒（胶囊）　224
消核片　　　　　　　224

四、痰瘀互结证 ……………………………………………… 225

乳宁片（丸、胶囊）　225
乳康片（丸、颗粒）　226

乳癖消片（丸、颗粒、
　胶囊、贴膏）　　　226
小金丸（片）　　　　227

第二节　癥瘕 ………………………………………………… 228

一、血瘀内停证 ……………………………………………… 228

大黄䗪虫丸（片、胶囊）228
宫瘤清片（颗粒、胶囊）229

宫瘤宁片（胶囊、颗粒）229

二、气滞血瘀证 ……………………………………………… 230

红金消结片（胶囊、浓缩丸）230

三、寒凝血瘀证 ……………………………………………… 231

化癥回生片（口服液）　231

四、气虚血瘀证 ……………………………………………… 232

止痛化癥片（胶囊、颗粒）232

复方斑蝥胶囊　　　　233

五、瘀热互结证 ……………………………………………… 233

金刚藤糖浆（口服液、片、
　丸、颗粒、胶囊）　234

六、湿毒蕴结证 ……………………………………………… 234

宫颈癌栓（片）　　　234

第三节　不孕症 ························· 235

　一、肾阳亏虚证 ························· 235

　　调经促孕丸　　　　236　　　参茸鹿胎膏（丸）　　237

　　嫦娥加丽丸　　　　236

　二、气血两虚证 ························· 238

　　调经种子丸　　　　238　　　培坤丸　　　　　　　240

　　妇科养荣丸（胶囊）238　　　暖宫孕子片（丸、胶囊）240

　　坤灵丸　　　　　　239

第四节　阴痒 ·························· 241

　一、肝经湿热证 ························· 242

　　龙胆泻肝丸（片、胶囊、　　洁身洗液　　　　　　243

　　　颗粒、口服液）242　　　青柏洁身洗液　　　　244

　　妇宁栓　　　　　　242

　二、肝肾阴虚证 ························· 245

　　知柏地黄丸（片、胶囊、　　大补阴丸　　　　　　245

　　　颗粒、口服液）245

第五节　子宫脱垂 ······················ 246

　气虚证 ······························ 246

　　补中益气丸（片、颗粒、　　升提颗粒（胶囊）　　247

　　　口服液、膏、合剂）247　补气升提片　　　　　248

附录　中成药笔画索引 ··················· 249

第一章

合理使用妇科中成药

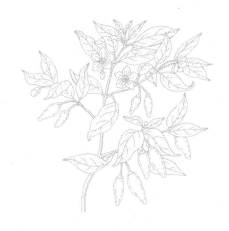

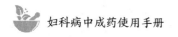

1. 女性一生在时间上可分为几期？各自有什么生理特点？

（1）新生儿期：婴儿出生后的 4 周内，称为新生儿期。女婴在母体内受性腺和胎盘所产生的性激素影响，有的女婴出生时乳房可呈隆起或少许泌乳，外阴较丰满。女婴出生后脱离胎盘，血中女性激素水平迅速下降，极少数女婴可出现少量阴道出血，属生理范畴，一般很快会自然消失。

（2）儿童期：新生儿期以后到 12 岁左右，称为儿童期。7 岁之后、10 岁之前，肾气开始逐渐旺盛，牙齿更换，头发茂盛，身体持续生长发育，但生殖器官仍为幼稚型。10 岁之后，第二性征开始发育。

（3）青春期：从月经初潮到生殖器官逐渐发育成熟的阶段，称为青春期。世界卫生组织规定青春期为 10~19 岁，此期显著的生理特点表现为：①全身发育，身高、体形已渐发育为女性特有的体形。②内外生殖器官发育渐趋成熟，第二性征发育，呈现女性特有的体态。③月经来潮是青春期开始的一个重要标志，初潮后 1 年内，月经周期可能提前或推迟，或停闭几个月。④具有生育能力。

（4）性成熟期：一般自 19 岁左右开始，49 岁结束。此期生殖功能由成熟到旺盛，又从旺盛逐渐走向衰退。

（5）围绝经期：年龄大多在 44~54 岁之间。自然绝经通常是指女性生命中最后一次月经后，停经达到 1 年以上者，最后一次月经即称绝经。此期大多妇女能自我调节，平稳度过。但由于体质、社会、家庭、心理、工作环境等复杂因素的影响，有的妇女会出现月经失调，如周期缩短或推后，经量增多或减少，甚者可出现崩漏；有的妇女也可同时出现腰膝酸软、夜尿频多、烘热汗出、烦躁易怒、失眠多梦等症状。

（6）老年期：一般是指 60 岁以上的妇女。此期肾气虚，天癸已衰竭，生殖器官萎缩，因骨质疏松而易发生骨折，心、脑功能亦随之减退，全身功能处于衰退期。

2. 如何判断月经是否正常？

（1）月经初潮：女性一生中第 1 次月经来潮，称为月经初潮。月经初潮年龄为 13~15 岁。如为体质强壮或营养良好者，月经初潮可提前至 11~12 岁；如为体弱或营养不良者，月经可迟至 16 岁。

（2）月经周期：两次月经来潮第 1 天的间隔时间称为一个月经周期，一般为 28~30 天。每个女性的月经周期有自己的规律，但一般不提前或推后 7 天以上。

（3）经期：即月经持续时间，正常经期为 3~7 天，多数为 3~5 天。经期 1~2 天者，属于月经量少；经期超过 7 天者，属于月经淋漓不尽。

（4）月经的量、色、质：月经量 50~80 毫升为适中，经色暗红或鲜红，经质不稀不稠，不凝固，无血块，无特殊臭气。

（5）月经期表现：大多数女性无特殊症状，少数女性行经前会出现胸乳略胀、小腹略坠、腰微酸、情绪易怒等症状，随着月经的排出，这些症状自然消除，属于正常现象，不作病论。

（6）绝经：女性一生中最后 1 次行经后，停闭 1 年以上，称为绝经。一般为 45~55 岁。

3. 月经是怎样产生的？

月经的产生，是女子发育到成熟的年龄阶段后，脏腑、天癸、气血、经络协调作用于胞宫的生理现象。

（1）脏腑与月经：在月经的产生机制中，与肾、肝、脾的关系最为密切。《傅青主女科》说"经本于肾""经水出诸肾"，在月经产生的过程中以肾为主导。肝具有贮藏血液、调节血量和疏泄气机的作用，肝血下注冲脉，司血海之定期蓄溢，参与月经周期、经期及经量的调节。脾胃为后天之本，气血生化之源，足阳明胃经与冲脉会于气街，胃中水谷盛，则冲脉之血盛，月事如期而至。

（2）天癸与月经：天癸，男女皆有，是肾精肾气充盛到一定程度时体内出现的具有促进人体生长、发育和生殖的一种精微物质。天癸能使任脉所司的精、血、津液旺盛、充沛、通达，并使冲脉在其作用下，广聚脏腑之血而血盛，冲任二脉相资，血海满溢，月经来潮。

（3）气血与月经：在月经产生的机制中，血是月经的物质基础，气能生血，又能行血、摄血，气血调和，经候如常。

（4）经络与月经：经络是运行全身气血，联络脏腑形体官窍，沟通上下内外，感应传导信息的通路系统。与月经关系最大的是奇经八脉中的冲脉、任脉、督脉、带脉。冲、任、督三脉同起于胞中，一源而三歧，带脉环腰一周，络胞而过，而且冲、任、督、带经气又参与月经产生的活动，故关系密切。

（5）胞宫与月经：胞宫是化生月经和受孕育胎的内生殖器官，胞宫周期性变化主要表现为子宫的周期性出血。

综上所述，脏腑、天癸、气血、冲脉、任脉、督脉、带脉与胞宫，是月经产生的生理基础，其中肾、天癸、冲脉、任脉、胞宫是产生月经的中心环节，各环节之间互相联系，不可分割。

4. 什么是白带？白带有什么作用？

健康女性阴道排出的一种阴液，色白或无色透明，性黏而不稠，量适中，无特殊臭气，津津常润，是正常生理现象，称生理性带下，俗称"白带"。

白带，女性生而即有，发育成熟后与月经同步有周期性节律。在月经前后、经间期，白带的量稍有增多，经间期带下质清，晶莹而透明，具韧性可拉长，其余时间略少。女性经断后肾气渐虚，天癸将竭，白带会明显减少，但不能断绝。如果白带减少不能濡润阴道而阴中干涩，则为带下过少证。所以白带伴随女性一生，以滋润胞宫、阴道。

5. 女性妊娠期间会有哪些生理变化？

（1）月经停闭：育龄期的妇女，月经一贯正常而突然停闭，首先应考虑妊娠。

（2）脉滑：妊娠后出现滑脉，是中医候胎的重要依据之一。尺脉候肾，肾藏精主生殖，妊娠以后，肾旺荫胎，故肾脉应指有力，按之有神有根。妊娠脉滑，轻取流利，中取鼓指，重按不绝。但是如果肾气虚弱，气血不足，或年岁已高的妇女有孕，滑脉常不明显。所以脉诊只能作为妊娠诊断之一，还须结合临床表现及妊娠检查，才能确诊。

（3）妊娠反应：孕后常出现胃纳不香、饱胀不思饮食、恶心欲呕、择食等早孕反应，一般不影响工作，3个月内逐渐适应或消失。

（4）子宫增大：非孕时子宫容量约为5毫升，至妊娠足月时约5000毫升，增大 1000 倍。非孕时子宫重量约为 50 克，而至妊娠足月时约 1000 克，增大 20 倍。

（5）乳房变化：乳房自孕早期开始增大、发胀，乳头增大变黑，易勃起，乳晕加大变黑，乳晕外周散在褐色小结节状隆起。妊娠 4~5 个月时，挤压乳头可有少量乳汁泌出。

（6）下腹膨隆：妊娠 3 个月以后，可于下腹部手测子宫底高度以候胎之长养。

6. 导致妇科疾病发生的病因有哪些?

（1）寒、热、湿邪：外感六淫与内生五邪中，与妇科关系最大的是寒、热、湿邪，这是因为寒、热、湿邪易与血相搏而发生妇科病。

寒邪致病，有外寒、内寒之分。外寒伤于肌表、经络、血脉，或经期、产后血室正开，寒邪由阴户上客，入侵冲任、子宫，进而发生痛经、月经后期、月经过少、产后身痛、不孕症等病证。内寒致病是由于气化功能减退，阴寒性病理产物如水湿、痰饮堆积，常导致多囊卵巢综合征、带下病、宫寒不孕等病证。

热邪致病，有外热、内热之异。外热为外感火热之邪，尤其是月经期、孕期、产褥期，热邪易乘虚而入，损伤冲任，发为月经先期、月经过多、崩漏等病证。内热如果伤及冲任，迫血妄行，可发为经行吐衄、经行情志异常、阴疮等病证。

湿邪致病，有外湿、内湿之别。外湿多与气候环境有关，如气候潮湿，或久居湿地，或冒雨涉水，可导致带下、阴痒或盆腔炎等病证。内湿主要是脾的运化和输布津液的功能下降引起的水湿痰浊在体内蓄积停滞致病，可发生经行浮肿、经行泄泻、多囊卵巢综合征、带下病等病证。

（2）七情内伤：七情内伤导致的妇科疾病，以怒、思、恐为害尤甚。怒，抑郁愤怒，使气郁气逆，可导致痛经、不孕、癥瘕等；思，忧思不解，每使气结，发为闭经、月经不调、痛经等；恐，惊恐伤肾，每使气下，可致月经过多、崩漏、不孕等。

（3）生活失度：生活失度导致的妇科疾病主要是房劳多产、饮食不节、劳逸失常、跌仆损伤等。

房劳多产：房劳是指因房事不节，淫欲过度，或过早结婚，耗精伤肾，以及经期、产后余血未尽时阴阳交合所产生的病理状态。多产是指过多的产育，耗气伤血，损伤冲任、胞宫、胞脉、胞络，以及耗精伤肾。

饮食不节：凡过食寒凉生冷、辛辣燥热、暴饮暴食、偏食嗜食均可导致脏腑功能失常。

劳逸失常：经期过劳可致月经过多、经期延长、崩漏；孕期过劳可致流产、早产；产后过劳可致恶露不绝、缺乳、子宫脱垂。过于安逸又影响气血的运行，发生月经不调或难产。

跌扑损伤：女性在月经期，尤其是孕期生活不慎，跌扑损伤，撞伤腰腹部，可致堕胎、小产或胎盘早期剥离。

（4）体质因素：妇科疾病与体质关系密切。如素性忧郁，性格内向者，易发生以肝郁为主的月经先后不定期、痛经、更年期综合征等病证；素体脾虚气弱，常导致脾虚为主的月经过多、崩漏、带下病、缺乳等病证。

7. 妇产科涉及的常见疾病有哪些？

由于妇女有经、带、胎、产、孕的特点，故在疾病谱上有其特殊性，妇女常见的疾病主要分月经病、带下病、妊娠病、产后病及杂病五大类。

其中月经病是以月经的周期、经期、经量异常为主症，或伴随月经周期，或于经断前后出现明显症状为特征的疾病。月经病是妇科临床的常见病、多发病，被列为妇科病之首。常见的月经病有月经先期、月经后期、月经先后无定期、月经过多、月经过少、经期延长、经间期出血、崩漏、闭经、痛经、月经前后诸证、绝经前后诸证、经断复来、绝经妇女骨质疏松症等。

带下病是指带下量明显增多或减少，色、质、气味发生异常，或伴有全身或局部症状的疾病。带下明显增多者，称为带下过多；带下明显减少者，称为带下过少。

妊娠期间，发生与妊娠有关的疾病，称妊娠病，又称"胎前病"。妊娠病不但可影响孕妇的身体健康，而且会妨碍妊娠的继续和胎儿的正常发育，甚至威胁生命，因此必须重视妊娠病的预防和发病后的治疗。常见的妊娠病有恶阻、妊娠腹痛、异位妊娠、胎漏、胎动不安、堕胎、小产、滑胎、胎萎不长、胎死不下、子满、子肿、子晕、子痛、子嗽、妊娠小便淋痛、妊娠小便不通、妊娠身痒症、妊娠贫血、难产等。

产妇在产褥期内发生与分娩或产褥有关的疾病，称为"产后病"。从胎盘娩出至产妇全身各器官除乳腺外恢复至孕前状态的一段时期，称为"产后"，亦称"产褥期"，一般约需6周。常见的产后病有产后血晕、产后痉病、产后发热、产后小便不通、产后小便淋痛、产后腹痛、产后身痛、产后恶露不绝、产后汗症、缺乳、产后乳汁自出、产后抑郁、产后血劳等。

凡不属于经、带、胎、产疾病范畴，而又与女性解剖、生理、病因病机特点密切相关的各种妇科疾病，统称为妇科杂病。常见妇科杂病有癥瘕、盆腔炎、不孕症、阴冷、阴痒、阴疮、阴挺、妇人脏躁等。

8. 妇科常见病中医是如何辨证的？

（1）月经病：月经病的辨证，以月经期、量、色、质的变化结合全身症状、舌脉作为辨证依据。

若月经提前、量多、色淡质稀，伴神疲乏力，多为气虚；月经延后、量少、色淡红质稀，伴头晕眼花，大多为血虚；月经量多或日久不止，色深红质稠，多为血热；月经延后、量少色暗，喜温畏寒，多为血寒；月经量多，色紫暗、质稠有血块，大多为血瘀；月经初潮年龄延迟，周期不定，量少色淡，常为肾气未充，冲任不盛或脾肾亏虚，气血生化不足；月经提前或延后、经量或多或少、色紫红有块，伴胸胁作胀，大多为肝郁；月经提前或延后，经量少、色淡暗质稀，伴腰酸，大多为肾虚；月经延后，经行下腹冷痛，拒按，得热则减，大多为实寒；经行或经后下腹冷痛，形寒畏冷，喜按，得热则减，大多为虚寒；经行下腹刺痛，经量多、色紫红有块，块下痛减，大多为血瘀。

（2）带下病：带下病的辨证，应以带下量、色、质、气味的变化结合全身症状、舌脉作为辨证依据。

依据带下性状来辨，一般而论，带下量多、色淡质稀为虚证；带下量多、色黄质稠、有秽臭者为实证；带下量多、色白、质清稀如水，多为阳虚；带下量少、色黄或赤白带下、质稠，多为阴虚；若带下量多、色淡黄或白、质稀，如涕如唾，无气味，伴神疲乏力，多为脾虚；带下量多、色黄或黄白、质黏腻、有臭味，多为湿热；赤白带下、五色带、质稠如脓样，有臭味或腐臭难闻，多为湿毒；带下量明显减少，甚至阴中干涩无带，大多为肾精亏虚、天癸早竭、

7

任带虚损。

（3）妊娠病：因妊娠病涉及孕妇、胎儿两方面，故妊娠病的辨证，首先应分清是母病还是胎病。

若因母病而胎不安，孕后经常腰酸胀坠，有堕胎或小产史，大多属肾虚；孕后时有小腹绵绵作痛，大多属虚证。至于属何虚，则应结合妇科病证、全身证候及舌脉合参而辨。同时还应辨明胎儿情况，以明确是可安胎，还是当下胎益母。如孕后阴道流血量少，无腹痛或轻微腹痛，胚胎存活者，为可安之胎；若阴道流血量增多，腹痛阵阵，胚胎或胎儿已死，或异位妊娠，则应下胎益母。如为子满病证，还须辨清有无畸形胎儿再论治。

（4）产后病：多虚多瘀为产后病机特点，因此产后病辨证应四诊八纲结合"产后三审"，即根据恶露量多少、颜色、质地和气味，乳汁多少、色质，饮食多少和产后大便、腹痛状况并结合全身证候、舌脉为辨证依据。

如恶露量多或少、色紫红、有块、小腹痛拒按，多属血瘀；恶露量多、色红有臭味，多属血热；恶露量多、色淡质稀、神疲乏力，多属气虚；产后大便干涩难下，大多属津液不足；乳汁甚少、质稀薄，食少神疲，面色无华，多属气血虚弱。

9. 妇科中成药的常用剂型有哪些？

中成药剂型种类繁多，剂型不同，使用后产生的疗效、持续的时间、作用的特点也会有所不同。

（1）颗粒剂：既保持了汤剂作用迅速的特点，又克服了汤剂临床应用时煎煮不便的缺点，且口味较好、体积小，但易受潮。根据辅料不同，可分为无糖颗粒剂型和有糖颗粒剂型，近年来无糖颗粒剂型的品种逐渐增多。

（2）胶囊剂：分为硬胶囊、软胶囊（胶丸）和肠溶胶囊等，主要供口服。胶囊剂可掩盖药物的不良气味，易于吞服，并能提高药物的稳定性及生物利用度，对药物颗粒进行不同程度包衣后，还能定时定位释放药物。

（3）丸剂：分为蜜丸、水蜜丸、水丸、糊丸、蜡丸、浓缩丸等类型。其中，蜜丸分为大蜜丸、小蜜丸；水蜜丸的含蜜量较少；水丸崩解较蜜丸快，便于吸收；糊丸释药缓慢，适用于含毒性成分或药性剧烈成分的处方；蜡丸缓释、长效，且可达到肠溶效果，适合毒性和刺激性较大药物的处方；浓缩丸服用剂量较小。

（4）片剂：按药材的处理过程可分为全粉末片、半浸膏片、浸膏片、提纯片。主要供内服，其质量较稳定，便于携带和使用。

（5）胶剂：是指以动物的皮、骨、甲、角等为原料，水煎取胶质，经浓缩干燥制成的固体块状内服制剂，含丰富的动物水解蛋白类营养物质。作为传统的补益药，多烊化兑服。

（6）煎膏剂：适用于慢性病或需要长期连续服药的疾病，传统的膏滋也属于此剂型，以滋补作用为主而兼治疗作用。

（7）口服液：按单剂量灌装，灭菌制成的口服液体制剂。口感较好，近年来无糖型口服液逐渐增多。

（8）注射剂：药效迅速，便于昏迷、不能吞咽等急症、重症患者使用。

（9）栓剂：外用药剂型，局部生物利用度优于口服，且对胃的刺激性和肝的副作用小。

（10）凝胶剂：按基质不同可分为水溶性凝胶和油性凝胶。适用于皮肤黏膜及腔道给药。

10. 妇科中成药临床使用应遵循的基本原则有哪些？

（1）辨证用药：依据中医理论，辨认、分析疾病的证候，针对证候确定具体治法，依据治法，选定适宜的中成药。

（2）辨病与辨证相结合：使用中成药时，可将中医辨证与中医辨病相结合，西医辨病与中医辨证相结合，选用相应的中成药。

（3）剂型的选择：应根据患者的体质强弱、病情轻重缓急及各种剂型的特点，选择适宜的剂型。

（4）使用剂量的确定：对于有明确使用剂量的中成药，慎超剂量使用。有使用剂量范围的中成药，老年人使用剂量应取偏小值。

（5）合理选择给药途径：能口服给药的，不采用注射给药；能肌内注射给药的，不选用静脉注射或滴注给药。

11. 妇科中成药联合用药使用时应遵循哪些原则？

（1）中成药的联合使用：①当疾病复杂，一种中成药不能满足所有证候时，可以联合应用多种中成药。②多种中成药的联合应用，应遵循药效互补原则及增效减毒原则。功能相同或基本相同的中成药原则上不宜叠加使用。③药性峻烈的或含毒性成分的药物应避免重复使用。④合并用药时，注意中成药的各药味、各成分之间的配伍禁忌。⑤一些病证可采用中成药的内服与外用药联合使用。

（2）中成药与西药的联合使用：①中成药与西药如无明确禁忌，可以联合应用，给药途径相同的，应分开使用。②应避免副作用相似的中西药联合使用，也应避免有不良相互作用的中西药联合使用。

12. 妇科中成药的常见不良反应及预防有哪些？

（1）中成药使用中出现的不良反应：有多种类型，临床可见以消化系统症状、皮肤黏膜系统症状、泌尿系统症状、神经系统症状、循环系统症状、呼吸系统症状、血液系统症状、精神症状或过敏性休克等为主要表现的不良反应，可表现为其中一种或几种症状。

（2）中成药不良反应的预防：①加强用药观察及中药不良反应监测，完善中药不良反应报告制度。②注意药物过敏史。对有药物过敏史的患者应密切观察其服药后的反应，如有过敏反应，应及时处理，以防止发生严重后果。③辨证用药，采用合理的剂量和疗程，尤其是对特殊人群，如孕妇、老年人以及原有脏器损害或功能不全的患者，更应注意用药方案。④注意药物间的相互作用，中、西药并用时尤其要注意避免因药物之间相互作用而可能引起的不良反应。⑤需长期服药的患者要加强安全性指标的监测。

13. 孕妇使用中成药应注意什么？

（1）妊娠期妇女必须用药时，应选择对胎儿无损害的中成药。

（2）妊娠期妇女使用中成药时，尽量采取口服途径给药，应慎重使用中药注射剂。根据中成药治疗效果，应尽量缩短妊娠期妇女用药疗程，及时减量或停药。

（3）妊娠禁忌药品多为活血破气、滑利攻下、芳香走窜、辛燥大热、有毒之品。

临床上对妊娠期中药以及中成药使用的安全性分类方法以《中华人民共和

国药典》(简称《中国药典》)最为权威。由于中成药的配伍规定，其药物无法随证加减，所以含有禁忌或慎用中药成分的中成药也就相应被视为禁用或慎用中药制剂。

可以导致妊娠期妇女流产或对胎儿有致畸作用的中成药，为妊娠禁忌。此类药物多含有毒性较强或药性猛烈的药物组分，如三棱、水蛭、芫花、京大戟、莪术、蜈蚣、麝香等。

可能会导致妊娠期妇女流产等副作用的中成药，属于妊娠慎用药物。这类中成药多数含有通经祛瘀类药物，如桃仁、红花、牛膝、蒲黄、五灵脂、王不留行、凌霄花、虎杖、卷柏、三七等；行气破滞类药物，如枳实、枳壳等；泻下攻积类药物，如大黄、芒硝、番泻叶等；辛热燥烈类药物，如干姜、肉桂、桂枝等；滑利通窍类药物，如冬葵子、瞿麦、木通、漏芦、薏苡仁等。

（4）妊娠期各阶段用药都应严格遵照药典对药品的分类规定来使用，但各期又具有各自的特点。

妊娠1~3月为妊娠早期，此时胚胎处于各系统发育形成的时期，此期胚胎细胞对药物敏感性极高，所以临床用药时应严格遵照妊娠禁忌药物用药规定，禁止使用禁忌药物，尽量避免使用慎用药物。对妊娠早期合并症的治疗，应强调中病即止。

妊娠中晚期胎儿部分器官或系统进一步发育，并逐渐发育完成。此期虽无明确中药使用的妊娠毒性报道，但含有妊娠期禁用的中成药均不宜使用。

妊娠晚期使用中成药更应避免含有活血、下利、促子宫收缩等作用的药物，如牛膝、芫花、益母草、重楼等，以防早产等情况的发生。

14. 妊娠禁用、忌用和慎用的中药饮片有哪些?

中药种类繁多，功效各异。一般认为中药安全，副作用比西药小得多，对胎儿无不良影响，所以一些孕妇患病后喜欢用中药或中成药治疗。其实，中医的传统观念认为，药物的毒性主要是指药物的作用强烈，超过一定剂量就会引起人体内各个系统的中毒反应。历代中药著作对于孕期使用中药一直是很慎重的。孕期禁忌药的药性多属于重镇、滑利、攻破、峻泻、辛香走窜、大毒、大热等，如果用药不当，同样也可以导致胎儿畸形、流产及早产。根据《中国药典》(2020版)中的相关记载，妊娠禁用、忌用、慎用的中药饮片如下。

（1）妊娠禁用的中药饮片（37种）：丁公藤、三棱、干漆、䗪虫、千金子、千金子霜、川乌、马钱子、马钱子粉、马兜铃、天仙子、天仙藤、巴豆、巴豆霜、水蛭、甘遂、朱砂、全蝎、红粉、芫花、两头尖、阿魏、京大戟、闹羊花、草乌、牵牛子、轻粉、洋金花、莪术、猪牙皂、商陆、斑蝥、雄黄、黑种草子、蜈蚣、罂粟壳、麝香。

（2）妊娠忌用的中药饮片（2种）：大皂角、天山雪莲。

（3）妊娠慎用的中药饮片（60种）：人工牛黄、三七、大黄、川牛膝、制川乌、小驳骨、飞扬草、王不留行、天花粉、天南星、制天南星、天然冰片、木鳖子、牛黄、牛膝、片姜黄、艾片（左旋龙脑）、白附子、玄明粉、西红花、肉桂、华山参、冰片（合成龙脑）、红花、芦荟、苏木、牡丹皮、体外培育牛黄、皂矾（绿矾）、没药、附子、苦楝皮、郁李仁、虎杖、金铁锁、乳香、卷柏、制草乌、草乌叶、枳壳、枳实、禹州漏芦、禹余粮、急性子、穿山甲、桂枝、桃仁、凌霄花、益母草、通草、黄蜀葵花、常山、硫黄、番泻叶、蒲黄、漏芦、代赭石、薏苡仁、瞿麦、蟾酥。

因此，含有上述饮片的中成药制剂，妊娠妇女需禁用、忌用、慎用，严格在医师的指导下使用，切不可私自用药。

15. 妊娠禁用、忌用和慎用的中成药有哪些？

根据《中国药典》（2020版）中的相关记载，妊娠禁用、忌用、慎用的中成药如下。

（1）妊娠禁用的中成药（182种）：七厘胶囊、七厘散、九气拈痛丸、九分散、九制大黄丸、三七血伤宁胶囊，大黄䗪虫丸、小金丸、小金片、小活络丸、马钱子散、开光复明丸、开胸顺气丸、开胸顺气胶囊、天和追风膏、天菊脑安胶囊、天麻祛风补片、天舒片、天舒胶囊、木瓜丸、木香槟榔丸、比拜克胶囊、牛黄清宫丸、牛黄解毒丸、牛黄解毒片、牛黄解毒软胶囊、牛黄解毒胶囊、化癥回生片、丹桂香颗粒、丹蒌片、风湿定片、风寒双离拐片、消肿止痛酊、消络痛片、消络痛胶囊、消栓口服液、消栓颗粒、豨莶通栓胶囊、豨莶通栓丸、鲜益母草胶囊、熊胆救心丸、醒脑再造胶囊、麝香风湿胶囊、麝香抗栓胶囊、麝香保心丸、麝香通心滴丸、心脑康片、心通口服液、玉真散、平消片、平消胶囊、白蚀丸、冯了性风湿跌打药酒、再造丸、西黄丸、当归龙荟丸、血府逐瘀口服液、血府逐瘀丸、血府逐瘀胶囊、血美安胶囊、壮骨关节丸、壮骨伸经胶囊、庆余辟瘟丹、关节止痛膏、如意定喘片、妇炎康片、妇科千金胶囊、红灵散、花红胶囊、芪蛭降糖胶囊、克咳片、克痢痧胶囊、苏合香丸、医痫丸、尪痹片、尪痹颗粒、抗宫炎片、抗宫炎胶囊、调经丸、调经止痛片、调经活血片、调经活血胶囊、通天口服液、通心络胶囊、通幽润燥丸、通窍镇痛散、通痹片、通痹胶囊、麝香舒活搽剂、麝香镇痛膏、蠲哮片、舒筋通络颗粒、利胆排石片、利胆排石颗粒、伸筋丹胶囊、伸筋活络丸、肛泰软膏、龟龄集、辛芩片、辛芩颗粒、沈阳红药胶囊、尿塞通片、乌梅丸、阿魏化痞膏、附桂骨痛片、附桂骨痛胶囊、附桂骨痛颗粒、纯阳正气丸、肾炎消肿片、肾炎康复片、肾衰宁胶囊、金佛止痛丸、周氏回生丸、治伤胶囊、参附强心丸、茵芪肝复颗粒、按摩软膏、胃肠复元膏、骨友灵搽剂、骨折挫伤胶囊、骨刺丸、骨刺宁胶囊、骨痛灵酊、桑葛降脂片、培元通脑胶囊、银屑灵膏、痔康片、清泻丸、清眩治瘫丸、颈舒颗粒、紫龙金片、紫雪散、暑症片、跌打丸、跌打活血散、筋痛消酊、舒筋活血定痛散、复方牛黄消炎胶囊、复方牛黄清胃丸、复方珍珠散、复方夏天无片、复方益肝丸、便通片、便通胶囊、保妇康栓、独圣活血片、养血荣筋丸、活血止痛胶囊、活血止痛散、活血壮筋丸、宫瘤清片、宫瘤清胶囊、冠心苏合丸、冠心苏合胶囊、祛伤消肿酊、神香苏合丸、荷叶丹、速效救心丸、致康胶囊、脑心通胶囊、脑栓通胶囊、狼疮丸、益心丸、益母丸、益母草口服液、益母草片、益母草胶囊、益母草颗粒、益母草膏、痧药、痛经丸、暖脐膏、腰痛丸、腰痛片、腰痛宁胶囊、痹祺胶囊、瘀血痹胶囊、瘀血痹颗粒、痰饮丸、新癀片、障翳散、豨红通络口服液。

（2）妊娠忌用的中成药（112种）：二十七味定坤丸、十一味能消丸、十二味翼首散、十香返生丸、十滴水、十滴水软胶囊、人参再造丸、九味肝泰胶囊、三七片、三七伤药片、三七伤药胶囊、三七伤药颗粒、三两半药酒、大七厘散、大黄清胃丸、山楂化滞丸、天智颗粒、云南白药、云南白药胶囊、云香祛风止痛酊、五味麝香丸、止咳宝片、止痛化癥片、止痛化癥胶囊、止痛紫金丸、少腹逐瘀丸、中华跌打丸、牛黄至宝丸、牛黄消炎片、片仔癀、片仔癀胶囊、风湿马钱片、风湿骨痛胶囊、颈痛颗粒、紫金锭、舒筋丸、疏风定痛片、六味安消胶囊、六味安消散、六味香连胶囊、心宁片、心脑宁胶囊、心脑静片、心舒胶囊、玉泉胶囊、玉泉颗粒、龙泽熊胆胶囊、地榆槐角丸、伤科接骨片、伤痛宁片、华佗再造丸、血栓心脉宁片、血栓心脉宁胶囊、安宫止血颗粒、妇科通经丸、坎离砂、芪冬颐心口服液、芪冬颐心颗粒、抗宫炎颗粒、抗栓再造丸、利膈丸、补肾益脑丸、灵宝护心丹、国公酒、季德胜蛇药片、金黄利胆胶囊、金蒲胶囊、乳块消片、乳块消胶囊、乳疾灵颗粒、清淋颗粒、颈复康颗粒、腰痹通胶囊、槟榔四消丸（大蜜丸）、乳癖散结胶囊、狗皮膏、泻青丸、治咳川贝枇杷滴丸、治咳川贝枇杷露、荡石胶囊、香连化滞丸、保济口服液、恒古骨伤愈合剂、追风透骨丸、养血清脑丸、养血清脑颗粒、祛风止痛丸、祛风止痛片、祛风止痛胶囊、桂枝茯苓丸、桂枝茯苓片、桂枝茯苓胶囊、脑立清丸、脑立清胶囊、消炎止咳片、消渴灵片、消瘀康片、消瘀康胶囊、脂康颗粒、消糜栓、梅花点舌丸、排石颗粒、得生丸、麻仁润肠丸、康莱特软胶囊、清宁丸、消脑降压片、清脑降压胶囊、清脑降压颗粒、槟榔四消丸（水丸）、礞石滚痰丸、癫痫平片。

（3）妊娠慎用的中成药（192种）：十香止痛丸、三妙丸、三黄片、万氏牛黄清心丸、万应胶囊、万应锭、山玫胶囊、川芎茶调丸、川芎茶调丸(浓缩丸)、川芎茶调片、川芎茶调袋泡茶、川芎茶调散、川芎茶调颗粒、女金丸、女金胶囊、马应龙八宝眼膏、马应龙麝香痔疮膏、天麻丸、木香分气丸、木香顺气丸、五虎散、少林风湿跌打膏、牛黄上清丸、牛黄上清片、牛黄上清软胶囊、牛黄上清胶囊、牛黄清心丸（《太平惠民和剂局方》）、气滞胃痛片、气滞胃痛颗粒、分清五淋丸、丹七片、丹红化瘀口服液、风痛安胶囊、乌军治胆片、龙胆泻肝丸、龙胆泻肝丸（水丸）、四方胃片、四妙丸、白癜风胶囊、朴沉化郁丸、当归拈痛丸、竹沥达痰丸、伤湿止痛膏、华山参片、血脂康片、血脂康胶囊、灯台叶颗粒、安宫牛黄丸、安宫牛黄散、安神补心丸、安神补心颗粒、防风通圣丸、防风通圣颗粒、妇乐颗粒、妇炎净胶囊、妇科分清丸、妇康宁片、抗骨髓炎片、抗感口服液、抗感颗粒、利胆片、利鼻片、沉香化气丸、补脾益肠丸、附子理中丸、附子理中片、枣仁安神胶囊、枣仁安神颗粒、乳癖消片、乳癖消胶囊、乳癖消颗粒、京万红软育、泌石通胶囊、泻痢消胶囊、参芍片、参芍胶囊、珍黄胶囊、荜铃胃痛颗粒、栀子金花丸、胃乃安胶囊、胃脘舒颗粒、胃康胶囊、骨仙片、复方大青叶合剂、复方川贝精片、复方川芎片、复方川芎胶囊、复方丹参丸、复方丹参片、复方丹参胶囊、复方丹参喷雾剂、复方丹参颗粒、复方丹参滴丸、复方血栓通胶囊、复方羊角片、复方陈香胃片、复方青黛丸、复方珍珠暗疮片、复方黄柏液涂剂、复方蛤青片、复方滇鸡血藤膏、复明片、前列通片、活血止痛膏、活血通脉片、津力达颗粒、穿龙骨刺片、冠心生脉口服液、祛风舒筋丸、祖师麻片、附桂理中丸、速效牛黄丸、夏天无片、柴连口服液、健胃片、健脑丸、健脑胶囊、脑脉泰胶囊、益脑宁片、消炎止痛膏、消痤丸、消渴平片、烫伤油、诺迪康胶囊、通关散、通脉养心口服液、黄连上清丸、黄连上清片、黄连上清胶囊、黄连上清颗粒、黄疸肝炎丸、麻仁滋脾丸、痔宁片、痔炎消颗粒、清肺抑火丸、清胃黄连丸（大蜜丸）、乌蛇止痒丸、心可舒片、心荣口服液、正天丸、正天胶囊、正心泰片、正心泰胶囊、舒心糖浆、舒肝丸、舒肝平胃丸、舒胸片、舒胸胶囊、舒胸颗粒、麝香祛痛气雾剂、明目上清片、固本统血颗粒、乳宁颗粒、乳核散结片、乳康丸、乳康胶囊、乳增宁胶囊、滑膜炎片、滑膜炎胶囊、滑膜炎颗粒、强肾片、疏风活络丸、疏痛安涂膜剂、麝香祛痛搽剂、保心片、胆石通胶囊、独一味片、独一味胶囊、独活寄生丸、独活寄生合剂、养心氏片、鼻炎康片、鼻咽清毒颗粒、镇心痛口服液、糖脉康片、糖脉康胶囊、糖脉康颗粒、麝香痔疮栓、清胃黄连丸（水丸）、清咽润喉丸、清膈丸、越鞠保和丸、跌打镇痛膏、喉疾灵胶囊、舒心口服液、舒经活络酒、痛风定胶囊、湿毒清胶囊、稳心片、稳心胶囊、稳心颗粒、麝香跌打风湿膏。

16. 哺乳期用药应遵循什么原则?

（1）严格用药指征，尽可能选择已明确对乳儿安全的药物。

（2）除哺乳期禁用药物外，其他药物在乳汁中的排泄量很少超过乳母用药量的 1%～2%，排泄量一般不会对婴儿带来危害，可不中断哺乳。

（3）调整哺乳时间，减少婴儿吸入的药量。如乳母应在哺乳后立即服药，并尽可能推迟下次哺乳时间，至少要间隔 4 小时哺乳，以便有更多的药物排出体外，减少乳汁中的药物含量。

（4）若哺乳妇女应用的药物剂量较大或疗程较长，有可能对乳儿产生不利影响，应对乳儿的血药浓度进行监测。

（5）若哺乳妇女必须使用未证实对乳儿安全的药物时，可暂停哺乳，停止用药后再恢复哺乳。

（6）若哺乳妇女应用的为治疗乳儿某种疾病的药物时，不影响哺乳。

（7）哺乳期绝对禁止使用放射性核素，如碘、锝等，以及致依赖性药物，如大麻、海洛因、可卡因等。

17. 个人应如何保管中成药?

（1）要放在妥当的地方，避免日光直射、高温、潮湿，并防备小儿误拿、误吃、误用。剧毒药尤应妥善存放。

（2）已经启用的瓶装中成药应注意按瓶签说明保管（如加盖、防潮等）。

（3）注意检查批号、有效期和失效期，以免使用过期药品或引起中成药浪费。

（4）注意有无发霉变质现象。遇有变质，不得应用。

（5）贮放中成药一定要有标签，写清药名、规格，切勿凭记忆无标签存放。

（6）对名称、规格有疑问的药，切勿贸然使用，以免发生意外。

（7）糖浆剂、口服液、合剂等易发霉、发酵变质的药，开启后要及时用完；未用完的最好放冰箱内，并尽早用完。遇有变质，及时扔掉。有时液体药剂发酵后产生大量气体，能使包装瓶炸破，应多加注意。

（8）瓶装中成药用多少取多少，以免污染。对瓶装液体药更应注意，只能倒出，不宜再往回倒入，更不宜将瓶口直接对嘴服药。

18. 使用妇科非处方中成药需要注意什么?

非处方药主要是用于治疗消费者容易自我诊断、自我治疗的各种常见轻微疾病。因此，非处方药同样具有药品的各种属性，虽然其安全性相对来说较高，但并非绝对"保险药"，消费者也应注意正确使用非处方药。

（1）正确自我判断、选用药品：消费者对自己的症状应作正确的自我判断，查看非处方药品手册中有关的介绍，或在购买前咨询执业医师、执业药师，正确选择适宜自己的药品，如糖尿病患者不宜选用含蔗糖的制剂。缺乏医药知识者，可在执业医师或执业药师指导下选用药品。

（2）查看外包装：非处方药品包装盒上印有 OTC 标识，并写明药名、适应证、批准文号、注册商标、生产厂家等内容。消费者应查看外包装上述内容，不用无批准文号、无注册商标、无生产厂家的"三无"产品。

（3）详细阅读药品说明书：药品说明书是指导用药的最重要、最权威的信息资料，药品的主要信息都记录在此，要严格按照药品说明书的要求，并结合患者的病情、性别、年龄等，掌握合适的用法、用量和疗程。对所列的禁忌证，消费者应高度重视、审慎行事，可向执业医师或执业药师咨询。

（4）严格按规定用药：消费者应严格按药品说明书规定的用药剂量、服用方法、给药途径和服药疗程进行用药，不可超量或过久服用，使用非处方药进行自我治疗一段时间（一般3日）后，如症状未见减轻或缓解，应及时到医院诊断治疗，以免贻误病情。

（5）防止滥用：不要把非处方药当作保健品应用，不可无病用药，也不可在疾病痊愈后仍不停止用药。

（6）妥善储存与保管：消费者在储存非处方药品时，应注意温度、湿度、光线对药品的影响，经常检查药品的有效期。切勿放于小儿可触及之处，避免小儿误服而发生不良后果。

19. 妇科疾病常用外治法及注意事项有哪些？

（1）坐浴：中药煎取汤液约1000~2000毫升，趁热置于盆器内，患者先熏后坐浸于药液中，起到清热解毒、杀虫止痒、消肿止痛及软化局部组织的治疗作用。适用于阴疮、阴痒、阴痛、外阴白色病变、带下量多、小便淋痛、子宫脱垂合并感染等。常以清热解毒药物如白花蛇舌草、大黄、黄柏、连翘、苦参、土茯苓、蛇床子、地肤子等为主，方如蛇床子散、塌痒汤、狼牙汤等。每日1~2次，每次15~30分钟，药液不可过烫，也不宜过浓。坐浴后一般不再用清水冲洗，亦无须拭干，待其自然吸收，以利药效的充分发挥。

注意：凡阴道出血或患处溃烂出血、月经期禁用，妊娠期慎用；注意浴具分开，以防交叉感染。

（2）外阴、阴道冲洗：本法以药液直接冲洗外阴、阴道达到治疗目的。常用于外阴炎、阴道炎、宫颈炎、盆腔炎等引起的带下病、阴痒的治疗和阴道手术前的准备。治疗性冲洗者，常用量为每次500毫升左右，倾入阴道冲洗器具内，每日1~2次，可连续冲洗至自觉症状消失。所用药物据冲洗目的选用，阴道炎患者也可结合阴道分泌物检查结果，有针对性地选用。若为术前准备，可用1%苯扎溴铵（新洁尔灭）冲洗。

注意：治疗期间应避免性生活，注意内裤、浴具的清洁消毒。月经期停用，妊娠期慎用。

（3）阴道纳药：即将中药研为细末或制成栓剂、片剂、泡腾剂、胶囊剂、涂剂、膏剂等剂型，纳入阴道，使之直接作用于阴道或宫颈外口等部位，达到清热解毒、杀虫止痒、除湿止带、祛腐生肌等治疗目的。常用于带下病、阴痒、阴道炎、宫颈糜烂或肥大、宫颈原位癌、子宫脱垂等。须根据病证及病位辨证用药，选择相关剂型。如湿热型带下病，可选用黄柏、黄连、大黄、苦参、地肤子、白鲜皮、千里光、青黛、虎杖等清热除湿药，制成栓、片或泡腾剂阴道纳药；宫颈糜烂欲解毒去腐，可酌加百部、白矾、蛇床子、硼砂；收敛生肌选用白及、珍珠粉、炉甘石等。

栓剂、片剂、泡腾剂、胶囊制剂等，患者可先行阴道冲洗后，自行上药。但粉、膏等涂剂类及宫颈上药，不便于自行操作，通常需医务人员操作，尤其是某些含有腐蚀性药品的制剂，更需直接由医务人员严格按操作程序执行。

注意：治疗注意事项同阴道冲洗法。

（4）贴敷法：是将外治用药的水剂或制成的散剂、膏剂、糊剂，直接或用无菌纱布贴敷于患处，取得治疗作用的方法。可用于外阴血肿、溃疡、脓肿切开，也可用于乳痈或回乳，还应用于痛经、产后腹痛、妇产科术后腹痛、不孕症、癥瘕等。常选用清热解毒、行气活血、温经散寒、消肿散结、通络止痛、生肌排脓类中药，随机辨证、辨病择之。

水剂者，多以无菌纱布浸透药液贴敷；散剂则可直接撒于创面；膏剂常先涂于无菌纱布，再敷贴患处；若属痛经膏、痛经贴、麝香壮骨膏等中药橡皮膏剂，则可直接贴于患处或经络穴位点；还有将药物制成粗末，加入致热物质，袋装密封，制成热敷剂；或以药物粗末制成湿药包，隔水蒸 15~20 分钟，趁热敷置患处或借用热水袋、电热器、理疗仪甚至食盐、砂土炒热作为热源起热敷作用。贴敷时间、疗程则据组成药物、所疗病证、治疗目的综合考虑决定。

20. 如何提高阴道用药的效果？

临床上常采用阴道塞药的方法治疗妇科疾病。但是，同样的阴道炎，使用相同的药物，疗效却不一样，其问题多出在用药的方法上。

（1）要注意用药时间。应在晚上临睡前用药，使药物能充分分解、吸收。若白天塞药，药物溶解后易流出阴道，既影响药效，又污染衣裤。

（2）治疗要彻底。阴道酸碱度由于受月经、妊娠和使用抗生素等各种因素的影响而发生变化，从而使阴道炎反复发作，所以治疗要遵医嘱，治疗后要化验阴道分泌物。即使化验结果正常，仍需在下次月经干净后继续治疗 1 个疗程。连续 3 次检查均为正常，才算痊愈。如果化验 1 次结果正常就以为已痊愈，不再继续治疗，这种"假愈"极易导致旧病复发。

（3）白带多的患者，塞药前应先冲洗阴道，以减少分泌物、清洁阴道，从而提高疗效。冲洗液应由医生配制，还要掌握好溶液温度，保持容器清洁。

（4）要保持外阴清洁、干燥，内裤宜宽大透气、每天更换并每天煮沸消毒。治疗期间应禁欲，或者使用避孕套。如果丈夫已染上滴虫，应同时接受治疗。为了防止药液外流，提高疗效，有些药栓都配备一根卫生棉条。使用卫生棉条后，要及时取出，卫生棉条若在阴道内放置时间过长，会造成新的感染。

（5）禁用有腐蚀性的药物。有的妇女因为白带过多，或因多年不育，不经医师检查就自行使用腐蚀性（如白矾等）或有毒性的药物，这样做是有害处的。因为腐蚀性的药物能损伤阴道黏膜，轻的引起阴道炎或阴道溃疡，重的能造成阴道壁粘连，使阴道闭锁不通。若是送入有毒性的药物，经过阴道黏膜吸收进入体内，可发生药物中毒。因此，不经医师检查，自己在家中随便进行阴道送药是危险的。

21. 如何掌握调经中成药的服用时间？

调经是治疗月经病的基本原则，但能否充分发挥调经中药的治疗效果，关键在于正确掌握好调经药物的服用时间，临床上大多数妇女都是在月经来潮或非行经期找医生诊治，或是因症状严重，如血崩、经期腹痛剧烈等情况下就诊，这样往往因时间不当达不到预期的效果。

调经中药的服用有一定的规律性，患者应根据自己的情况选择经前或经期开始服药。

月经过多或过少，月经后期，月经先后不定期，或经前症状明显，如经前乳胀、头痛、失眠，经期易感冒，或周期性精神异常，以及经前腹痛或经行第 1 天腹痛的患者，应该在经前 1 周左右诊治服药，可以调整月经周期，促使月经来潮畅行，缓解和消除经前或经行初始的症状。

经后症状明显，如经行量少，经行身痛、腹痛、头晕目眩、失眠、腹泻等，应当在月经来潮的第 1 天就开始服药治疗。

经期提前，经量过多的患者，经前服药；月经后期而时间无法估计者，可于行经 28 天后开始服药调整月经。

基础体温单相无排卵或双相不典型的患者，宜整个月经周期服药；基础体温提示排卵前期延长的，在月经干净后就开始服药，以促使卵泡发育成熟、排卵；基础体温提示黄体不健全的妇女也应尽早服药；基础体温提示黄体萎缩不全的妇女，可在排卵后和月经来潮前 1 周服药。

总之，调经中药服用的时间比较复杂，服用不妥将直接影响疗效，应多咨询专业医生。

22. 月经期使用中成药需要注意什么？

妇女来月经是女性的特殊生理表现，应避免外界因素对月经的影响，除注意经期保健外，在月经期用药或治疗时应注意下列问题。

（1）月经期应停用阴道塞药或药液坐浴，以防生殖道感染，如滴虫性阴道炎、霉菌性阴道炎的阴道给药治疗，外阴炎或外阴湿疹的中西药液坐浴等均应停用。

（2）月经期应停用外治法，避免因治疗而引起月经失调。如月经期进行理疗，会增加盆腔充血，引起月经过多；宫颈炎的电烙可引起月经过多或生殖器感染。

（3）月经期使用调经中药的原则是"宜温不宜凉"，这与月经期忌食生冷的理由相同。如月经期使用凉性中药则可产生盆腔瘀血，引起痛经或闭经。因此，若无特殊情况，月经期应暂停药物治疗。

第二章

月经病用药

　　月经病是以月经的周期、经期、经量、经色、经质等发生异常，或伴随月经周期，或于经断前后出现明显症状为特征的疾病，是妇科临床的常见病、多发病。

　　常见的月经病有痛经、月经先期、月经后期、月经先后不定期、经期延长、经间期出血、月经过多、月经过少、闭经、崩漏、绝经前后诸证等。其中，月经过多常见于月经先期，月经过少常见于月经后期，因而月经过多、月经过少不作为单独章节予以讨论，中成药的选用可参考月经先期、月经后期。

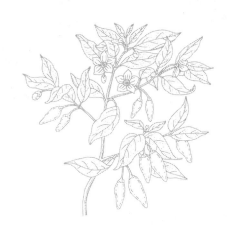

第一节　痛经

痛经，是指妇女在经期或行经前后周期性出现小腹疼痛难忍，或疼痛牵引腰部，甚至剧痛晕厥的一种病症。痛经是妇女常见病之一，尤以青年女子为多见。如果仅感轻微的胀痛不适，则是正常现象，不属病态。

痛经发生的原因，主要有"不通则痛"和"不荣则痛"两个方面。由于气滞血瘀、寒湿凝滞、湿热瘀阻致使经血不能顺畅地从胞宫排出，因而"不通则痛"；气血亏虚、肾气亏虚导致胞宫失养，因而"不荣则痛"。

针对上述病因病机，痛经患者在积极治疗的同时，还需注意日常防护。

（1）注意调节情志，保持心情舒畅，有利于减轻疼痛，促进疾病早期治愈。

（2）适当进行体育锻炼，作息规律，保证充足的休息和睡眠，以增强抵抗力，防止邪气侵袭。

（3）注重经期和产后卫生，临近月经期忌食寒凉生冷或刺激性食物。经期注意保暖，避免淋雨涉水，忌洗凉水澡。产后不过用寒凉或滋腻的药物。

一、气滞血瘀证

证候特点：经前或月经早期心情烦躁易怒，小腹胀痛或刺痛，痛势剧烈，按之疼痛加重，或伴有乳房胀痛、胸闷胁胀，经行不畅，月经量少，颜色紫黑，夹有血块，血块排出后疼痛减轻。舌质紫暗，或有瘀斑，舌下络脉迂曲粗大，舌苔薄白。脉沉弦或沉涩。

痛经口服液

【药物组成】当归、川芎、白芍、香附（制）、乌药。

【功能主治】行气活血，调经止痛。

【用药指征】①症状：经前、经期腹部胀痛或痉挛性疼痛，或伴有乳房胀痛，心情烦躁易怒，疼痛随情绪烦躁而加重，月经夹杂有少量血块。②舌象：舌质淡红，舌苔薄白。③脉象：脉弦。

【选用要点】本方的辨证要点是气滞血瘀轻证。临床运用时应以经前、经期腹部胀痛或痉挛性疼痛，或伴有乳房胀痛，心情烦躁易怒为使用要点。

【适用病症】原发性痛经，子宫内膜异位症，子宫腺肌病等。

【用法用量】口服。一次 10~20 毫升，一日 2~3 次。

【注意事项】①经期忌生冷饮食、不宜洗凉水澡。②服药后痛经不减轻，或重度痛经者，应到医院诊治。③经前 3~7 天或经期服药，有生育要求（未避孕）者，宜经期服药。

得生丸（片、胶囊）

【药物组成】当归、白芍、川芎、益母草、柴胡、木香。

【功能主治】养血化瘀，疏肝调经。

【用药指征】①症状：经前、经期腹部胀痛，或伴有乳房胀痛，心情烦躁易怒，疼痛随情绪烦躁而加重，月经量少，夹杂有少量血块，月经后期，或先后不定期，或腹部可触及肿块。②舌象：舌质淡红，舌边有瘀点，舌苔薄白。③脉象：脉弦或沉弦涩。

【选用要点】本方的辨证要点是气滞血瘀轻证。临床运用时应以经行小腹胀痛，月经量少有血块，经行后期或前后不定为使用要点。

【适用病症】原发性痛经，子宫内膜异位症，子宫腺肌病等。

【用法用量】口服。丸：一次 1 丸，一日 2 次。片：一次 4 片，一日 2 次。胶囊：一次 2 粒，一日 2 次。服药 2 周至 1 个月症状无缓解者，应去医院就诊。

【注意事项】①忌辛辣、生冷食物。②感冒发热患者不宜服用。③平素月经正常，突然出现月经过少，或经期错后，或阴道不规则出血者，应去医院就诊。

【类药鉴别】

品名	辨证要点	临床应用要点	
		相似要点	个性特点
痛经口服液	气滞血瘀轻证	经前、经期腹部胀痛或痉挛性疼痛，或伴有乳房胀痛，心情烦躁易怒，疼痛随情绪烦躁而加重	本方疏肝理气之功强于得生丸，症见小腹、乳房胀痛较甚者，可选用本方
得生丸（片、胶囊）	气滞血瘀轻证		本方活血调经之功强于痛经口服液，症见经期不定，月经夹杂血块者，可选用本方

痛经宁糖浆（胶囊、颗粒）

【药物组成】当归（炒）、香附（制）、白芍（炒）、延胡索（炒）、丹参、川楝子（炒）、川芎（炒）、红花、炙甘草。

【功能主治】养血活血，理气止痛。

【用药指征】①症状：经前、行经期腹部胀痛、刺痛，疼痛程度较甚，胸胁乳房胀痛，不可触碰，心情烦躁易怒，月经排出不畅，经色深，夹有血块。②舌象：舌质淡红，舌边有瘀点或瘀斑，舌苔薄白。③脉象：脉涩或沉弦。

【选用要点】本方的辨证要点是气滞血瘀。临床运用时应以经前、行经期腹痛较甚，月经色深，夹有血块为使用要点。

【适用病症】原发性痛经，子宫内膜异位症，子宫腺肌病等。

【用法用量】口服。糖浆：空腹时温服，一次 25 毫升，一日 2 次。胶囊：温开水送服，一次 4 粒，一日 2 次。颗粒：空腹时用温开水冲服，一次 1 袋，一日 2 次。于经前 7 天开始服用，连服 10 天。

【注意事项】①经前、经期忌食生冷及辛辣等刺激性食物，不宜洗凉水澡。②糖尿病患者慎用。③痛经伴有其他疾病者，应在医师指导下服用。④服药后痛经不减轻，或重度痛经者，应到医院诊治。⑤有生育要求（未避孕）应经行当日起服用。

【类药鉴别】

品名	辨证要点	临床应用要点	
		相似要点	个性特点
痛经宁糖浆（胶囊、颗粒）	气滞血瘀	经前、行经期腹部胀痛，或伴有乳房胀痛，心情烦躁易怒	本方疏肝解郁、活血止痛之力强于痛经口服液，适用于痛经较甚、月经血块较多者
痛经口服液	气滞血瘀		本方疏肝解郁、活血止痛之力弱于痛经宁糖浆，适用于痛经不甚、月经血块较少者

益坤宁片（颗粒）

【药物组成】当归、熟地黄、白芍、川芎、益母草、香附、延胡索、三棱、桂皮、橙皮。

【功能主治】补气养血，调经止痛。

【用药指征】①症状：经前、经后腹部疼痛，或伴有乳房胀痛，心情烦躁易怒，面色无华，唇甲色淡，月经量少、色深、夹有血块。②舌象：舌质淡红，舌边有瘀点，舌苔薄白。③脉象：脉弦细。

【选用要点】本方的辨证要点是气滞血瘀，兼有血虚。临床运用时应以经前、经后腹部疼痛，心情烦躁易怒，月经量少为使用要点。

【适用病症】原发性痛经，子宫内膜异位症，子宫腺肌病等。

【用法用量】口服。片：一日3次，一次3片。颗粒：开水冲服，一次1袋，一日3次。

【注意事项】①经前、经期忌食生冷及辛辣等刺激性食物，不宜洗凉水澡。②月经无血块、月经量大者禁服。

【类药鉴别】

品名	辨证要点	临床应用要点	
		相似要点	个性特点
益坤宁片（颗粒）	气滞血瘀，兼有血虚	经前、行经期腹部胀痛，或伴有乳房胀痛，心情烦躁易怒，月经色深，夹有血块	本方兼能补血，症见面色无华、唇甲色淡、月经量少者，可选用本方
痛经宁糖浆（胶囊、颗粒）	气滞血瘀		本方活血止痛之力较强，症见痛经较甚、月经血块较多者，可选用本方

妇女痛经丸

【药物组成】蒲黄（炭）、五灵脂（醋炒）、丹参、延胡索（醋制）。

【功能主治】活血调经，理气止痛。

【用药指征】①症状：经前小腹、乳房、胸胁胀疼，经期腹部刺痛拒按，经行不畅，月经量过少或后期，甚或数月不行，或淋漓不尽，月经色紫暗有块，块下后疼痛明显减轻。②舌象：舌质紫暗，舌边有瘀点或瘀斑，舌下络脉迂曲粗大，舌苔薄白。③脉象：脉涩或沉涩。

【选用要点】本方的辨证要点是血瘀气滞。临床运用时应以经期腹部刺痛拒按，经行不畅，月经色紫暗有块为使用要点。

【适用病症】原发性痛经，子宫内膜异位症，子宫腺肌病等。

【用法用量】口服。一次 50 粒，一日 2 次。一般宜在月经来潮前 3~7 天开始，服至疼痛缓解。

【注意事项】①经期忌生冷饮食、不宜洗凉水澡。②服本药时不宜服用人参或其制剂。③气血亏虚所致的痛经不宜选用，表现为经期或经后小腹隐痛喜按，面色无华，唇甲色淡。④服药后痛经不减轻，或重度痛经者，应到医院诊治。

【类药鉴别】

品名	辨证要点	临床应用要点	
		相似要点	个性特点
妇女痛经丸	血瘀气滞	经前、行经期腹部胀痛，或伴有乳房胀痛，心情烦躁易怒，月经夹有血块	本方所治的痛经血瘀大于气滞，痛经以刺痛为主，月经排出不畅，月经色紫暗有块，块下后疼痛明显减轻
痛经口服液	气滞血瘀		本方所治的痛经气滞大于血瘀，痛经以胀痛为主，表现为胸腹部胀痛，疼痛随情绪烦躁而加重，月经有少量血块或无血块

田七痛经散（胶囊）

【药物组成】三七、延胡索、小茴香、五灵脂、川芎、冰片、蒲黄、木香。

【功能主治】行气活血，化瘀定痛。

【用药指征】①症状：行经期腹部和腰骶部胀痛或冷痛，疼痛部位固定而拒按，疼痛剧烈难忍，得温痛减，遇寒加剧，经行不畅，月经过少或后期，甚或数月不行，色暗有块。②舌象：舌质淡暗，舌边有瘀点或瘀斑，舌下络脉迂曲粗大，舌苔薄白。③脉象：脉沉紧或沉弦而涩。

【选用要点】本方的辨证要点是血瘀气滞，兼有寒邪。临床运用时应以腹部胀痛或冷痛难忍，得温痛减，遇寒加剧，月经色暗有血块为使用要点。

【适用病症】子宫内膜异位症，子宫腺肌病，原发性痛经等。

【用法用量】口服。散：经期或经前 5 天开始服用，一次 1~2 克，一日 3 次，经后可继续服用，一次 1 克，一日 2~3 次。胶囊：经期或经前 5 天开始服用，一次 3~5 粒，一日 3 次，经后可继续服用，一次 3~5 粒，一日 2~3 次。

【注意事项】①经期忌生冷饮食、不宜洗凉水澡，注意保暖。②服本药时不宜服用人参或其制剂。③气血亏虚所致的痛经不宜选用，表现为经期或经后小腹隐痛喜按，面色无华，唇甲色淡。④有生育要求（未避孕）宜经行当日起服用至痛经缓解。

【类药鉴别】

品名	辨证要点	临床应用要点	
		相似要点	个性特点
田七痛经散（胶囊）	血瘀气滞，兼有寒邪	经前、行经期腹部刺痛，月经排出不畅，月经色紫暗有块，块下后疼痛明显减轻	本方兼能散寒，痛经得温痛减、遇寒加剧者，可选用本方
妇女痛经丸	血瘀气滞		本方适用于血瘀为主所导致的痛经，表现为刺痛，月经排出不畅，月经色紫暗有块

痛经灵颗粒

【药物组成】丹参、赤芍、香附（醋制）、玫瑰花、蒲黄、延胡索（醋制）、五灵脂（制）、桂枝、红花、乌药。

【功能主治】活血化瘀，理气止痛。

【用药指征】①症状：行经期腹部和腰骶部胀痛或冷痛，疼痛部位固定而拒按，疼痛剧烈难忍，得温痛减，遇寒加剧，经行不畅，月经过少或后期，甚或数月不行，色暗有块，伴有胸胁、乳房、少腹胀痛，四肢冰凉。②舌象：舌质暗淡，舌边有瘀点或瘀斑，舌下络脉迂曲粗大，舌苔薄白。③脉象：脉沉涩。

【选用要点】本方的辨证要点是血瘀气滞，兼有寒邪。临床运用时应以腹部胀痛或冷痛难忍，得温痛减，遇寒加剧，月经色暗有血块，四肢冰凉为使用要点。

【适用病症】原发性痛经，子宫腺肌病，子宫内膜异位症等。

【用法用量】口服。冲服，月经来潮前5天开始服药，隔日服，一次1~2袋，一日2次。经期开始后连服2天，或遵医嘱。2~3个月经周期为1个疗程。

【注意事项】①经期忌生冷饮食、不宜洗凉水澡，注意保暖。②服本药时不宜服用人参或其制剂。③气血亏虚所致的痛经不宜选用，表现为经期或经后小腹隐痛喜按，面色无华，唇甲色淡。④有生育要求（未避孕）宜经行当日起服用至痛经缓解。

【类药鉴别】

品名	辨证要点	临床应用要点	
		相似要点	个性特点
痛经灵颗粒	血瘀气滞，兼有寒邪	行经期腹部和腰骶部胀痛或冷痛，得温痛减，遇寒加剧，月经色暗有血块	本方散寒，偏于治四肢冰凉。本方疏肝之力强于田七痛经散，症见胸胁、乳房、少腹胀痛者，可选用本方
田七痛经散（胶囊）	血瘀气滞，兼有寒邪		本方散寒，偏于治小腹冰凉。本方止痛之力强于痛经灵颗粒，痛经剧烈者，可选用本方

痛经宝颗粒

【药物组成】红花、当归、肉桂、三棱、莪术、丹参、五灵脂、木香、延胡索（醋制）。

【功能主治】温经化瘀，理气止痛。

【用药指征】①症状：行经期少腹冷痛，疼痛剧烈难忍，得温痛减，遇寒加剧，经行不畅，月经色暗而夹有血块，血块排出后疼痛明显减轻。②舌象：舌质暗淡，舌边有瘀点或瘀斑，舌下络脉迂曲粗大，舌苔薄白。③脉象：脉沉涩。

【选用要点】本方辨证要点是血瘀气滞，兼有寒邪。临床运用时应以少腹部冷痛，得温痛减，遇寒加剧，月经不调为使用要点。

【适用病症】原发性痛经，子宫内膜异位症，子宫腺肌病等。

【用法用量】口服。一次1袋，一日2次。温开水冲服，于月经前1周开始，持续至月经来潮3天后停服，连续服用3个月经周期。

【注意事项】①服药期间不宜同时服用人参或其制剂。②感冒发热患者不宜服用。③青春期少女及更年期妇女，有生育要求者，应在医师指导下服用。④痛经伴月经过多者，服药后痛经不减轻，或重度痛经者，应及时去医院就诊。

【类药鉴别】

品名	辨证要点	临床应用要点	
		基本要点	个性特点
痛经宝颗粒	血瘀气滞，兼有寒邪	经前、行经期腹部疼痛较甚，月经色深，夹有血块	本方活血止痛之功最强，兼能散寒，症见痛经刺痛剧烈、得温痛减、遇寒加剧、月经血块较大者，可选用本方
痛经灵颗粒	血瘀气滞，兼有寒邪		本方活血、止痛、散寒之力弱于痛经宝颗粒，症状相对轻微者，可选用本方
痛经宁糖浆（胶囊、颗粒）	气滞血瘀		本方活血之功最弱，偏重于理气止痛，症见痛经表现为胀痛，月经血块较少者，可选用本方

调经姊妹丸

【药物组成】五灵脂、桃仁霜、香附（醋炙）、肉桂、大黄、当归、青皮、莪术、丹参、红花。

【功能主治】活血调经，逐瘀生新。

【用药指征】①症状：行经时腰腹部刺痛，痛处固定，疼痛拒按，月经后期，经行不畅，夹杂暗红色或紫色血块，月经量少，甚或经闭不行，面部痤疮，大便秘结。②舌象：舌质暗淡，舌边有瘀点或瘀斑，舌下络脉迂曲粗大，舌苔薄黄。③脉象：脉涩或沉弦。

【选用要点】本方的辨证要点是血瘀气滞，兼有化热。临床运用时应以行经时腰腹部刺痛，经行不畅夹杂血块，大便秘结为使用要点。

【适用病症】原发性痛经，子宫内膜异位症，子宫腺肌病，慢性盆腔炎等。

【用法用量】口服。一次30丸，一日2次。

【注意事项】①孕妇忌服。②不宜与含有人参的制剂合用。③感冒时不宜服用本药。④月经过多者不宜服用本药。⑤平素月经正常，突然出现月经量少，或月经错后，或阴道不规则出血者，应去医院就诊。

调经活血片

【药物组成】木香、川芎、醋延胡索、当归、熟地黄、赤芍、红花、乌药、白术、丹参、醋香附、制吴茱萸、泽兰、鸡血藤、菟丝子。

【功能主治】养血活血，行气止痛。

【用药指征】①症状：行经时小腹刺痛或胀痛，或隐痛绵绵，胸胁乳房胀痛，心情郁闷不舒，月经后期，经行不畅，月经量少色淡，夹有血块，腰膝酸软。②舌象：舌质暗淡，舌边有瘀点或瘀斑，舌下络脉迂曲粗大，舌苔薄白。③脉象：脉涩或沉弦。

【选用要点】本方的辨证要点是血瘀气滞，兼有肾虚。临床运用时应以行经时小腹刺痛或胀痛，心情郁闷不舒，月经量少色淡，夹有血块为使用要点。

【适用病症】原发性痛经，子宫内膜异位症，子宫腺肌病等。

【用法用量】口服。一次5片，一日3次。服药2周症状无改善者，应去医院就诊。

【注意事项】①孕妇禁服。②感冒时不宜服用本药。③月经过多者不宜服用本药。④平素月经正常，突然出现月经量少，或月经错后，或阴道不规则出血者，应去医院就诊。

调经益母片（胶囊）

【药物组成】益母草、冰糖草、丹参。辅料为淀粉、硬脂酸镁、滑石粉、乙醇、蔗糖、明胶、胭脂红、虫白蜡、硅油、糊精、交聚维酮、羧甲淀粉钠、羧甲基纤维素钠。

【功能主治】调经活血，祛瘀生新。

【用药指征】①症状：经行腹痛，以刺痛为主，拒按，经行不畅，月经色暗，夹有少量血块。②舌象：舌质淡红，舌苔薄白。③脉象：脉涩。

【选用要点】本方的辨证要点是瘀血阻滞。临床运用时应以腹部刺痛拒按，月经色暗，夹有少量血块为使用要点。

【适用病症】原发性痛经，子宫收缩不良，子宫内膜异位症，子宫腺肌病等。

【用法用量】口服。片：一次2~4片，一日2次。胶囊：一次2~4粒，一日2次。宜在经前3~5天开始服药，连服1周。

【注意事项】①孕妇禁用。②患有糖尿病或其他疾病者，应在医师指导下服用。③经期腹痛喜按、经色淡或月经过多者不宜选用。④平素月经正常，突然出现月经过少，或经期错后者，应去医院就诊。

【类药鉴别】

品名	辨证要点	临床应用要点	
		基本要点	个性特点
调经姊妹丸	血瘀气滞，兼有化热	经前、行经期腹部疼痛，月经色暗，夹有血块	本方兼能泻下清热，兼见面部痤疮、大便秘结者，可选用本方
调经活血片	血瘀气滞，兼有肾虚		本方兼能补肾，兼见月经量少色淡、腰膝酸软者，可选用本方
调经益母片（胶囊）	瘀血阻滞		本方只具有活血调经之功，不具有疏肝理气之效，月经色暗、夹有血块者，可选用本方。若见胸腹胀痛，情绪烦躁者，则非本方所宜

潮安胶囊（片）

【药物组成】龙芽（忽）木干燥茎皮。

【功能主治】活血化瘀，消炎止痛。

【用药指征】①症状：经行腹痛，以刺痛为主，月经色暗红质稠结块，块出疼痛略有缓解，带下量多，色黄而臭。②舌象：舌质暗红，舌苔薄黄。③脉象：脉弦细或涩。

【选用要点】本方的辨证要点是瘀热互结。临床运用时应以行经时腹痛难忍，月经色暗红质稠结块，带下量多，色黄质稠而臭为使用要点。

【适用病症】慢性盆腔炎等。

【用法用量】口服。胶囊：一次 3~5 粒，一日 3 次。片：一次 3~5 片，一日 3 次。

【注意事项】①孕妇忌服。②经期腹痛喜按、月经色淡或月经过多者不宜选用。

【类药鉴别】

品名	辨证要点	临床应用要点	
		相似要点	个性特点
潮安胶囊（片）	瘀热互结	经行腹痛，以刺痛为主，月经色暗红、质稠结块，块出疼痛略有缓解	本方兼能清热，兼见带下量多、色黄而臭者，可选用本方
调经益母片（胶囊）	瘀血阻滞		本方只能活血化瘀，只见腹部刺痛、月经夹有血块者，可选用本方

二、寒凝血瘀证

证候特点：发病前有明显的经期受寒或饮冷病史，行经时或经期小腹冷痛，得热则减，遇寒加重，疼痛剧烈难忍，月经延期，经行不畅，月经量少，颜色紫黑，有血块，甚则月经闭止，数月不行，伴有怕冷，四肢冰凉，小便清长。舌质淡暗而胖，舌苔白滑。脉沉涩或沉紧。

艾附暖宫丸（小蜜丸、水蜜丸）

【药物组成】艾叶（炭）、香附（醋炙）、吴茱萸（制）、肉桂、当归、川芎、白芍（酒炒）、地黄、黄芪（蜜炙）、续断。

【功能主治】理气补血，暖宫调经。

【用药指征】①症状：经行腹部疼痛，得温痛减，遇寒加剧，月经后期，月经量少，经行不畅夹有血块，带下清稀量多无气味，兼有面色㿠白无华，口唇、眼睑、爪甲色淡，气短懒言，头晕心悸，倦怠乏力。②舌象：舌质淡胖而润，舌苔白滑。③脉象：脉沉细而紧。

【选用要点】本方的辨证要点是寒凝血脉，兼气血不足。临床运用时应以经行腹部冷痛，月经后期、量少，气短懒言，头晕心悸为使用要点。

【适用病症】原发性痛经，子宫内膜异位症，子宫腺肌病等。

【用法用量】口服。小蜜丸一次9克，大蜜丸一次1丸，水蜜丸一次6克，一日2~3次。宜在经前3~5天开始服药，连服1周。

【注意事项】①孕妇禁用。②感冒发热患者不宜服用。③青春期少女及更年期妇女应在医师指导下服用。④平素月经正常，突然出现月经过少，或经期错后，或阴道不规则出血者，应去医院就诊。

温经颗粒

【药物组成】党参、黄芪、茯苓、白术（炒）、肉桂、附子（制）、吴茱萸（制）、沉香、郁金、厚朴（制）等。

【功能主治】益气健脾，温经散寒。

【用药指征】①症状：经行腹痛，得温可缓，遇寒加剧，月经后期，月经量少而色暗淡，带下色白清稀量多，兼有食少纳差，大便稀溏，倦怠乏力，气短懒言。②舌象：舌质淡胖，舌苔白滑。③脉象：脉沉细无力。

【选用要点】本方的辨证要点是寒凝血脉，兼脾气亏虚。临床运用时应以经行腹部冷痛，得热痛减，经色暗淡，倦怠乏力为使用要点。

【适用病症】原发性痛经，子宫内膜异位症，子宫腺肌病等。

【用法用量】口服。开水冲服，一次1袋，一日2次。宜在经前3~5天开始服药，连服1周。

【注意事项】①孕妇禁用。②糖尿病患者禁服。③感冒时不宜服用。④经期或经后小腹隐痛喜按，痛经伴月经过多者，不宜选用。

【类药鉴别】

品名	辨证要点	临床应用要点	
		相似要点	个性特点
艾附暖宫丸（小蜜丸、水蜜丸）	寒凝血脉，兼气血不足	经行腹部疼痛，得温痛减，遇寒加剧，月经后期，月经量少，倦怠乏力，气短懒言	本方兼能补益气血，兼见气短懒言、头晕心悸者，可选用本方
温经颗粒	寒凝血脉，兼脾气亏虚		本方兼能补益脾气，兼见食少纳差、大便稀溏者，可选用本方

痛经丸（片）

【药物组成】当归、白芍、川芎、熟地黄、醋香附、木香、青皮、山楂（炭）、延胡索、炮姜、肉桂、丹参、茺蔚子、红花、益母草、五灵脂（醋炒）。

【功能主治】温经活血，调经止痛。

【用药指征】①症状：行经腹部冷痛，疼痛剧烈，得温痛减，遇寒加剧，胸腹胀痛，心情烦躁，伴有月经后期，甚则经闭不行，经量明显减少，畏寒怕冷，面色苍白，四肢冰凉。②舌象：舌质淡，舌苔白润而滑。③脉象：脉沉紧或沉涩。

【选用要点】本方的辨证要点是寒凝血瘀，兼有气滞。临床运用时应以行经腹部冷痛，得温痛减，月经后期，畏寒怕冷为使用要点。

【适用病症】原发性痛经，子宫内膜异位症，子宫腺肌病等。

【用法用量】口服。丸：一次6~9克，一日1~2次，临经时服用。片：一次4片，一日3次，临经时服用。

【注意事项】①孕妇禁用。②服药期间不宜同时服用人参或其制剂。③感冒发热患者不宜服用。④青春期少女及更年期妇女应在医师指导下服用。⑤痛经伴月经过多者，应及时去医院就诊。

【类药鉴别】

品名	辨证要点	临床应用要点	
		相似要点	个性特点
痛经丸	寒凝血瘀，兼有气滞	经行腹部疼痛，月经色深，夹杂血块	本方兼能散寒，痛经表现为得温痛减、遇寒加剧者，可选用本方
妇女痛经丸	血瘀气滞		本方以活血止痛为主，用于治疗单纯由血瘀所引起的痛经

八味痛经片

【药物组成】川牛膝（酒炒）、当归、白芍（酒炒）、延胡索（醋炒）、桃仁、牡丹皮、桂枝、木香。

【功能主治】活血调经，化瘀止痛。

【用药指征】①症状：行经腹部疼痛，得温痛减，遇寒加剧，经行不畅，月经有血块。②舌象：舌质淡，舌苔薄白。③脉象：脉沉涩。

【选用要点】本方的辨证要点是寒凝血瘀。临床运用时应以行经腹部疼痛，经行不畅，月经有血块为使用要点。

【适用病症】原发性痛经，子宫内膜异位症，子宫腺肌病等。

【用法用量】口服。一次5片，一日3次。

【注意事项】①忌食生冷食物、不宜洗凉水澡。②经期或经后小腹隐痛喜按，痛经伴月经过多者，不宜选用。③治疗痛经，宜在经前3~5天开始服药，连服1周，如有生育要求（未避孕）应在医师指导下服用。④服药后痛经不减轻，或重度痛经者，应到医院诊治。

【类药鉴别】

品名	辨证要点	临床应用要点	
		相似要点	个性特点
八味痛经片	寒凝血瘀	经行腹部疼痛，得温痛减，遇寒加剧	本方散寒、化瘀、止痛之力弱于痛经片，适用于痛经程度较轻者
痛经丸（片）	寒凝血瘀，兼有气滞		本方散寒、化瘀、止痛之力强于八味痛经丸，适用于痛经程度较重者

附桂紫金膏

【药物组成】附子、防风、杜仲、白芷、五灵脂、独活、当归、川芎、木瓜、羌活、乳香、没药、木香、肉桂。

【功能主治】温经散寒，补气养血。

【用药指征】①症状：腰部和腹部冷痛，得温痛减，遇寒加剧，畏寒怕冷，四肢冰凉，月经后期，经行不畅，经色黑紫而量少，夹杂血块。②舌象：舌质暗，舌边有瘀点或瘀斑，舌下络脉迂曲粗大，舌苔白。③脉象：脉沉紧或沉弦涩。

【选用要点】本方的辨证要点是寒凝血滞。临床运用时应以腰部和腹部冷痛，畏寒怕冷，月经色黑夹杂血块为使用要点。

【适用病症】原发性痛经，子宫内膜异位症，子宫腺肌病等。

【用法用量】外用。加温软化，贴腹部。

【注意事项】①孕妇忌贴腰腹部。②对膏药过敏者不宜使用。

三、气血两虚证

证候特点：月经中后期或月经干净后小腹隐隐作痛，喜温喜按，或伴有腰腹下坠感或空痛；月经色淡，质地清稀，月经周期不定，可能提前，抑或错后；伴有面色、眼睑、口唇、爪甲色淡，精神疲倦，四肢乏力，气短，头晕心悸等气血两虚的表现，尤在月经期和经后明显。舌质淡而瘦薄，舌苔薄白。脉细弱。

当归丸

【药物组成】当归、黄芪（蜜炙）。

【功能主治】活血补血，调经止痛。

【用药指征】①症状：经行或经后腹痛绵绵、喜按，月经后期，月经量少而淡，行经发热，四肢乏力，气短懒言，头晕心慌，面色无华，唇甲色淡，失眠健忘，或心烦，口渴。②舌象：舌质淡白，舌苔白润。③脉象：脉沉细无力或脉洪大，按之无力，或脉大而芤。

【选用要点】本方的辨证要点是气血两亏。临床运用时应以经行或经后腹痛绵绵、喜按，月经后期，月经量少而淡为使用要点。

【适用病症】原发性痛经等。

【用法用量】口服。一次 1 丸，一日 2 次。

【注意事项】①服本药时不宜与感冒药同时服用。②月经提前量多，色深红者，不宜服用。③经前或经期腹痛拒按，伴乳胁胀痛者，不宜选用。④平素月经量正常，突然出现月经错后，经量减少者，须去医院就诊。

浓缩当归丸（当归流浸膏）

【药物组成】当归。

【功能主治】补血活血，调经止痛。

【用药指征】①症状：经期或经后腹部隐隐作痛，经期不定，提前或错后或前后不定，月经量少色淡质稀，面色萎黄，口唇、眼睑、爪甲色淡无华。②舌象：舌质淡白，苔薄白。③脉象：脉细。

【选用要点】本方的辨证要点是血虚。临床运用时应以经期或经后腹部隐隐作痛，月经量少，色淡质稀，面色萎黄，唇甲色淡为使用要点。

【适用病症】原发性痛经等。

【用法用量】口服。浓缩当归丸：一次 10~20 丸，一日 2 次。当归流浸膏：一次 3~5 毫升，一日 3 次。

【注意事项】①孕妇应在医师指导下服用。②感冒时不宜服用本药。③月经过多者不宜服用本药。④平素月经正常，突然出现月经量少，或月经错后，或阴道不规则出血者，应去医院就诊。⑤当归流浸膏含乙醇（酒精）45% ~50%，服药后不得驾驶机、车、船，不得从事高空作业、机械作业及操作精密仪器。

【类药鉴别】

品名	辨证要点	临床应用要点	
		相似要点	个性特点
当归丸	气血两亏	经行或经后腹痛绵绵、喜按，月经后期、月经量少而淡，经期不定，面色萎黄，口唇、眼睑、爪甲色淡无华	本方兼能补气，兼见四肢乏力、气短懒言者，可选用本方
浓缩当归丸	血虚		本方只能补血，不具有补气之功。制作成浓缩丸，药物有效成分含量高，便于吸收
当归流浸膏	血虚		本方只能补血，不具有补气之功。制作成流浸膏，较浓缩丸更容易吸收，但是含有乙醇，部分人群不宜服用

八宝坤顺丸

【药物组成】熟地黄、地黄、白芍、当归、川芎、人参、白术、茯苓、甘草、益母草、黄芩、牛膝、橘红、沉香、木香、砂仁、琥珀。

【功能主治】益气养血，调经止痛。

【用药指征】①症状：行经时或者月经后腹部疼痛隐隐、喜按，月经后期，月经量过少、色淡、质稀，甚至几月不行或完全闭止，伴有腰酸腿痛，足胫前浮肿，纳差，心悸气短。②舌象：舌质淡白，舌苔薄白。③脉象：脉弱或细。

【选用要点】本方的辨证要点是气血两虚。临床运用时应以经期或经后腹部疼痛隐隐、喜按，月经量过少、色淡质稀为使用要点。

【适用病症】原发性痛经等。

【用法用量】口服。一次 1 丸，一日 2 次。

【注意事项】①月经过多者不宜服用本药。②感冒时不宜服用本药。③平素月经正常，突然出现月经量少，或月经错后，或阴道不规则出血者，应去医院就诊。④服本药时不宜同时服用藜芦、五灵脂、皂荚及其制剂。⑤不宜喝茶和吃萝卜，以免影响药效。

妇康宁片（胶囊）

【药物组成】白芍、益母草、当归、香附、三七、党参、麦冬、艾叶（炭）。

【功能主治】调经养血，理气止痛。

【用药指征】①症状：月经后期或经后腹部隐隐作痛，喜温喜按，月经后期，月经量少，夹有血块，伴有神疲乏力，气短懒言，头晕心悸，唇甲色淡等。②舌象：舌质淡白，舌苔薄白而润。③脉象：脉细弱。

【选用要点】本方的辨证要点是气血两虚。临床运用时应以月经后期或经后腹部隐隐作痛，月经量少，夹有血块，气短懒言为使用要点。

【适用病症】原发性痛经等。

【用法用量】口服。片：一次 3 片，一日 2~3 次。胶囊：一次 2 粒，一日 2~3 次。服药时间一般宜在月经来潮前 3~7 天开始，服至疼痛缓解。

【注意事项】①经期忌生冷饮食、不宜洗凉水澡。②痛经伴有其他疾病者，应在医师指导下服用。③服药后痛经不减轻，或重度痛经者，应到医院诊治。④如有生育要求（未避孕）宜自经行当日开始服药。⑤感冒时不宜服用本药。

女金丸（片、胶囊、糖浆）

【药物组成】当归、白芍、川芎、熟地黄、党参、白术（炒）、茯苓、甘草、肉桂、益母草、牡丹皮、没药(制)、延胡索(醋制)、藁本、白芷、黄芩、白薇、香附（醋制）、砂仁、陈皮、赤石脂（煅）、鹿角霜、阿胶。

【功能主治】益气养血，理气活血，调经止痛。

【用药指征】①症状：行经时腹部隐痛，或夹杂胀痛或刺痛，月经不调，周期提前、错后或先后不定，甚至几月不行，月经量少色淡质稀，夹杂少量血块，带下赤白，兼有神疲乏力、心悸气短、腰腿酸痛。②舌象：舌质淡暗，舌边有瘀点瘀斑，舌苔薄白。③脉象：脉弱或沉涩无力。

【选用要点】本方的辨证要点是气血两虚，兼气滞血瘀。临床运用时应以行经时腹部隐痛，或夹杂胀痛或刺痛，月经量少色淡质稀，夹杂少量血块为使用要点。

【适用病症】原发性痛经，子宫内膜异位症，子宫腺肌病等。

【用法用量】口服。丸：水蜜丸一次5克，小蜜丸一次9克，大蜜丸一次1丸，一日2次。片：一次4片，一日2次。胶囊：一次3粒，一日2次，1个月为1个疗程。糖浆：一次10毫升，一日2次。自经前3~5天开始服药，连服1周。

【注意事项】①孕妇慎用。②感冒发热患者不宜服用。③平素月经正常，突然出现月经过少，或经期错后，或阴道不规则出血者，应去医院就诊。④月经量多者，服药后经量不减，应及时去医院就诊。

【类药鉴别】

品名	辨证要点	临床应用要点	
		相似要点	个性特点
八宝坤顺丸	气血两虚	行经时或月经后腹部疼痛隐隐、喜按，月经后期、月经量过少、色淡质稀，甚至月经数月不行，面色萎黄，口唇、眼睑、爪甲色淡无华	本方兼能补益脾肾，兼见腰膝酸软、足跗浮肿者，可选用本方
妇康宁片（胶囊）	气血两虚		本方兼能活血化瘀，兼见月经夹有血块者，可选用本方
女金丸（片、胶囊、糖浆）	气血两虚，兼气滞血瘀		本方兼能行气活血，兼见胸腹胀痛、月经夹有血块者，可选用本方

香附丸

【药物组成】香附（醋制）、当归、川芎、白芍（炒）、熟地黄、白术（炒）、砂仁、陈皮、黄芩。

【功能主治】疏肝健脾，养血调经。

【用药指征】①症状：经前或经行早期腹部隐痛、喜按，生气或情绪激动时明显加重，嗳气则舒，伴有经前心烦，胸闷胁胀，乳房胀痛，月经周期不定，月经量偏少，颜色淡而夹杂血块，经行不畅，腹胀纳差，面色无华，口唇、眼睑、爪甲色淡。②舌象：舌质淡白，舌苔白润。③脉象：脉沉细无力。

【选用要点】本方的辨证要点是气血两虚，兼有肝郁。临床运用时应以经前或经行早期腹部隐痛，胸胁、乳房胀痛，纳差便溏为使用要点。

【适用病症】原发性痛经，子宫内膜异位症，子宫腺肌病等。

【用法用量】口服。用黄酒或温开水送服，一次6~9克，一日2次。

【注意事项】①感冒发热患者不宜服用。②青春期少女及更年期妇女应在医师指导下服用。③平素月经正常，突然出现月经过少，或经期错后，或阴道不规则出血者，应去医院就诊。

调经益灵片（胶囊）

【药物组成】当归、香附、地骨皮、人参、白芍、艾叶（炭）、牡丹皮、鳖甲、白术、川芎、茯苓、黄芪、青蒿。

【功能主治】调经养血，开郁舒气。

【用药指征】①症状：经期小腹胀痛，胸闷胁胀，乳房胀痛，随情志变化明显，月经后期或经期延长，甚则月经闭止，月经量少，经行不畅，面色无华，唇甲色淡，倦怠乏力，少气懒言。②舌象：舌质淡暗，舌苔薄白。③脉象：脉弦细。

【选用要点】本方的辨证要点是气血两虚，兼有肝郁。临床运用时应以经期小腹隐痛，胸闷胁胀，月经量少，面色无华为使用要点。

【适用病症】原发性痛经，子宫内膜异位症，子宫腺肌病等。

【用法用量】口服。片：每晚睡前服8片，或早晚各服4片。胶囊：每晚睡前服8粒，或早晚各服4粒。

【注意事项】①孕妇忌服。②感冒时不宜服用本药。③用药期间不宜喝茶和吃萝卜，不宜同时服用藜芦、五灵脂、皂荚或其制剂。④月经过多者不宜服用本药，或平素月经正常，突然出现月经量少，或月经错后，或阴道不规则出血者，应去医院就诊。

【类药鉴别】

品名	辨证要点	临床应用要点	
		相似要点	个性特点
香附丸	气血两虚，兼有肝郁	经期小腹胀痛，随情志变化明显，月经量少，经行不畅，面色无华，唇甲色淡	本方兼能健脾，兼见食少纳差、大便溏薄者，可选用本方
调经益灵片（胶囊）	气血两虚，兼有肝郁		本方补气之力强于香附丸，症见倦怠乏力、少气懒言者，可选用本方

八珍鹿胎膏

【药物组成】鹿胎、人参、白芍、甘草、鹿角胶、当归、白术、熟地黄、川芎、茯苓。

【功能主治】养血益气，调经温寒。

【用药指征】①症状：行经时腹痛绵绵，喜温喜按，月经先期或后期或先后不定期，月经量过少，月经不畅，伴有面色晦暗无华，唇甲色淡，精神疲惫，倦怠嗜卧，气短懒言，语声低微，头晕耳鸣，腰膝酸软。②舌象：舌质淡白而胖，舌苔白滑。③脉象：脉沉细无力。

【选用要点】本方的辨证要点是气血两虚，兼肾精亏损。临床运用时应以行经时腹痛绵绵，喜温喜按，腰膝酸软为使用要点。

【适用病症】原发性痛经等。

【用法用量】口服。一次 10 克，一日 2 次，炖化，黄酒或温开水送服，早晚空腹服。

【注意事项】①糖尿病患者应在医师指导下服用。②感冒时不宜服用本药。③用药期间不宜喝茶和吃萝卜，不宜同时服用藜芦、五灵脂、皂荚及其制剂，以免影响药效。④口干、咽干、喜饮、潮热、盗汗、五心烦热者慎用。

鹿胎膏（颗粒、胶囊）

【药物组成】红参、当归、益母草、熟地黄、丹参、香附（醋制）、龟甲、地骨皮、延胡索（醋制）、莱菔子（炒）、白术（麸炒）、肉桂、木香、赤芍、甘草、小茴香（盐制）、续断、蒲黄、川芎、牛膝、鹿茸（去毛）、茯苓、鹿胎粉、阿胶。

【功能主治】补气养血，调经散寒。

【用药指征】①症状：经期或经后腹痛绵绵，喜温喜按，月经后期，月经量少，甚至经闭不行，色淡质稀，或经色淡暗有小血块，带下量多，色白质稀无臭；头晕心悸，面色萎黄，形体消瘦，倦怠乏力，畏寒肢冷，腰痛腿软，大便溏薄。②舌象：舌质淡白，舌苔薄润。③脉象：脉沉细无力或沉迟。

【选用要点】本方的辨证要点是气血两虚，兼肾虚寒凝。临床运用时应以经期或经后腹痛绵绵，喜温喜按，腰痛腿软，畏寒肢冷为使用要点。

【适用病症】原发性痛经，子宫内膜异位症，子宫腺肌病等。

【用法用量】口服。膏：一次10克，一日2次，温黄酒或温开水送服。颗粒：一次1袋，一日2次，1个月为1个疗程。胶囊：一次5粒，一日3次。

【注意事项】①孕妇忌服。②糖尿病患者禁服颗粒剂，其他剂型慎用。③服本药期间不宜喝茶和吃萝卜，不宜同时服用藜芦、五灵脂、皂荚或其制剂。④感冒时不宜服用本药。⑤月经量多、口干便燥，或带下色黄或黏腻者，不宜选用。

【类药鉴别】

品名	辨证要点	临床应用要点	
		相似要点	个性特点
八珍鹿胎膏	气血两虚，兼肾精亏损	行经时或月经后腹部疼痛隐隐、喜按，月经后期，月经量过少、色淡、质稀，甚至月经数月不行，面色萎黄，口唇、眼睑、爪甲色淡无华	本方兼能补益肾精，兼见头晕耳鸣、腰膝酸软者，可选用本方
鹿胎膏（颗粒、胶囊）	气血两虚，兼肾虚寒凝		本方兼能补肾散寒，兼见痛经喜温、畏寒肢冷者，可选用本方

同仁乌鸡白凤丸（口服液）

【药物组成】乌鸡（去毛、爪、肠）、人参、白芍、丹参、香附（醋炙）、当归、牡蛎（煅）、鹿角、桑螵蛸、甘草、青蒿、天冬、熟地黄、地黄、川芎、黄芪、银柴胡、芡实（炒）、山药。

【功能主治】补气养血，调经止带。

【用药指征】①症状：经后或经期小腹隐隐作痛、喜按，月经周期紊乱，淋漓不尽，月经量少，色淡，质地稀薄，或经色偏红，质稍稠，带下赤白，质黏稠而无臭，伴有食纳减少，神疲乏力，面色无华，或盗汗，五心烦热。②舌象：舌质淡白或嫩红，舌边有齿痕，舌苔薄白或薄黄。③脉象：脉细弱或脉细无力。

【选用要点】本方的辨证要点是气血两虚，兼有虚热。临床运用时应以经后或经期小腹隐隐作痛，经色偏红，质稍稠，淋漓不尽为使用要点。

【适用病症】原发性痛经，慢性盆腔炎等。

【用法用量】口服。丸：水蜜丸一次 6 克，大蜜丸一次 1 丸，一日 2 次，温黄酒或温开水送服。口服液：一次 10 毫升，一日 2 次。经前 3~5 天开始服药，连服 1 周。

【注意事项】①孕妇忌服。②服药期间不宜喝茶和吃萝卜，不宜同时服用藜芦、五灵脂、皂荚或其制剂。③感冒时不宜服用本药。④月经过多者不宜服用本药。⑤经行有块，伴腹痛拒按或胸胁胀痛者，不宜选用。

毛鸡药酒

【药物组成】毛鸡（除去毛、内脏）、当归、川芎、赤芍、红花、桃仁、白芷、千年健、茯苓。

【功能主治】温经祛风，活血化瘀。

【用药指征】①症状：素体虚弱，产后经行或经后腹痛、喜温喜按，经行不畅，月经量少，月经延期，色暗有块，伴有面色淡而无光泽，头晕心悸，四肢倦怠乏力，全身疼痛。②舌象：舌质淡暗，舌苔白。③脉象：脉沉细涩。

【选用要点】本方辨证要点是气血两虚，兼有血瘀。临床运用时应以产后经行或经后腹痛、喜温喜按，经行不畅，月经量少，月经后期为使用要点。

【适用病症】原发性痛经，产后子宫复位不全，子宫内膜异位症，子宫腺肌病等。

【用法用量】口服。一次 15~30 毫升，一日 3~4 次。经前 3~5 天开始服药，连服 1 周，如有生育要求（未避孕），应在医师指导下服用。

【注意事项】①孕妇禁用。②肝肾功能不全及对酒精过敏者禁服。③感冒发热、喉痛、眼赤等症状者，不宜服用。④月经过多者不宜选用。⑤本品含乙醇（酒精）35%~45%，服药后不得驾驶机、车、船，不得从事高空作业、机械作业及操作精密仪器。

【类药鉴别】

品名	辨证要点	临床应用要点	
		相似要点	个性特点
同仁乌鸡白凤丸	气血两虚，兼有虚热	行经时或月经后腹部疼痛，疼痛隐隐，喜按，月经后期、月经量过少，色淡质稀，甚至月经数月不行，面色萎黄，口唇、眼睑、爪甲色淡无华	本品兼能清虚热，兼见潮热盗汗、五心烦热者，可选用本方
鹿胎膏（颗粒、胶囊）	气血两虚，兼肾虚寒凝		本品兼能补肾散寒，兼见腰膝酸软、畏寒怕冷者，可选用本方
毛鸡药酒	气血两虚，兼有血瘀		本方兼能活血化瘀，兼见经行不畅、月经夹有血块者，可选用本方

种子三达丸

【药物组成】益母草、芦子、丹参、白芍、白眉、茯苓、甘草（蜜炙）、熟地黄、山药、肉桂、香附（醋炙）、黄芪（蜜炙）、当归、延胡索（醋制）、砂仁、川芎、阿胶（烫）、续断、黄芩、白术、木香、党参、鹿角霜。

【功能主治】调经止痛。

【用药指征】①症状：经后或经期小腹隐隐作痛，喜温喜按，经行不畅，月经量少，月经后期，色暗有块，行经时乳房胀痛，面色㿠白，唇甲色淡，倦怠乏力。②舌象：舌质淡暗，舌苔薄白。③脉象：脉细无力或沉细而涩。

【选用要点】本方的辨证要点是气血虚弱，兼气滞血瘀。临床运用时应以经后或经期小腹隐隐作痛，喜温喜按，行经时乳房胀痛，月经色暗有块为使用要点。

【适用病症】原发性痛经，子宫内膜异位症，子宫腺肌病，功能失调性子宫出血等。

【用法用量】口服。一次1丸，一日2次。

【注意事项】①孕妇忌服。②感冒时不宜服用本药。③月经量多，口干便燥，或带下色黄或黏腻者，不宜选用。

四、肝肾亏损证

证候特点：月经期间或月经后1~2天小腹隐隐作痛，喜温喜按，腰骶酸痛，月经周期先后不定，月经色暗淡而质地清稀，伴有面色晦暗，神疲乏力，腰膝酸软，眩晕耳鸣，健忘失眠。舌质淡红，舌苔薄白。脉沉细弱。

益坤丸

【药物组成】熟地黄、当归、白芍、阿胶、人参、黄芪（蜜炙）、山药、甘草、益母草膏、血余炭、鸡冠花、延胡索（醋炙）、乳香（醋炙）、没药（醋炙）、小茴香（盐炙）、松香（炙）、鹿角、锁阳、艾叶炭、续断、补骨脂（盐炙）、杜仲炭、菟丝子、白薇、黄柏、茯苓、白术（麸炒）、白芷、陈皮、木香、砂仁、紫苏叶、藁本、川芎、牡丹皮、红花、益母草、赤石脂（煅）、黄芩、青蒿、肉桂。

【功能主治】补气养血，调经散寒。

【用药指征】①症状：行经后期或月经干净后腹部疼痛，腰骶酸痛，喜温喜按，胸胁胀满；月经量过多或过少，月经质清稀，经行不畅，色暗有块，月经后期，经期延长，带下赤白；面色晦暗，唇甲色淡，神疲乏力，头晕耳鸣，腰膝酸软，四肢不温，畏寒怕冷。②舌象：舌质淡暗而胖，边有瘀点或瘀斑，舌苔白润。③脉象：脉沉细无力或沉细而涩。

【选用要点】本方的辨证要点是肾阳亏虚，兼气血两虚。临床运用时应以行经时腰骶酸痛，唇甲色淡，倦怠乏力，畏寒怕冷为使用要点。

【适用病症】原发性痛经等。

【用法用量】口服。一次1丸，一日2次。

【注意事项】①孕妇忌服。②服药期间不宜喝茶和吃萝卜，不宜同时服用藜芦、五灵脂、皂荚或其制剂。③感冒时不宜服用本药。

玉液金片

【药物组成】杜仲（炭）、地黄、黄芩、半夏曲、茯苓、款冬花、旋覆花、荜茇、党参、川楝子、栀子（姜炙）、黄连、黄芪、白术、西红花、厚朴（姜炙）、琥珀、肉桂、人参、大枣、山楂、益母草、甘草、白芍、羌活、麦冬、浙贝母、丹参、血余炭、菟丝子、续断、枳壳、豆蔻仁、香附、山茱萸、鹿角胶、覆盆子、桑螵蛸、五倍子、巴戟天(甘草水炙)、鸡血藤、沙苑子、当归、艾叶(炭)、莲子、山药、肉苁蓉、砂仁、远志(甘草水炙)、川芎、仙鹤草、龟甲胶、海螵蛸、墨旱莲、月季花、阿胶。

【功能主治】益气疏肝，调经止带。

【用药指征】①症状：行经后期或月经干净后腹部疼痛，腰骶酸痛，喜温喜按，胸胁胀满，月经量少而色暗淡，月经后期或先后不定期，白带量多、色白、质清稀而无臭；胃脘部嘈杂不舒，甚至疼痛，食纳减少，呕吐呃逆；面色无华，眩晕耳鸣，身体困倦，四肢乏力，心悸气短，畏寒肢冷，小便清长，大便溏薄。②舌象：舌质淡暗，舌苔白腻。③脉象：脉沉迟或脉弦细。

【选用要点】本方的辨证要点是肝肾亏损，兼气血两虚。临床运用时应以行经时腰骶酸痛，白带量多，倦怠乏力，畏寒肢冷为使用要点。

【适用病症】原发性痛经等。

【用法用量】口服。一次6克，一日2次。

【注意事项】①孕妇忌服。②服药期间不宜喝茶和吃萝卜，不宜同时服用藜芦、五灵脂、皂荚或其制剂。③感冒时不宜服用本药。④月经量多，口干便燥，或带下色黄或黏腻者，不宜选用。

【类药鉴别】

品名	辨证要点	临床应用要点	
		相似要点	个性特点
益坤丸	肾阳亏虚，兼气血两虚	行经时腹痛，月经不畅，面色晦暗无华，神疲乏力，腰膝酸软，头晕耳鸣，畏寒怕冷	本品活血止血之力强于玉液金片，症见月经量大、血块较多者，可选用本方
玉液金片	肝肾亏损，兼气血两虚		本方温补肾阳之力强于益坤丸，症见腰膝酸软、畏寒怕冷较甚者，可选用本方

第二节　月经先期

月经周期提前7天以上，甚至10余日一行，连续2个月经周期以上者，称为"月经先期"。如果仅提前 3~5 天，且无其他明显不适者，不属于病态。或偶然超前一次者，亦不作病论。

月经先期是以月经周期异常为主的月经病，常与月经过多并见。本病严重者淋漓不尽，进一步可发展为崩漏，需及时进行治疗。

月经先期发生的原因常责之"气虚"和"血热"两个方面。气能摄血，脾气虚弱，或日久心脾两虚，或脾肾气虚，则统摄无权，冲任失固；阳热内盛或肝郁化热，或虚热内生则血热，血热则血液流行散溢，以致血海不宁，均可使月经提前而至。

针对上述病因病机，月经先期患者在积极治疗的同时，还需注意以下的日常防护。

（1）不宜过食生冷寒凉、辛烈香燥炙煿、肥甘厚味之食物。

（2）保持心情舒畅，避免忧思郁怒。

（3）经期不宜过度劳累和剧烈运动。

（4）节房事和节制生育，避免生育（含人工流产）过多、过频。

（5）避免经期、产褥期交合。

一、气血两虚证

证候特点：月经周期提前，月经颜色淡而质地清稀，月经量过多，经期延长，淋漓不尽，伴有面色淡白无华，口唇、眼睑、爪甲色淡，气短懒言，倦怠乏力，头晕心慌，健忘失眠。舌质淡白，舌苔薄白。脉细弱无力。

茸坤丸

【药物组成】鹿茸、白术、香附、白芍、黄芩、熟地黄、紫苏、地黄、阿胶、沉香、化橘红、益母草、琥珀、川牛膝、木香、党参、乌药、川芎、当归、茯苓、砂仁、甘草。

【功能主治】调经养血，理气止带。

【用药指征】①症状：月经先期，量多而色淡质地清稀，淋漓不尽，经期延长，经行不畅，腹部胀痛，赤白带下，伴有面色无华，口唇色淡，头晕心悸，倦怠乏力，气短懒言，胸闷胁胀，嗳气不舒。②舌象：舌质淡红，舌苔薄白。③脉象：脉细弱。

【选用要点】本方的辨证要点是气血两虚，兼肝气郁滞。临床运用时应以月经先期，淋漓不止，带下量多，胸腹胀痛为使用要点。

【适用病症】黄体功能不全，功能失调性子宫出血等。

【用法用量】口服。一次1~2丸，一日1~2次。

【注意事项】①经期忌生冷饮食、不宜洗凉水澡，注意保暖。②避免劳作，注意休息。③感冒时不宜服用本药。④保持心情舒畅。

当归养血丸

【药物组成】当归、白芍（炒）、地黄、炙黄芪、阿胶、牡丹皮、香附（制）、茯苓、杜仲（炒）、白术（炒）。

【功能主治】益气，养血，调经。

【用药指征】①症状：月经提前，月经量少，色淡质地清稀，经期延长，淋漓不尽，月经后腹部隐痛，喜温喜按，伴有面色㿠白无华，口唇色淡，头晕心悸，倦怠乏力，腰膝酸软，眩晕耳鸣。②舌象：舌质淡红，舌苔薄白。③脉象：脉细弱或弦细。

【选用要点】本方的辨证要点是气血两虚，兼肾气不足。临床运用时应以月经提前，经血量少，腰膝酸软为使用要点。

【适用病症】黄体功能不全，功能失调性子宫出血等。

【用法用量】口服。一次9克，一日3次。

【注意事项】①经期忌生冷饮食、不宜洗凉水澡，注意保暖。②避免劳作，注意休息。③感冒时不宜服用本药。

【类药鉴别】

品名	辨证要点	临床应用要点	
		相似要点	个性特点
当归养血丸	气血两虚，兼肾气不足	月经先期，量多而色淡，质地清稀，淋漓不尽，经期延长，面色无华，口唇色淡，头晕心悸，倦怠乏力，气短懒言	本品兼能补益肝肾，兼见腰膝酸软者，可选用本方
茸坤丸	气血两虚，兼肝气郁滞		本方兼能疏肝理气，兼见胸腹胀痛、心情郁闷者，可选用本方

乌鸡丸

【药物组成】生晒参、甘草（蜜炙）、五味子、栀子、艾叶、黄连、北沙参、丹参、玄参、白术（麸炒）、白芍（麸炒）、茯苓、山药、牛膝、川芎、续断、杜仲(炒)、当归、天麻、地黄、牡丹皮、麦冬、菟丝子、柴胡、石斛、乌鸡(去毛、爪、肠）。

【功能主治】补气养血，调经止带。

【用药指征】①症状：月经先期，经期延长，月经量多、色淡、质地清稀，月经后期或经后腹部隐隐作痛，喜温喜按，赤白带下，伴有形体消瘦，面色无华，口唇色淡，头晕心悸，倦怠乏力，气短懒言，腰膝酸软，头晕目眩，五心烦热。②舌象：舌质淡红，舌苔白。③脉象：脉细而无力。

【选用要点】本方的辨证要点是气血两虚，兼肾气不足。临床运用时应以月经先期，经期延长，腰膝酸软为使用要点。

【适用病症】黄体功能不全，功能失调性子宫出血等。

【用法用量】口服。大蜜丸一次 1 丸，小蜜丸一次 1 瓶，一日 2 次。

【注意事项】①忌食辛辣、苋菜及生冷食物。②感冒时不宜服用。患有其他疾病者，应在医师指导下服用。③经行有块，伴腹痛拒按或胸胁胀痛者，不宜选用。④平素月经正常，突然出现月经过少，或经期错后，或阴道不规则出血，或带下伴阴痒，或赤带者，应去医院就诊。⑤服药 2 周症状无缓解者，应去医院就诊。

【类药鉴别】

品名	辨证要点	临床应用要点	
		相似要点	个性特点
当归养血丸	气血两虚，兼肾气不足	月经提前，月经量少，色淡质地清稀，经期延长，淋漓不尽，腰膝酸软，眩晕耳鸣	本品补气养血之力弱于乌鸡丸，气血亏虚轻微者，可选用本方
乌鸡丸	气血两虚，兼肾气不足		本方兼能止带，兼见赤白带下者，可选用本方

乌鸡白凤丸（片、颗粒、分散片）

【药物组成】乌鸡（去毛、爪、肠）、鹿角胶、鳖甲（制）、牡蛎（煅）、桑螵蛸、银柴胡、山药、芡实（炒）、鹿角霜、人参、黄芪、天冬、甘草、地黄、熟地黄、当归、白芍、川芎、丹参、香附（醋制）。

【功能主治】补气养血，调经止带。

【用药指征】①症状：月经先期，月经量多、色淡、质稀，白带量多、质地清稀、无臭味，腰膝酸软，口唇色淡，头晕心悸，倦怠乏力，气短懒言，形体消瘦。②舌象：舌质淡白，舌苔白。③脉象：脉沉细无力。

【选用要点】本方的辨证要点是气血虚弱，兼肾虚不固。临床运用时应以月经先期，月经量多，腰膝酸软为使用要点。

【适用病症】黄体功能不全，功能失调性子宫出血等。

【用法用量】口服。丸：水蜜丸一次6克，一日2次；小蜜丸一次9克，一日2次；大蜜丸一次1丸，一日2次。片：一次2片，一日2次。颗粒：开水冲服，一次1袋，一日2次。分散片：口服，或加水分散后服用，一次2~3片，一日3次。

【注意事项】①忌辛辣、生冷食物。②感冒发热患者不宜服用。③平素月经正常，突然出现月经过少，或月经错后，或阴道不规则出血者，应去医院就诊。④伴有赤带者，应去医院就诊。

乌鸡白凤口服液

【药物组成】乌鸡（去毛、爪、肠）、鹿角、人参、黄芪、山药、当归、熟地黄、白芍、川芎、丹参、天冬、地黄、桑螵蛸、牡蛎、芡实(麸炒)、香附(醋制)、甘草、青蒿、银柴胡。

【功能主治】补气养血，调经止带。

【用药指征】①症状：月经先期，月经量多、色淡、质稀，白带量多、质地清稀、无臭味，腰膝酸软，口唇色淡，头晕心悸，倦怠乏力，气短懒言，形体消瘦。②舌象：舌质淡白，舌苔白。③脉象：脉沉细无力。

【选用要点】本方的辨证要点是气血虚弱，兼肾虚不固。临床运用时应以月经先期，月经量多，腰膝酸软为使用要点。

【适用病症】黄体功能不全，功能失调性子宫出血等。

【用法用量】口服。一次1支，一日2次。

【注意事项】①孕妇忌服。②服本药时不宜同时服用感冒药。③服本药时不宜同时服用藜芦、五灵脂、皂荚及其制剂。④不宜喝茶和吃萝卜，以免影响药效。

乌鸡白凤胶囊（软胶囊）

【药物组成】乌鸡（去毛、爪、肠）、地黄、白芍、丹参、人参、甘草、香附（醋制）、黄芪、鳖甲（制）、银柴胡、牡蛎（煅）、鹿角霜、木瓜蛋白酶、石蜡。

【功能主治】补气养血，调经止带。

【用药指征】①症状：月经先期，月经量多、色淡、质稀，白带量多、质地清稀、无臭味，腰膝酸软，口唇色淡，头晕心悸，倦怠乏力，气短懒言，形体消瘦。②舌象：舌质淡白，舌苔白。③脉象：脉沉细无力。

【选用要点】本方的辨证要点是气血虚弱，兼肾虚不固。临床运用时应以月经先期，月经量多，腰膝酸软为使用要点。

【适用病症】黄体功能不全，功能失调性子宫出血等。

【用法用量】口服。胶囊：一次2~3粒，一日3次。软胶囊：一次2~3粒，一日3次。

【注意事项】①孕妇忌服。②服本药时不宜同时服用感冒药。③服本药时不宜同时服用藜芦、五灵脂、皂荚及其制剂。④不宜喝茶和吃萝卜，以免影响药效。

十二乌鸡白凤丸

【药物组成】乌鸡（去毛、爪、肠）、黄芪（蜜炙）、党参、熟地黄、川芎、当归、白芍（酒炒）、山药、白术、茯苓、五味子（酒制）、牡丹皮。

【功能主治】清解虚热，补益气血。

【用药指征】①症状：月经先期，经期延长，过期不止，甚者1个月再行，漏下不止，量少色深红而质稠，伴有口干咽燥，心烦失眠，手足心热，形体消瘦，自汗盗汗，头晕耳鸣。②舌象：舌体瘦薄，苔少。③脉象：脉细而无力或细数。

【选用要点】本方的辨证要点是气血两亏，兼阴虚内热。临床运用时应以月经先期，量少色深红而质稠，手足心热，形体消瘦为使用要点。

【适用病症】黄体功能不全，功能失调性子宫出血，慢性盆腔炎等。

【用法用量】口服。小蜜丸一次9克，大蜜丸一次1丸，一日2次。

【注意事项】①孕妇、糖尿病患者禁用。②感冒时不宜服用。③经行有血块，伴腹痛拒按或胸胁胀痛者，不宜选用。④平素月经正常，突然出现月经过少，或经期错后，或阴道不规则出血，或带下伴阴部瘙痒，或赤带者，应去医院就诊。

【类药鉴别】

品名	辨证要点	临床应用要点	
		相似要点	个性特点
乌鸡丸	气血两虚，兼肾气不足	月经周期提前，伴有面色淡白无华、口唇、爪甲色淡，气短懒言，倦怠乏力，头晕心慌，健忘失眠，舌质淡白，苔薄白，脉细弱无力等气血两虚的表现	本方兼能清热泻火，兼见赤白带下者，可选用本方
乌鸡白凤丸（片、颗粒、分散片）	气血虚弱，兼肾虚不固		本方补益气血之力最强，气血亏虚较甚者，可选用本方
乌鸡白凤口服液	气血虚弱，兼肾虚不固		本方补益气血之力仅次于乌鸡白凤丸，两方相比较，本方比乌鸡白凤丸少鳖甲，多青蒿，偏重于清透虚热，症见潮热盗汗、五心烦热者，可选用本方
乌鸡白凤胶囊（软胶囊）	气血虚弱，兼肾虚不固		本方补益气血之力居中，气血亏虚中等者，可选用本方
十二乌鸡白凤丸	气血两亏，兼有阴虚内热		本方补益气血之力最弱，气血亏虚较轻者，可选用本方

二、下焦湿热证

证候特点：月经先期，色暗红，质地稠厚，经行不畅，带下色黄，质稠而臭秽，伴有全身困重，倦怠乏力，胸闷纳呆，大便黏腻不爽，小便黄赤。舌质红，舌苔黄厚腻。脉濡数。

固经丸

【药物组成】黄柏（盐炒）、黄芩（酒炒）、椿皮（炒）、香附（醋制）、白芍（炒）、龟甲（制）。

【功能主治】滋阴清热，固经止带。

【用药指征】①症状：月经提前，月经量多、色深或者紫黑、质地黏稠，带下色黄、臭秽，伴有口干口苦而黏，小便赤涩，大便不爽，五心烦热。②舌象：舌质红，舌苔黄腻。③脉象：脉滑数或濡数。

【选用要点】本方的辨证要点是下焦湿热，兼有阴虚。临床运用时应以月经

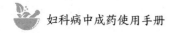

先期，经血量多、色紫黑，白带色黄、质稠、臭秽为使用要点。

【适用病症】慢性盆腔炎等。

【用法用量】口服。一次6克，一日2次。

【注意事项】①感冒发热患者不宜服用。②青春期少女及更年期妇女，应在医师指导下服用。③脾虚大便溏者，应在医师指导下服用。④平素月经正常，突然出现月经过少，或经期错后，或阴道不规则出血者，应去医院就诊。

第三节　月经后期

月经周期推后7天以上，甚至3~5个月一行，连续2个月经周期以上者，称为"月经后期"。如果每次仅推后3~5天，或偶然延后一次，下次仍如期来潮，且无其他不适者，均不作月经后期论。此外，青春期月经初潮后1年内，或者围绝经期，周期时有延后，而无其他证候者，亦不作病论。

月经后期是以月经周期异常为主的月经病，常与月经过少并见，严重者进一步可发展为闭经，需及时进行治疗。

月经先期发生的原因有虚实之分。虚者多因肾虚、血虚或者虚寒等导致精血不足，冲任不充，血海不能按时满溢而经迟；实者多因血寒、气滞等导致血行不畅，冲任受阻，血海不能按时满盈，致使月经后期而至。

针对上述病因病机，月经先期患者在积极治疗的同时，还需注意日常防护。

（1）经前及经期注意调摄寒温，应尽量避免受寒、冒雨、涉水等。

（2）经期不宜过食寒凉冰冷之物。

（3）经期要情绪稳定。

（4）做好计划生育，选择切实可行的避孕措施，以防产育或行人工流产过多，导致耗伤精血，损伤冲任。

一、气血两虚证

证候特点：月经周期推后，月经色淡、质地清稀，月经量过少，面色淡白无华，口唇、爪甲色淡，气短懒言，倦怠乏力，头晕心慌，健忘失眠。舌质淡白，舌苔薄白。脉细弱无力。

当归调经片（颗粒）

【药物组成】当归、熟地黄、川芎、党参、白芍、甘草、黄芪。

【功能主治】补血助气，调经止痛。

【用药指征】①症状：月经后期，月经量少、色淡、质地清稀，月经后期或月经干净后腹部隐隐作痛，喜温喜按，伴有面色无华，口唇、爪甲色淡，头晕心慌，精神疲乏，四肢乏力，气短懒言，食少纳差。②舌象：舌质淡红，舌苔薄白。③脉象：脉细而无力。

【选用要点】本方的辨证要点是气血两虚。临床运用时应以病后、产后出现月经后期，月经量少，月经后期或月经干净后腹部隐隐作痛为使用要点。

【适用病症】功能失调性子宫出血等。

【用法用量】口服。片：一次 5 片，一日 2~3 次。颗粒：一次 10 克，一日 2~3 次。

【注意事项】①感冒时不宜服用。②糖尿病患者慎用。③月经过多者不宜服用本药。④平素月经正常，突然出现月经量少，或月经错后，或阴道不规则出血者，应去医院就诊。

养血当归胶囊（软胶囊、精、糖浆）

【药物组成】当归、白芍、熟地黄、茯苓、炙甘草、党参、黄芪、川芎。

【功能主治】补气养血，调经止痛。

【用药指征】①症状：月经后期，月经量偏少、色淡、质稀，甚至月经闭止不行，月经后期或月经后腹部隐隐作痛，喜温喜按，伴有面色无华，口唇、爪甲色淡，头晕心慌，倦怠乏力。②舌象：舌质淡红，舌苔薄白。③脉象：脉细弱。

【选用要点】本方的辨证要点是气血两虚。临床运用时应以产后体虚，月经后期，月经量偏少，行经腹痛为使用要点。

【适用病症】功能失调性子宫出血等。

【用法用量】口服。胶囊、软胶囊：一次 3 粒，一日 3 次，疗程 4 周。用于痛经，疗程 15 天，于经前 7 天给药，连用 2 个月经周期；用于产后气血亏虚，疗程 30 天；用于月经不调，疗程 15 天，连用 2 个月经周期，第 1 个疗程从诊断后开始用药，第2个疗程于月经周期第5天开始用药。精、糖浆：一次10毫升，一日3次。

【注意事项】①感冒发热患者不宜服用。②平素月经正常，突然出现月经过少，或经期错后，或阴道不规则出血者，应去医院就诊。③贫血或产后虚弱患者，如症状严重，应及时去医院就诊。

【类药鉴别】

品名	辨证要点	临床应用要点	
		相似要点	个性特点
当归调经片（颗粒）	气血两虚	①两方药物组成相近，养血当归胶囊比当归调经片多茯苓 ②月经后期，月经量少、色淡、质地清稀，腹部隐隐作痛，面色无华，口唇、爪甲色淡，头晕心慌，倦怠乏力	本方补益气血之力较弱，气血亏虚轻证者，可以选用本方
养血当归胶囊（精、软胶囊）	气血两虚		本方兼能健脾渗湿，兼见大便稀溏者，可以选用本方

阿胶当归合剂（胶囊、口服液、颗粒）

【药物组成】当归、阿胶、党参、茯苓、黄芪（蜜炙）、白芍（酒制）、熟地黄、川芎（酒制）、甘草（蜜炙）。

【功能主治】补养气血。

【用药指征】①症状：久病或产后之妇人，月经量少，经期缩短，甚至月经数月一行，或者完全闭止，伴有面色萎黄，形体消瘦，口唇、爪甲色淡，头晕心悸，失眠健忘，四肢倦怠，全身乏力，精神疲倦。②舌象：舌质淡白，舌苔薄白。③脉象：脉细。

【选用要点】本方的辨证要点是气血两虚。临床运用时应以月经量少，甚至完全闭止，形体消瘦为使用要点。

【适用病症】功能失调性子宫出血等。

【用法用量】口服。合剂：一次15毫升，一日3次。胶囊：一次3粒，一日3次，病情较重者可加倍服用。口服液：一次15毫升，一日2~3次。颗粒：开水冲服，一次1袋，一日3次，病情较重者可加倍服用。

【注意事项】①忌油腻食物。②凡脾胃虚弱，呕吐泄泻，腹胀便溏、咳嗽痰多者慎用。③感冒患者不宜服用。④按照用法用量服用，孕妇、高血压、糖尿病患者应在医师指导下服用。⑤本品宜饭前服用。

当归益血膏（口服液）

【药物组成】当归、熟地黄、白芍（酒制）、川芎（酒制）、阿胶、黄芪（蜜制）、党参、茯苓、甘草（蜜制）。

【功能主治】滋补气血。

【用药指征】①症状：月经后期，月经量少、色淡、质稀，甚则数月不行，或者月经完全闭止，或月经淋漓不尽，量多如崩，伴有面色萎黄，精神倦怠，四肢乏力，声低懒言，形体消瘦，小腹空坠，头晕心悸，健忘失眠。②舌象：舌质淡白，舌苔薄白。③脉象：脉细无力。

【选用要点】本方的辨证要点是气血两虚。临床运用时应以月经后期，或月经淋漓不尽，量多如崩，形体消瘦，小腹空坠为使用要点。

【适用病症】功能失调性子宫出血等。

【用法用量】口服。膏：一次 15 克，一日 2 次。口服液：一次 10 毫升，一日 2 次。

【注意事项】①忌油腻食物。②凡月经量多、势急、色深、质稠，消谷善饥、牙龈肿痛，咳嗽咳痰、痰色黄质稠，恶寒发热并见者，慎服。③月经提前、量多、色深红，或经前、经期腹痛拒按，乳房胀痛者，不宜服用。④按照用法用量服用，孕妇、高血压、糖尿病患者应在医师指导下服用。⑤本品宜饭前服用。

【类药鉴别】

品名	辨证要点	临床应用要点	
		相似要点	个性特点
养血当归胶囊（精、软胶囊）	气血两虚	①阿胶当归合剂与当归益血膏药物组成相同。养血当归胶囊较两方少阿胶 ②月经后期，月经量少、色淡、质稀，甚则数月不行，或者月经完全闭止，或月经淋漓不尽，倦怠乏力，唇甲色淡	本方补益气血之力较弱，适用于气血亏虚轻证者
阿胶当归合剂（胶囊、口服液、颗粒）	气血两虚		本方含阿胶，补血之力增强，适用于血虚偏重者。本方成药剂型多，可供选择的范围大
当归益血膏（口服液）	气血两虚		本方含阿胶，补血之力增强，适用于血虚偏重者

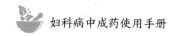

人参益母丸

【药物组成】益母草、人参（糖参）、茯苓、白术（麸炒）、熟地黄、当归、白芍、川芎、甘草。

【功能主治】补养气血，化瘀调经。

【用药指征】①症状：月经后期，月经量少、颜色淡而夹有血块，月经后期或者经后腹部隐隐作痛，喜温喜按，白带质地清稀、无臭味，伴有面部、口唇、爪甲色淡白而没有光泽，头晕心慌，精神疲倦，四肢乏力。②舌象：舌质淡红，舌苔薄白。③脉象：脉细而无力。

【选用要点】本方的辨证要点是气血两虚。临床运用时应以经期后期，月经量少、色淡而夹有血块，体弱倦怠为使用要点。

【适用病症】功能失调性子宫出血等。

【用法用量】口服。一次 1 丸，一日 3 次。

【注意事项】①孕妇忌服。②服药期间不宜喝茶和吃萝卜，不宜同时服用藜芦、五灵脂、皂荚或其制剂。③感冒时不宜服用本药。④月经过多者不宜服用本药。⑤平素月经正常，突然出现月经量少，或月经错后，或阴道不规则出血者，应去医院就诊。

十珍香附丸

【药物组成】香附（醋炒）、炙黄芪、艾叶（炭）、当归、白芍（炒）、熟地黄、川芎、党参、白术（麸炒）、炙甘草。

【功能主治】补气养血，和营调经。

【用药指征】①症状：月经后期，月经量少、色淡，经前腹部胀痛，胸闷、胁胀、乳房胀痛，喜叹长气，经后腹部隐痛不适，喜温喜按，伴有面色无华，头晕心悸，倦怠乏力。②舌象：舌质淡红，舌苔薄白。③脉象：脉细弱或弦细。

【选用要点】本方的辨证要点是气血两虚，兼气滞。临床运用时应以月经后期，经前腹部胀痛，经后腹部隐痛不适为使用要点。

【适用病症】功能失调性子宫出血等。

【用法用量】口服。一次 1~2 丸，一日 1~2 次。

【注意事项】①孕妇忌服。②感冒时不宜服用本药。③月经过多者不宜服用本药。④平素月经正常，突然出现月经量少，或月经错后，或阴道不规则出血者，应去医院就诊。

【类药鉴别】

品名	辨证要点	临床应用要点	
		相似要点	个性特点
人参益母丸	气血两虚	月经后期，月经量少色淡，唇甲色淡，气短懒言	本方兼能活血调经，兼见经行不畅、夹有血块者，可选用本方
十珍香附丸	气血两虚，兼气滞		本方兼能疏肝理气，兼见胸腹胀痛、喜叹长气者，可选用本方

内补养荣丸

【药物组成】当归、甘草、阿胶、益母草、茯苓、川芎、香附（醋炙）、白术（麸炒）、白芍、陈皮、黄芪（蜜炙）、熟地黄、砂仁、艾叶炭、杜仲炭。

【功能主治】补气养血。

【用药指征】①症状：月经后期，月经量少、色淡、质稀、淋漓不尽，经期延长，经行不畅，腹部胀痛，面色无华，口唇色淡，头晕心悸，倦怠乏力，气短懒言，胸胁乳房胀痛，嗳气不舒。②舌象：舌质淡红，舌苔薄白。③脉象：脉细弱或弦细而弱。

【选用要点】本方的辨证要点是气血两虚，兼气滞。临床运用时应以月经后期，量少，经期延长，经期腹痛为使用要点。

【适用病症】功能失调性子宫出血等。

【用法用量】口服。一次2丸，一日2次。

【注意事项】①孕妇服用请向医师咨询。②感冒时不宜服用本药。③月经过多者不宜服用本药。④平素月经正常，突然出现月经量少，或月经错后，或阴道不规则出血者，应去医院就诊。

【类药鉴别】

品名	辨证要点	临床应用要点	
		相似要点	个性特点
内补养荣丸	气血两虚，兼气滞	月经后期，经前腹部胀痛，胸闷胁胀，乳房胀痛，经后腹部隐痛不适，喜温喜按，唇甲色淡，气短懒言	本方补血止血之力强于十珍香附丸，症见月经淋沥不尽、血虚较甚者，可选用本方
十珍香附丸	气血两虚，兼气滞		本方补血止血之力弱于内补养荣丸，出血量少、血虚不甚者，可选用本方

宁坤丸

【药物组成】 益母草（酒制）、党参（炙）、乌药、黄芩（酒制）、白术（炒）、熟地黄（酒制）、紫苏叶、牛膝（盐制）、地黄、香附（酒醋制）、白芍（酒炒）、沉香、阿胶（炒）、砂仁、川芎（酒制）、甘草（炙）、琥珀、化橘红、当归（酒制）、茯苓（炒）、木香。

【功能主治】 补气养血，调经止痛。

【用药指征】 ①症状：月经后期，月经量少、色淡、质稀、夹有血块，月经不畅，月经前后腰腹部疼痛，痛处固定，按之痛剧，胸胁乳房胀痛，经前明显，喜叹长气，伴有面色晦暗，腹胀纳差，头晕心悸，倦怠乏力。②舌象：舌质淡暗，舌苔薄白。③脉象：脉细弱或弦细涩。

【选用要点】 本方的辨证要点是气血虚弱，兼气滞血瘀。临床运用时应以月经后期，经行不畅，夹有血块，经前经后腹痛腰痛为使用要点。

【适用病症】 功能失调性子宫出血等。

【用法用量】 口服。一次1丸，一日2次。

【注意事项】 ①孕妇忌服。②感冒时不宜服用本药。③月经过多者不宜服用本药。④平素月经正常，突然出现月经量少，或月经错后，或阴道不规则出血者，应去医院就诊。

宁坤养血丸

【药物组成】 人参、茯苓、白术（麸炒）、甘草、当归、白芍、地黄、川芎、丹参、红花、柴胡、香附（醋炙）、厚朴（姜炙）、陈皮、肉桂。

【功能主治】 补气和营，养血调经。

【用药指征】 ①症状：月经后期，经行不畅，行经小腹冷痛或经后小腹空痛，喜温喜按，伴有面色㿠白，头晕心悸，倦怠乏力，食少纳差，气短懒言。②舌象：舌质淡胖，舌苔薄白。③脉象：脉沉细无力。

【选用要点】 本方的辨证要点是气血虚弱，兼寒凝气滞。临床运用时应以经期错后，行经小腹冷痛，喜温喜按为使用要点。

【适用病症】 功能失调性子宫出血等。

【用法用量】 口服。温黄酒或温开水送服，一次1丸，一日2次。

【注意事项】 ①孕妇忌服。②服药期间不宜喝茶和吃萝卜，不宜同时服用藜芦、五灵脂、皂荚或其制剂。③感冒时不宜服用本药。④月经过多者不宜服用本药。⑤平素月经正常，突然出现月经量少，或月经错后，或阴道不规则出血者，应去医院就诊。

【类药鉴别】

品名	辨证要点	临床应用要点	
		相似要点	个性特点
宁坤丸	气血虚弱，兼气滞血瘀	月经后期，经前腹部胀痛，胸闷胁胀，乳房胀痛，经后腹部隐痛不适，喜温喜按，唇甲色淡，气短懒言	本方理气之功较强，症见胸胁、乳房胀痛，喜叹长气者，可选用本方
宁坤养血丸	气血两虚，兼有气滞血瘀		本方兼能散寒，兼见小腹空痛、喜温喜按者，可选用本方

参鹿膏

【药物组成】红参、鹿角胶、白术（炒）、茯苓、甘草、熟地黄、川芎、当归、白芍（酒炒）、续断、菟丝子、阿胶、益母草膏。

【功能主治】补气养血，调经。

【用药指征】①症状：月经后期，月经量少、色淡、质地清稀、夹杂血块，经行不畅，腰膝酸软，倦怠乏力。②舌象：舌质淡红，舌苔薄白。③脉象：脉弱或细涩。

【选用要点】本方的辨证要点是气血两虚，兼肾精亏虚。临床运用时应以月经后期，量少色暗，腰膝酸软为使用要点。

【适用病症】功能失调性子宫出血等。

【用法用量】口服。一次5克，一日2次，用黄酒或温开水炖服。

【注意事项】①儿童、孕妇、糖尿病患者禁用。②口干咽燥、口舌生疮、心烦失眠、潮热盗汗症状明显者，胸胁、乳房、少腹胀痛明显者，禁服。③感冒发热患者不宜服用。④本品宜饭前服用。

复方乌鸡口服液（丸、胶囊、颗粒）

【药物组成】乌鸡（去毛、爪、肠）、党参、炙黄芪、山药、白术（炒）、茯苓、熟地黄、当归、白芍（酒炒）、川芎、牡丹皮、五味子（酒蒸）。

【功能主治】补气血，益肝肾。

【用药指征】①症状：月经后期，月经量少、色淡、质地清稀，月经后腹部隐隐作痛，喜温喜按，白带量多、质地清稀，面色无华，口唇色淡，神疲乏力，气短懒言，五心烦热，腰酸膝软。②舌象：舌质淡红，舌苔薄白。③脉象：脉细弱。

【选用要点】本方的辨证要点是气血两虚，兼肝肾亏虚。临床运用时应以月经后期，月经量少，五心烦热为使用要点。

【适用病症】功能失调性子宫出血等。

【用法用量】口服。口服液：一次10毫升，一日2次。丸：水蜜丸一次6克，大蜜丸一次1丸，一日2次。胶囊：一次4粒，一日2次。颗粒：开水冲服，一次5克，一日2次。月经不调者于月经干净后服用，12日为1个疗程；带下病，10日为1个疗程。

【注意事项】①孕妇禁用。②感冒时不宜服用。患有糖尿病或其他疾病者，应在医师指导下服用。③经行有血块，伴腹痛拒按或胸胁胀痛者，不宜选用。④带下色黄质稠、臭秽者慎用。

【类药鉴别】

品名	辨证要点	临床应用要点	
		相似要点	个性特点
参鹿膏	气血两虚，兼肾精亏虚	月经后期，月经量少、色淡、质地清稀，腰膝酸软，倦怠乏力	本方温补之力较强，症见畏寒肢冷、腰膝酸软者，可选用本方
复方乌鸡口服液（丸、胶囊、颗粒）	气血两虚，兼肝肾亏虚		本方兼能清虚热，兼见潮热盗汗、五心烦热者，可选用本方

天紫红女金胶囊

【药物组成】炙黄芪、党参、山药（酒炒）、炙甘草、熟地黄、当归、阿胶（蛤粉制）、白术、茯苓、盐杜仲、川芎、陈皮、香附（醋盐炙）、肉桂、三七（熟）、砂仁（去核盐炙）、桑寄生、益母草、盐小茴香、牛膝、木香、酒白芍、丁香、艾叶（醋炙）、盐益智仁、醋延胡索、肉苁蓉、酒续断、地榆（醋炙）、荆芥（醋炙）、酸枣仁（盐炙）、海螵蛸、麦冬、椿皮、酒黄芩、白薇。

【功能主治】益气养血，补肾暖宫。

【用药指征】①症状：月经后期，甚至数月不行，或完全闭止不行，月经量少、色淡，白带量多、质地清稀，淋漓不断，伴有面色晦暗，神疲乏力，畏寒肢冷，腰膝酸软，腹中冷痛，小便清长，大便稀溏。②舌象：舌质淡胖，舌苔薄白。③脉象：脉沉细。

【选用要点】本方的辨证要点是气血亏虚，兼有肾阳不足。临床运用时应以月经后期，甚至闭经，月经量少、色淡，腰膝冷痛为使用要点。

【适用病症】功能失调性子宫出血等。

【用法用量】口服。一次3粒，一日2~3次。

【注意事项】①感冒发热者禁用。②经行有血块，伴腹痛拒按或胸胁胀痛者，不宜选用。③平素月经正常，突然出现月经过少，或经期错后，或阴道不规则出血，或带下伴阴部瘙痒，或赤带者，应去医院就诊。④服药2周症状无缓解者，应去医院就诊。

二、血虚证

证候特点：月经量少、色淡、质地清稀，月经周期错后，周期缩短，伴有面色淡白无华，口唇、眼睑色淡，爪甲色淡易脆，头晕心慌，健忘失眠，肢体麻木，脱发。舌质淡白，舌苔薄白。脉细。

四物合剂（膏、颗粒、胶囊）

【药物组成】当归、川芎、白芍、熟地黄。

【功能主治】养血调经。

【用药指征】①症状：月经量少、色淡、质地清稀，月经周期错后，周期缩短，伴有面色萎黄，口唇色淡，头晕眼花，心悸气短。②舌象：舌质淡白，舌苔薄白。③脉象：脉细。

【选用要点】本方的辨证要点是血虚。临床运用时应以月经量少，色淡质稀，面色萎黄为使用要点。

【适用病症】功能失调性子宫出血等。

【用法用量】口服。合剂：一次10~15毫升，一日3次，用时摇匀。膏：一次14~21克，一日3次。颗粒：温开水冲服，一次5克，一日3次。胶囊：一次5~7粒，一日3次。

【注意事项】①感冒发热患者不宜服用。②糖尿病患者禁服。③平素月经正常，突然出现月经过少，或经期错后，或阴道不规则出血者，应去医院就诊。④头晕、心悸气短严重者，应去医院就诊。⑤孕妇禁用。⑥经行有血块，伴腹痛拒按或胸胁胀痛者，不宜选用。

四物益母丸（附：加味益母草膏）

【药物组成】当归（酒炒）、熟地黄、白芍（麸炒）、川芎、益母草。

【功能主治】补血，活血，调经。

【用药指征】①症状：月经量少，经行不畅而夹有少量血块，经行腹痛，面色淡白，口唇色淡，头晕心慌。②舌象：舌质淡红，舌苔薄白。③脉象：脉细或细涩。

【选用要点】本方的辨证要点是血虚，兼有血滞。临床运用时应以月经量少，经行不畅而夹有少量血块，经行腹痛为使用要点。

【适用病症】功能失调性子宫出血等。

【用法用量】口服。一次9克，一日2次。

【注意事项】①孕妇忌服。②感冒时不宜服用本药。③月经过多者不宜服用本药。④平素月经正常，突然出现月经量少，或月经错后，或阴道不规则出血者，应去医院就诊。

【类药鉴别】

品名	辨证要点	临床应用要点	
		相似要点	个性特点
四物合剂（膏、颗粒、胶囊）	血虚	①四物益母丸与加味益母草膏药物组成相同 ②月经量少、色淡、质地清稀，月经周期错后，面色㿠白，唇甲色淡	本方补血养血，适用于月经量少、色淡、无血块者
四物益母丸	血虚，兼有血滞		本方补血活血，适用于月经夹有血块者
加味益母草膏	血虚，兼有血滞		本方补血活血，适用于月经夹有血块者。膏剂较丸剂易吸收，但糖尿病患者禁用

鸡血藤片（颗粒、糖浆、胶囊）

【药物组成】鸡血藤。

【功能主治】补血，活血，舒筋通络。

【用药指征】①症状：月经量少，月经推后，经行不畅而夹有少量血块，经行和经后腹痛，伴有肢体麻木，腰膝酸痛，面色萎黄，口唇色淡。②舌象：舌质淡红，舌苔薄白。③脉象：脉细涩。

【选用要点】本方的辨证要点是血虚，兼有血滞。临床运用时应以月经量少，经行不畅而夹有少量血块，肢体麻木为使用要点。

【适用病症】功能失调性子宫出血等。

【用法用量】口服。片：用酒或温开水送服，一次4片，一日3次。颗粒：一次10~12克，一日3次。糖浆：一次8~16毫升，一日3次。胶囊：一次2粒，一日3次。

【注意事项】①孕妇忌服。②感冒时不宜服用本药。③月经过多者不宜服用本药。④平素月经正常，突然出现月经量少，或月经错后，或阴道不规则出血者，应去医院就诊。

复方益母草流浸膏

【药物组成】益母草、熟地黄、当归。

【功能主治】调经活血，祛瘀生新。

【用药指征】①症状：月经量少，经行不畅而夹有少量血块，面色淡白无华，口唇色淡。②舌象：舌质淡暗，舌苔薄白。③脉象：脉细或细涩。

【选用要点】本方的辨证要点是血虚，兼有血滞。临床运用时应以月经量少，经行不畅而夹有少量血块为使用要点。

【适用病症】产后子宫复旧不全，功能失调性子宫出血等。

【用法用量】口服。一次10~15毫升，一日2次。

【注意事项】①孕妇忌服。②感冒时不宜服用本药。③月经过多者不宜服用本药。④平素月经正常，突然出现月经量少，或月经错后，或阴道不规则出血者，应去医院就诊。

【类药鉴别】

品名	辨证要点	临床应用要点	
		相似要点	个性特点
鸡血藤片（颗粒、糖浆、胶囊）	血虚，兼有血滞	月经量少，经行不畅而夹有少量血块，面色淡白无华，口唇色淡	本方兼能舒筋通络，兼见肢体麻木、腰膝酸痛者，可选用本方
复方益母草流浸膏	血虚，兼有血滞		本方补血之力强于鸡血藤片，血虚较甚者，可选用本方

妇科养坤丸

【药物组成】熟地黄、甘草、地黄、川芎（酒）、当归（酒蒸）、延胡索（酒醋制）、酒黄芩、郁金、木香、盐杜仲、香附（酒醋制）、酒白芍、蔓荆子（酒蒸）、砂仁。

【功能主治】疏肝理气，养血活血。

【用药指征】①症状：月经后期，月经量少、色暗有块而经行不畅，经期头痛，胸胁、乳房胀痛，心情烦躁易怒，腰膝酸软，面色淡白，口唇色淡，头晕心慌。②舌象：舌质淡红，舌苔薄白。③脉象：脉弦细。

【选用要点】本方的辨证要点是血虚肝郁。临床运用时应以月经后期，月经量少，经期头痛，胸胁、乳房胀痛，心情烦躁易怒为使用要点。

【适用病症】功能失调性子宫出血等。

【用法用量】口服。水蜜丸：一次7.5克，一日2次。大蜜丸：一次1丸，一日2次。

【注意事项】①感冒时不宜服用本药。②月经过多者不宜服用本药。③平素月经正常，突然出现月经量少，或月经错后，或阴道不规则出血者，应去医院就诊。

调经养血丸

【药物组成】香附（制）、当归、熟地黄、白芍（炒）、白术（炒）、川芎、续断、砂仁、黄芩（酒炒）、陈皮、大枣、炙甘草。

【功能主治】补血，理气，调经。

【用药指征】①症状：月经后期，月经量少、色淡而不畅，经前腹部胀痛不适，胸胁、乳房胀痛，伴有腹胀便溏，腰膝酸软，面色淡白无华，口唇色淡，头晕心慌。②舌象：舌质淡红，舌苔薄白。③脉象：脉细。

【选用要点】本方的辨证要点是血虚气滞。临床运用时应以月经后期，量少、色淡而不畅，经前腹部胀痛不适，大便溏泄为使用要点。

【适用病症】功能失调性子宫出血等。

【用法用量】口服。一次9克，一日2次。

【注意事项】①孕妇忌服。②感冒时不宜服用本药。③月经过多者不宜服用本药。④平素月经正常，突然出现月经量少，或月经错后，或阴道不规则出血者，应去医院就诊。

妇科宁坤片

【**药物组成**】益母草、川芎、熟地黄、地黄、白芍（酒制）、当归、阿胶、党参、茯苓、甘草（炙）、白术、沉香、木香、香附（醋）、砂仁、紫苏叶、陈皮、乌药、川牛膝、柏子仁、琥珀、黄芩（炒）。

【**功能主治**】调经养血，理气止痛。

【**用药指征**】①症状：月经错后，月经量少，经行不畅而夹有少量血块，经行和经后腰腹疼痛不适，乳房胀痛，心情烦躁易怒，伴有胸脘胀满，面色晦暗，口唇色淡，头晕心慌，健忘失眠，倦怠乏力。②舌象：舌质淡红，舌苔薄白。③脉象：脉细涩。

【**选用要点**】本方的辨证要点是血虚气滞，兼气虚。临床运用时应以月经推后，月经量少，经期乳房胀痛，倦怠乏力为使用要点。

【**适用病症**】功能失调性子宫出血等。

【**用法用量**】口服。一次1丸，一日2次。

【**注意事项**】①孕妇忌服。②感冒时不宜服用本药。③月经过多者不宜服用本药。④平素月经正常，突然出现月经量少，或月经错后，或阴道不规则出血者，应去医院就诊。

【**类药鉴别**】

品名	辨证要点	临床应用要点	
		相似要点	个性特点
妇科养坤丸	血虚肝郁	月经后期，月经量少，经前腹部胀痛不适，胸胁、乳房胀痛，唇甲色淡，头晕心慌	本方兼能祛风止痛，兼见经期头痛者，可选用本方
调经养血丸	血虚气滞		本方兼能健脾益气，兼见大便溏泄者，可选用本方
妇科宁坤片	血虚气滞，兼气虚		本方补血之力最强，兼能补气，症见血虚较甚、倦怠乏力者，可选用本方

调经补血丸

【**药物组成**】当归（酒制）、白术（土炒）、香附（制）、熟地黄（酒制）、益母草、木香、续断、丹参、鸡血藤膏。

【功能主治】理气，养血，通经。

【用药指征】①症状：月经错后，月经量少，经行不畅而夹有血块，行经腹部疼痛不适，胀痛或刺痛，伴有腰膝及全身酸软不适，胸闷胁胀，面色晦暗，口唇色暗，头晕心慌等。②舌象：舌质淡暗，舌苔薄白。③脉象：脉细涩。

【选用要点】本方的辨证要点是血虚气滞，兼有血瘀。临床运用时应以月经错后，月经量少、夹有血块，胸胁胀闷为使用要点。

【适用病症】功能失调性子宫出血等。

【用法用量】口服。水蜜丸：一次 4~6 粒，一日 3 次。大蜜丸：一次 1 丸，一日 3 次。

【注意事项】①孕妇忌服。②感冒时不宜服用本药。③月经过多者不宜服用本药。④平素月经正常，突然出现月经量少，或月经错后，或阴道不规则出血者，应去医院就诊。

【类药鉴别】

品名	辨证要点	临床应用要点	
		相似要点	个性特点
调经补血丸	血虚气滞，兼有血瘀	月经后期，月经量少，经前腹部胀痛不适，胸胁、乳房胀痛，唇甲色淡，头晕心慌	本方兼能活血，兼见月经夹有血块者，可选用本方
调经养血丸	血虚气滞		本方兼能健脾益气，兼见大便溏泄者，可选用本方

养荣百草丸

【药物组成】白芍、熟地黄、当归、香附（醋制）、川芎、阿胶、杜仲（炭）、桑寄生、麦冬、陈皮、茯苓、甘草、黑豆。

【功能主治】调经养血，滋肾止带。

【用药指征】①症状：月经错后，月经量少、色淡、质稀，经行腹痛，经期延长，淋漓不尽，白带量多、色淡、质稀，伴有腰膝酸软，面色淡白，口唇色淡，头晕心慌。②舌象：舌质淡红，舌苔薄白。③脉象：脉细。

【选用要点】本方的辨证要点是血虚，兼有肾虚不固。临床运用时应以月经错后，月经量少，白带量多、色淡、质稀为使用要点。

【适用病症】功能失调性子宫出血等。

【用法用量】口服。一次 5 克，一日 2 次。

【注意事项】①孕妇服用前应向医师咨询。②平素月经正常，突然出现月经量少，或月经错后，或阴道不规则出血者，应去医院就诊。③感冒时不宜服用本药。

十二温经丸

【药物组成】吴茱萸、肉桂、当归、白芍、川芎（酒制）、阿胶珠、党参、半夏（制）、麦冬、牡丹皮、生姜、炙甘草。

【功能主治】温经散寒，养血祛瘀。

【用药指征】①症状：月经后期，月经量少、色暗有块而经行不畅，小腹冷痛，四肢冰凉，畏寒怕冷，面色㿠白，口唇色淡，头晕心慌。②舌象：舌质淡嫩，舌苔薄白。③脉象：脉沉弱。

【选用要点】本方的辨证要点是血虚，兼有虚寒。临床运用时应以月经后期，月经量少、色暗有块，经行腹部冷痛为使用要点。

【适用病症】功能失调性子宫出血等。

【用法用量】口服。一次 6~9 克，一日 2 次。

【注意事项】①孕妇忌服。②感冒时不宜服用本药。③月经过多者不宜服用本药。④平素月经正常，突然出现月经量少，或月经错后，或阴道不规则出血者，应去医院就诊。

养血调经膏

【药物组成】当归、白芍、川芎、丹参、益母草、泽兰、牛膝、续断、艾把、生姜、大腹皮、香附（醋炙）、木香、陈皮、白术、茯苓、柴胡、鹿茸粉、人参粉。

【功能主治】养血调经，暖宫止痛。

【用药指征】①症状：月经后期，月经量少、色暗有块而经行不畅，经行腹部冷痛，白带色白，清稀量多，伴有身体浮肿，腰酸腿软，四肢冰凉，畏寒怕冷，面色㿠白，头晕心慌。②舌象：舌质淡嫩，舌苔薄白。③脉象：脉沉弱。

【选用要点】本方的辨证要点是血虚，兼有虚寒。临床运用时应以月经后期，月经量少、色暗有块而不畅，经行腹部冷痛为使用要点。

【适用病症】功能失调性子宫出血等。

【用法用量】外用。加温软化，贴于脐腹和腰部。

【注意事项】①孕妇禁用。②月经过多者不宜服用本药。③使用过程中，皮肤出现发红、瘙痒表现时，请停止贴敷。

【类药鉴别】

品名	辨证要点	临床应用要点	
		相似要点	个性特点
十二温经丸	血虚，兼有虚寒	月经后期，月经量少，经行腹部冷痛，四肢冰凉，畏寒怕冷，面色㿠白，口唇色淡	内服。药物有效成分能充分得到吸收，疗效持久
养血调经膏	血虚，兼有虚寒		外用。药物有效成分可直接作用于患处，有胃病史，不适宜服药者，可选用本方

三、气滞血瘀证

证候特点：月经后期，月经量少，经色暗红，甚至紫黑，质地黏稠，夹有血块，伴有面色晦暗，胸胁、乳房、少腹胀痛不适，性情急躁易怒，心烦失眠。舌质淡红，有瘀点或瘀斑，舌苔白或薄黄。脉沉弦或沉涩有力。

丹参膏

【药物组成】丹参、红糖。

【功能主治】祛瘀止痛，活血通经，清心除烦。

【用药指征】①症状：月经后期，月经量少，甚至数月一行，或完全闭止，色暗有块，质地黏稠，经行不畅，腹部刺痛，位置固定，疼痛拒按，伴有胸闷胸痛，痛如针刺，时痛时止，心烦失眠。②舌象：舌质淡暗，舌边有瘀点或瘀斑，舌下络脉迂曲粗大，舌苔薄白。③脉象：脉沉涩有力。

【选用要点】本方的辨证要点是血瘀。临床运用时应以月经量少，色暗有块，腹部刺痛为使用要点。

【适用病症】功能失调性子宫出血等。

【用法用量】口服。一次9克，一日2次。

【注意事项】①忌食生冷、辛辣、油腻之物。②月经色淡、质稀、量多者禁服。③糖尿病患者忌服。

慈航丸（片、胶囊）

【药物组成】益母草、当归、川芎。

【功能主治】逐瘀生新。

【用药指征】①症状：月经后期，月经量少、色暗、夹有小血块，经行不畅，腹部刺痛，位置固定，疼痛拒按，癥积有形，推之不移。②舌象：舌质淡暗，舌边有瘀点或瘀斑，舌苔薄白。③脉象：脉沉涩。

【选用要点】本方的辨证要点是血瘀。临床运用时应以月经后期，月经色暗、夹有小血块，癥积有形为使用要点。

【适用病症】功能失调性子宫出血等。

【用法用量】口服。丸：温黄酒或温开水送服，一次1丸，一日2次。片：一次5片，一日2次，或遵医嘱。胶囊：一次5粒，一日2次，或遵医嘱。

【注意事项】①忌食生冷、辛辣、油腻之物。②月经色淡、质稀、量多者禁服。

益母丸（冲剂、颗粒）

【药物组成】益母草、当归、川芎、木香。

【功能主治】行气活血，调经止痛。

【用药指征】①症状：月经后期，月经量少，经行不畅，色暗夹有小血块，块下痛减，胸腹部胀痛。②舌象：舌质淡暗，舌边有瘀点或瘀斑，舌苔薄白。③脉象：脉沉弦。

【选用要点】本方的辨证要点是血瘀，兼有气滞。临床运用时应以月经后期，月经量少、夹有血块，胸腹胀痛为使用要点。

【适用病症】功能失调性子宫出血，子宫内膜异位症等。

【用法用量】口服。丸：小蜜丸一次9克，大蜜丸一次1丸，一日2次。冲剂：开水冲服，一次14克，一日2次。颗粒：开水冲服，一次14克，一日2次。

【注意事项】①孕妇及月经过多者禁用。②平素月经正常，突然经期错后者，应去医院就诊。③带下色黄，质地黏腻或伴阴部瘙痒，或赤带者，应去医院就诊。

【类药鉴别】

品名	辨证要点	临床应用要点	
		相似要点	个性特点
丹参膏	血瘀	月经后期，月经量少，经行不畅，色暗夹有小血块	本方补血之力最弱，以活血为主，血虚不甚者，可选用本方
慈航丸（片、胶囊）	血瘀		本方养血之力强于丹参膏，血虚明显者，可选用本方
益母丸（冲剂、颗粒）	血瘀，兼有气滞		本方养血之力与慈航丸相等，兼能疏肝理气，兼见经期乳房胀痛、喜叹长气者，可选用本方

醋制香附丸

【药物组成】香附、益母草、当归、熟地黄、白芍、柴胡、川芎、延胡索、乌药、红花、干漆（炭）、三棱、莪术、艾叶（炭）、牡丹皮、丹参、乌梅。

【功能主治】调气和血，逐瘀生新。

【用药指征】①症状：月经后期，月经量少、色紫暗有块，经行不畅，经前或月经早期胸胁、乳房、少腹胀痛，位置固定不移，心情急躁易怒。②舌象：舌质淡红，舌边有瘀点或瘀斑，舌下络脉迂曲粗大，舌苔薄白。③脉象：脉沉涩。

【选用要点】本方的辨证要点是气滞血瘀。临床运用时应以月经后期，月经量少、色紫暗有块，胸胁、乳房、少腹胀痛，癥瘕积聚为使用要点。

【适用病症】功能失调性子宫出血，子宫内膜异位症等。

【用法用量】口服。一次1丸，一日2次。

【注意事项】①孕妇忌服。②忌食生冷、辛辣、油腻之物。③月经色淡、质稀、量多者禁服。

调经止痛片（胶囊）

【药物组成】当归、党参、川芎、香附（炒）、益母草、泽兰、大红袍。

【功能主治】益气活血，调经止痛。

【用药指征】①症状：月经后期，月经量少、色紫暗有块，经行不畅，经前或月经早期胸胁、乳房、少腹胀痛，位置固定不移，疼痛拒按。②舌象：舌质淡红，舌边有瘀点或瘀斑，舌苔薄白。③脉象：脉沉涩。

【选用要点】本方的辨证要点是气滞血瘀。临床运用时应以月经错后，月经量少、夹有血块，行经小腹胀痛为使用要点。

【适用病症】功能失调性子宫出血，子宫内膜异位症等。

【用法用量】口服。片：一次6片，一日3次。胶囊：一次4粒，一日3次。

【注意事项】①孕妇禁用。②患有糖尿病或其他疾病者，应在医师指导下服用。③平素月经正常，突然出现月经过少，或经期错后者，应去医院就诊。④治疗痛经，宜自经前3~5天开始服药，连服1周。如有生育要求（未避孕），应在医师指导下服用。⑤服药后痛经不减轻，或重度痛经者，应到医院诊治。

活血调经丸

【药物组成】熟地黄、延胡索（醋制）、地黄、川芎、赤芍、红花、牡丹皮、当归（酒制）、黄芩（酒制）、青皮（醋制）、枳壳（麸炒）、苏木、茯苓、五灵脂（醋制）、炮姜、陈皮、香附（醋制）、阿胶（蛤粉烫）、砂仁。

【功能主治】活血理气，行瘀调经。

【用药指征】①症状：月经后期，月经量少，甚至数月一行，或完全闭止，色暗有块，腹部疼痛较为剧烈，位置固定，按之加重，伴有胸闷胁胀，乳房胀痛，面色㿠白，唇甲色淡。②舌象：舌质淡红，舌边有瘀点或瘀斑，舌苔薄白。③脉象：脉沉涩有力。

【选用要点】本方的辨证要点是气滞血瘀。临床运用时应以月经后期，经期胸腹胀痛或刺痛，月经夹有血块为使用要点。

【适用病症】功能失调性子宫出血，子宫内膜异位症等。

【用法用量】口服。黄酒或温开水送服，一次9克，一日2次。

【注意事项】①孕妇忌服。②忌食生冷、辛辣、油腻之物。③月经色淡、质稀、量多者禁服。④感冒期间不宜服用此药。

【类药鉴别】

品名	辨证要点	临床应用要点	
		相似要点	个性特点
醋制香附丸	气滞血瘀	月经后期，经期乳房胀痛，经行不畅，月经色暗、夹有血块	本方活血化瘀之力最强，症见痛经剧烈、月经夹有大量血块、舌下络脉粗大者，可选用本方
调经止痛片（胶囊）	气滞血瘀		本方活血化瘀之力最弱，症见痛经不甚、月经夹有少量血块者，可选用本方
活血调经丸	气滞血瘀		本方补血之力最强，症见面色㿠白、唇甲色淡者，可选用本方

参桂调经丸

【药物组成】党参、牡丹皮、白芍、川芎、吴茱萸、当归、甘草、肉桂、半夏、麦冬、阿胶。

【功能主治】温经活血。

【用药指征】①症状：月经错后，月经前后腹部冷痛，喜温喜按，月经量多、色暗、夹有血块，畏寒怕冷，四肢冰凉。②舌象：舌质淡嫩，舌苔薄白。③脉象：脉沉细而涩。

【选用要点】本方的辨证要点是血瘀，兼冲任虚寒。临床运用时应以月经错后，月经前后腹部冷痛，月经量多、夹有血块为使用要点。

【适用病症】功能失调性子宫出血，慢性盆腔炎，原发性痛经，不孕症等。

【用法用量】口服。一次1丸，一日2次。

【注意事项】①注意保暖。②忌食生冷、辛辣、油腻之物。③月经先期、色深红、量多者禁服。

人参女金丸

【药物组成】红参、香附（醋制）、当归、白芍（酒炒）、茯苓、牡丹皮、白术（炒）、川芎、藁本、白芷、延胡索（醋制）、白薇、赤石脂（醋煅）、沉香、没药（炒）、肉桂。

【功能主治】调经养血，逐瘀生新。

【用药指征】①症状：月经错后，月经前后小腹冷痛，喜温喜按，月经量多、色暗、夹有血块，赤白带下，畏寒怕冷，四肢冰凉，倦怠乏力。②舌象：舌质淡嫩，舌苔薄白。③脉象：脉沉细而涩。

【选用要点】本方的辨证要点是血瘀，兼冲任虚寒。临床运用时应以月经错后，月经前后腹部冷痛，月经夹有血块，畏寒怕冷为使用要点。

【适用病症】功能失调性子宫出血，子宫内膜异位症等。

【用法用量】口服。一次1丸，一日2次。

【注意事项】①孕妇忌服。②服药期间不宜喝茶和吃萝卜，不宜同时服用藜芦、五灵脂、皂荚或其制剂。③感冒时不宜服用本药。④月经过多者不宜服用本药。⑤平素月经正常，突然出现月经量少，或月经错后，或阴道不规则出血者，应去医院就诊。

【类药鉴别】

品名	辨证要点	临床应用要点	
		相似要点	个性特点
参桂调经丸	血瘀，兼冲任虚寒	月经错后，月经前后腹部冷痛，喜温喜按，月经量多、色暗、夹有血块，畏寒怕冷，四肢冰凉	本方散寒之力强于人参女金丸，症见小腹发凉、畏寒肢冷者，可选用本方
人参女金丸	血瘀，兼冲任虚寒		本方活血止痛之力强于参桂调经丸，症见月经血块较多、小腹冷痛较甚者，可选用本方

鸡血藤膏（复方鸡血藤膏、复方滇鸡血藤膏）

【药物组成】滇鸡血藤、川牛膝、红花、续断、黑豆、糯米、饴糖。

【功能主治】活血养血，益肾调经。

【用药指征】①症状：月经错后，月经量少色暗、夹有血块，经行不畅，行经时腹痛，伴有腰膝酸软，手足麻木，关节酸痛，小便频数。②舌象：舌质淡红，舌苔薄白。③脉象：脉沉弱。

【选用要点】本方的辨证要点是血瘀，兼有肾虚。临床运用时应以月经错后，月经量少、色暗有块，腰膝酸软为使用要点。

【适用病症】功能失调性子宫出血，子宫内膜异位症等。

【用法用量】口服。复方鸡血藤膏、复方滇鸡血藤膏：将膏研碎，用水、酒各半炖化服，一次6~10克，一日2次。

【注意事项】①感冒发热患者不宜服用。②孕妇慎用。③平素月经正常，突然出现月经过少，或经期错后，或阴道不规则出血者，应去医院就诊。④对本品及酒精过敏者禁用，过敏体质者慎用。

【类药鉴别】

品名	辨证要点	临床应用要点	
		相似要点	个性特点
鸡血藤片	血虚，兼有血滞	①鸡血藤片的组成为鸡血藤，鸡血藤膏中含有鸡血藤 ②月经色暗、夹有血块，痛经，手足麻木，关节酸痛	本方养血活血，适用于血虚证
鸡血藤膏	血瘀，兼有肾虚		本方兼能补肾，兼见腰膝酸软、小便频数者，可选用本方

四、肾虚寒凝证

证候特点： 月经后期，月经量多，淋漓不尽，色暗有块而经行不畅，经行腹部冷痛，白带清稀量多，伴有身体浮肿，腰酸腿软，四肢冰凉，畏寒怕冷，面色㿠白。舌质淡嫩，舌苔薄白。脉沉弱。

乳鹿膏

【药物组成】 乳鹿、紫河车、干鹿肉、鹿角胶、黄芪、党参、龙眼肉、地黄、熟地黄、当归、升麻。

【功能主治】 补气养血，益肾填精。

【用药指征】 ①症状：月经后期，月经量少，经行腰腹部冷痛，身体消瘦，畏寒怕冷，四肢冰凉，腰酸腿软，面色萎黄，唇甲色淡。②舌象：舌质淡嫩，舌苔白。③脉象：脉沉细。

【选用要点】 本方的辨证要点是肾精不足，兼气血亏虚。临床运用时应以月经后期，月经量少，身体消瘦，畏寒怕冷为使用要点。

【适用病症】 功能失调性子宫出血等。

【用法用量】 口服。一次 10~20 克，一日 2 次。

【注意事项】 ①感冒时不宜服用本药。②忌食生冷、辛辣、油腻之物。③月经量多、口干便燥，或带下色黄或黏腻者不宜选用。

鹿胎胶囊（软胶囊）

【药物组成】 红参、当归、益母草、熟地黄、香附（醋制）、龟甲（醋制）、地骨皮、延胡索（醋制）、莱菔子（炒）、白术（麸炒）、阿胶、肉桂、木香、丹参、赤芍、甘草、小茴香（盐制）、续断、蒲黄、川芎、牛膝、鹿茸、茯苓、鹿胎（或失水鹿胎）。

【功能主治】 补气养血，通经散寒。

【用药指征】 ①症状：月经后期，月经量多，淋漓不尽，色暗有块而不畅，经行小腹冷痛，白带清稀量多，伴有形体消瘦，腰酸腿软，四肢冰凉，畏寒怕冷，面色萎黄，倦怠乏力。②舌象：舌质淡嫩，舌苔薄白。③脉象：脉沉弱。

【选用要点】本方的辨证要点是肾虚寒凝，兼气血亏虚。临床运用时应以月经后期，月经量多，经行腹部冷痛，白带清稀量多为使用要点。

【适用病症】功能失调性子宫出血等。

【用法用量】口服。胶囊：一次5粒，一日3次。软胶囊：一次4粒，一日2次。一个月为1个疗程，或遵医嘱。

【注意事项】①孕妇忌服。②服本药期间不宜喝茶和吃萝卜，不宜同时服用藜芦、五灵脂、皂荚或其制剂。③感冒时不宜服用本药。④平素月经正常，突然出现月经量少，或月经错后，或阴道不规则出血者，应去医院就诊。⑤月经量多、口干便燥，或带下色黄、黏腻者，不宜选用。

女宝胶囊

【药物组成】人参、川芎、鹿胎粉、银柴胡、牡丹皮、沉香、吴茱萸（制）、肉桂、延胡索（醋制）、当归、海螵蛸、青皮、荆芥穗（炭）、炮姜、丹参、阿胶、泽泻（盐炒）、附子（制）、甘草（炭）、桃仁（炒）、杜仲（炭）、牛膝、红花、豆蔻、鹿茸（去毛）、茯苓、乳鹿粉、砂仁、白术（炒）、陈皮、龟甲（醋制）、干漆（炭）、焦槟榔、鳖甲（醋制）、熟地黄、莪术、姜厚朴、盐小茴香、白芍（酒制）、蒲黄炭、赤芍、棕板炭、三棱。

【功能主治】调经止血，温宫止带，逐瘀生新。

【用药指征】①症状：月经后期，月经量多，淋漓不尽，色暗有块，经行腰腹部冷痛或刺痛，白带清稀量多，伴有四肢冰凉，倦怠乏力，腰酸腿软，面色㿠白。②舌象：舌质淡嫩，舌苔薄白。③脉象：脉沉弱。

【选用要点】本方的辨证要点是肾虚寒凝，兼气血亏虚。临床运用时应以月经后期，经行腰腹部冷痛或刺痛，白带清稀量多，倦怠乏力为使用要点。

【适用病症】功能失调性子宫出血等。

【用法用量】口服。一次4粒，一日3次。

【注意事项】①孕妇忌服。②服本药期间不宜喝茶和吃萝卜，不宜同时服用藜芦、五灵脂、皂荚或其制剂。③感冒时不宜服用本药。

【类药鉴别】

品名	辨证要点	临床应用要点	
		相似要点	个性特点
乳鹿膏	肾精不足，兼气血亏虚	月经后期，经行腰腹部冷痛，身体消瘦，畏寒怕冷，四肢冰凉，腰酸腿软，面色萎黄，唇甲色淡	本方兼能升举阳气，兼见身体消瘦、脏器下垂者，可选用本方
鹿胎胶囊（软胶囊）	肾虚寒凝，兼气血亏虚		本方兼能健脾益气，兼见食少纳呆、倦怠乏力者，可选用本方
女宝胶囊	肾虚寒凝，兼气血亏虚		本方兼能活血化瘀，症见月经夹有大量血块或兼有癥瘕者，可选用本方

第四节　月经先后无定期

月经周期时或提前，时或推迟 7 天以上，连续 3 个月经周期以上者，称为"月经先后无定期"。

本病以月经周期紊乱为特征，可表现为连续 2~3 个月经周期提前进而出现一次错后，或者 2~3 个月经周期错后，又出现一次提前，或者提前错后错杂更迭不定。若仅提前、错后 3~5 天，不作"月经先后无定期"论。

月经先后无定期若以提前为多见，又伴有经量增多及经期延长者，常可发展为崩漏；若以错后为多见，又伴有经量减少及经期缩短者，常可发展为闭经，应予以区分。

月经先期发生的原因常责之"肝郁"和"肾虚"两个方面。情志抑郁或愤怒伤肝，以致肝之疏泄失司，气血失调，血海蓄溢失常；素体肾气不足或年少肾气不充，或久病失养，或房劳多产伤肾，或老年肾气渐衰，肾气亏虚，藏泄失司，冲任失调，血海蓄溢失常，均可使得月经周期紊乱而先后不定。

针对上述病因病机，月经先后不定期患者在积极治疗的同时，还需注意日常防护。

（1）保持心情舒畅，避免强烈精神刺激。

（2）节房事和节制生育，避免生育（含人工流产）过多、过频。

一、气血两虚证

证候特点：月经先后无定期，月经色淡，质地清稀，经期延长，淋漓不尽，伴有面白无华，唇甲色淡，气短懒言，倦怠乏力，头晕心慌，健忘失眠。舌质淡白，舌苔薄白。脉细弱无力。

妇女养血丸

【药物组成】当归、川芎、陈皮、柴胡、甘草、丹参、茯苓、肉桂、白芍、厚朴（姜制）、人参、地黄、红花、香附（醋制）、白术（麸炒）。

【功能主治】补气，养血，调经。

【用药指征】①症状：月经前后不定期，月经色淡，经行不畅，腹部隐隐作痛，喜温喜按，胸胁、乳房胀痛不适，经前明显，性情急躁易怒，面色无华，口唇色淡，头晕心悸，倦怠乏力。②舌象：舌质淡红，舌苔薄白。③脉象：脉细弱或沉弦，按之无力。

【选用要点】本方的辨证要点是气血两虚，兼有肝气不舒。临床运用时应以月经前后不定期，月经量少、色淡，经前烦躁，倦怠乏力为使用要点。

【适用病症】功能失调性子宫出血等。

【用法用量】口服。一次1丸，一日2次，用黄酒或温开水送服。

【注意事项】①月经过多者不宜服用本药。②感冒时不宜服用本药。③平素月经正常，突然出现月经量少，或月经错后，或阴道不规则出血者，应去医院就诊。④服本药时不宜同时服用藜芦、五灵脂、皂荚及其制剂；不宜喝茶和吃萝卜，以免影响药效。

妇宁丸（胶囊、颗粒）

【药物组成】益母草、党参、地黄、当归、熟地黄、陈皮、乌药、白芍、川芎、白术（麸炒）、香附（醋制）、茯苓、木香、紫苏叶、阿胶、砂仁、黄芩、琥珀、甘草、沉香、川牛膝。

【功能主治】养血调经，顺气通郁。

【用药指征】①症状：月经先后不定期，月经量少、夹杂少量血块，经前胸胁、乳房、少腹胀痛，带下量多，伴有面色晦暗，口唇色淡，气短懒言，头晕心悸，倦怠乏力。②舌象：舌质淡红，舌苔薄白。③脉象：脉细弱或沉弦而细。

【选用要点】本方的辨证要点是气血两虚，兼肝郁气滞。临床运用时应以月经先后不定期，月经量少，经前乳房胀痛为使用要点。

【适用病症】功能失调性子宫出血，阴道炎，围绝经期综合征等。

【用法用量】口服。丸：一次1丸，一日2次。胶囊：一次4粒，一日2次。颗粒：开水冲服，一次1袋，一日2次。2周为1个疗程，或遵医嘱。

【注意事项】①孕妇忌服。②感冒时不宜服用本药。③月经过多者不宜服用本药。④平素月经正常，突然出现月经量少，或月经错后，或阴道不规则出血者，应去医院就诊。

定坤丸（二十七味定坤丸）

【药物组成】西洋参、白术、茯苓、熟地黄、当归、白芍、川芎、黄芪、阿胶、五味子（醋炙）、鹿茸（去毛）、肉桂、艾叶（炒炭）、杜仲（炒炭）、续断、佛手、陈皮、厚朴（姜炙）、柴胡、香附（醋炙）、延胡索（醋炙）、牡丹皮、琥珀、龟板（沙烫醋淬）、地黄、麦冬、黄芩。

【功能主治】补气养血，舒郁调经。

【用药指征】①症状：月经先后不定，月经量偏少、色淡质稀，经行不畅，淋漓不尽，经期延长，行经时乳房胀痛，头晕心悸，倦怠乏力，胸闷胁胀，嗳气不舒，腰膝酸软，四肢冰凉。②舌象：舌质淡红，舌苔薄白。③脉象：脉细弱或沉弦，按之无力。

【选用要点】本方的辨证要点是气血两虚，兼肝气郁滞、肾阳亏虚。临床运用时应以月经先后不定，月经量偏少，行经时乳房胀痛，腰酸腿软为使用要点。

【适用病症】子宫内膜发育不良所致不孕症。

【用法用量】口服。小蜜丸：一次40丸，一日2次。大蜜丸：一次1丸，一日2次。

【注意事项】①孕妇忌服。②感冒时不宜服用本药。③经期忌生冷饮食、不宜洗凉水澡，注意保暖。

【类药鉴别】

品名	辨证要点	临床应用要点	
		相似要点	个性特点
妇女养血丸	气血两虚，兼有肝气不舒	月经先后不定，月经量偏少、色淡、质稀，行经时乳房胀痛，性情急躁易怒，唇甲色淡，倦怠乏力	本方兼能活血，兼见月经夹有少量血块者，可选用本方
妇宁丸（胶囊、颗粒）	气血两虚，兼肝郁气滞		本方疏肝行气之力最强，症见经期乳房胀痛、性情急躁易怒者，可选用本方
定坤丸（二十七味定坤丸）	气血两虚，兼肝气郁滞、肾阳亏虚		本方温补肾阳之力最强，症见腰膝酸软、四肢冰凉者，可选用本方

玉液丸

【药物组成】人参、山楂、沉香、甘草、阿胶、莲子、大腹皮、山药、川芎、枳壳、麦冬、砂仁、紫苏叶、艾叶、地黄、香附、黄芪、琥珀、黄芩、羌活、陈皮、丹参、白芍、木香、厚朴、续断、浙贝母、肉苁蓉、茯苓、杜仲、菟丝子、白术、血余炭。

【功能主治】益气养血。

【用药指征】①症状：月经先后不定期，月经量少、质地清稀，月经淋漓不尽，面色㿠白，唇甲色淡，倦怠乏力，腰膝酸软，食少纳呆，大便溏泄。②舌象：舌质淡红，舌苔薄白。③脉象：脉细弱或沉弦而细。

【选用要点】本方的辨证要点是气血两虚，兼脾肾亏虚。临床运用时应以月经先后不定期，月经量少，腰膝酸软，食少纳呆为使用要点。

【适用病症】功能失调性子宫出血等。

【用法用量】口服。一次1丸，一日2次。

【注意事项】①孕妇忌服。②感冒时不宜服用本药。③服本药时不宜同时服用藜芦、五灵脂、皂荚及其制剂；不宜喝茶和吃萝卜，以免影响药效。

【类药鉴别】

品名	辨证要点	临床应用要点	
		相似要点	个性特点
玉液丸	气血两虚，兼脾肾亏虚	月经先后不定，月经量偏少、色淡、质稀，腰膝酸软，唇甲色淡，倦怠乏力	本方兼能补脾，兼见食少纳呆、大便溏泄者，可选用本方
定坤丸（二十七味定坤丸）	气血两虚，兼肝气郁滞、肾阳亏虚		本方兼能疏肝，兼见经期乳房胀痛、心情烦躁易怒者，可使用本方

妇科调经片

【药物组成】当归、川芎、醋香附、麸炒白术、白芍、赤芍、醋延胡索、熟地黄、大枣、甘草。

【功能主治】养血柔肝，理气调经。

【用药指征】①症状：经期前后不定，月经量少、色淡而不畅，经前腹部胀痛不适，胸胁、乳房胀痛，心情烦躁易怒，伴有面色淡白，口唇色淡，头晕心慌。②舌象：舌质淡红，舌苔薄白。③脉象：脉弦细。

【选用要点】本方的辨证要点是血虚肝郁。临床运用时应以经期前后不定，月经量少、色淡不畅，经前腹部胀痛为使用要点。

【适用病症】功能失调性子宫出血等。

【用法用量】口服。一次4片，一日4次。

【注意事项】①感冒时不宜服用。患有其他疾病者，应在医师指导下服用。②月经过多者不宜服用。③平素月经正常，突然出现月经量少，或月经错后，或阴道不规则出血者，应去医院就诊。

妇科白凤片（颗粒、胶囊、口服液）

【药物组成】乌鸡、艾叶、牛膝、柴胡、干姜、白芍、牡丹皮、香附、延胡索、知母、茯苓、黄连、秦艽、当归、黄芪、青蒿、地黄、熟地黄、川贝母、地骨皮。

【功能主治】补气养血。

【用药指征】①症状：经期前后不定，月经量少，经行腹部疼痛，胸部胀痛，心情急躁易怒，白带色黄、量多质稠、气味臭秽，唇甲色淡，倦怠乏力，四肢冰冷，五心烦热。②舌象：舌质淡红，舌苔黄白相间。③脉象：脉濡缓。

【选用要点】本方的辨证要点是气血亏虚，兼有湿热内蕴。临床运用时应以经期前后不定，月经量少，经行腹痛，白带量多质稠为使用要点。

【适用病症】功能失调性子宫出血，慢性盆腔炎等。

【用法用量】口服。片：一次5片，一日3次。颗粒：一次1袋，一日2次。胶囊：一次5粒，一日3次。口服液：一次10毫升，一日2次。

【注意事项】①孕妇忌服。②感冒时不宜服用本药。③月经过多者不宜服用本药。④平素月经正常，突然出现月经量少，或月经错后，或阴道不规则出血者，应去医院就诊。

【类药鉴别】

品名	辨证要点	临床应用要点	
		相似要点	个性特点
妇科调经片	血虚肝郁	经期前后不定，月经量少，色淡而不畅，经行腹部疼痛，面色㿠白，唇甲色淡	本方以养血为主，以血虚为主症者，可选用本方
妇科白凤片（颗粒、胶囊、口服液）	气血亏虚，兼有湿热内蕴		本方兼能清利湿热，兼见白带色黄、量多质稠者，可选用本方

二、肝郁气滞证

证候特点：月经先后不定期，经前或月经早期腹部胀痛不适，胸闷胁胀，乳房胀痛，月经量少、色暗红、夹有血块，经行不畅，喜叹长气，心烦急躁，脘腹胀满。舌质淡红，舌苔薄白或薄黄。脉弦。

四制香附丸

【药物组成】香附、川芎、当归（炒）、白芍（炒）、熟地黄、白术（炒）、泽兰、陈皮、关黄柏、炙甘草。

【功能主治】理气和血，补血调经。

【用药指征】①症状：月经先后不定期，月经量少、色淡、质稀，经前胸胁、乳房作胀，喜叹长气，面色㿠白，唇甲色淡，头晕心悸。②舌象：舌质淡红，舌苔薄白。③脉象：脉弦细。

【选用要点】本方的辨证要点是肝郁气滞，兼有血虚。临床运用时应以月经先后不定期，月经量少，经前胸胁、乳房作胀为使用要点。

【适用病症】功能失调性子宫出血等。

【用法用量】口服。一次9克，一日2次。

【注意事项】①孕妇忌服。②感冒时不宜服用本药。③月经过多者不宜服用本药。④保持心情舒畅。

肝郁调经膏

【药物组成】香附（制）、白芍、川楝子、郁金、当归、代代花、丹参、牡丹皮、葛根、泽泻、佛手、玫瑰花。

【功能主治】疏肝解郁，清肝泻火，养血调经。

【用药指征】①症状：月经先后不定期，经前或月经早期腹部胀痛不适，胸闷胁胀，乳房胀痛，喜叹长气，口干口苦，性情急躁易怒，脘腹胀满。②舌象：舌质红，舌苔薄黄。③脉象：脉弦细数。

【选用要点】本方的辨证要点是肝郁化火。临床运用时应以月经先后不定期，胸闷胁胀，乳房胀痛，急躁易怒为使用要点。

【适用病症】功能失调性子宫出血等。

【用法用量】口服。一次20~40克，一日2次。

【注意事项】①孕妇忌服。②糖尿病患者慎服。③感冒时不宜服用本药。④月经过多者不宜服用本药。⑤保持心情舒畅。

【类药鉴别】

品名	辨证要点	临床应用要点	
		相似要点	个性特点
四制香附丸	肝郁气滞，兼有血虚	月经先后不定，行经时乳房胀痛，性情急躁易怒	本方兼能补血，兼见月经量少色淡、面色㿠白者，可选用本方
肝郁调经膏	肝郁化火		本方疏肝行气之力强于四制香附丸，症见经期乳房胀痛、性情急躁易怒者，可选用本方

三、肝郁脾虚证

证候特点：月经先后不定期，月经不畅，经色暗红，胸胁及乳房作胀，经前明显，心情抑郁或急躁易怒，胃脘满闷，食少纳呆，大便溏薄，神疲懒言，体倦乏力，咽部有异物感，嗳气泛酸。舌质淡，舌体稍胖或有齿痕，舌苔薄白。脉弦缓。

济坤丸

【药物组成】香附（醋制）、熟地黄、莲子、当归、泽兰、地黄、茯苓、天冬、麦冬、延胡索（醋制）、红花、白芍、龙胆、厚朴（姜制）、青皮（醋制）、丹参、牡丹皮、蝉蜕、桔梗、枳壳（麸炒）、稻芽（炒）、关木通、益智（盐制）、乌药、陈皮、木香、白术（麸炒）、阿胶、酸枣仁（炒）、远志（制）、草豆蔻、川楝子。

【功能主治】调经养血，和胃安神。

【用药指征】①症状：月经先后不定期，经前或月经早期腹部胀痛不适，月经夹有血块，经前难以入睡，胸闷胁胀，乳房胀痛，伴有乳腺增生，喜叹长气，口干口苦，性情急躁易怒，胃胀胃痛，食少纳差。②舌象：舌质暗红，舌边有瘀点，舌苔薄黄。③脉象：脉弦数。

【选用要点】本方的辨证要点是肝郁化火，兼血瘀。临床运用时应以月经先后不定期，痛经，经前不寐，食少纳呆为使用要点。

【适用病症】功能失调性子宫出血等。

【用法用量】口服。每次 1 丸，一日 2 次。

【注意事项】①孕妇忌用。②感冒时不宜服用本药。③经期忌生冷饮食、不宜洗凉水澡，注意保暖。④保持心情舒畅。

第五节　经期延长

月经周期基本正常，行经时间超过 7 天，甚至淋漓半个月方尽者，称为"经

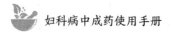

期延长"。若终月不尽者，则称为"漏下"。

本病的发生有虚、实两端。虚者多因气虚冲任失约，或阴虚内热，扰动血海，以致经期延长；实者多因瘀血阻滞冲任，新血不得归经或者阳盛血热，经血妄行等。

针对上述病因病机，月经先期患者在积极治疗的同时，还需注意日常防护。

（1）经期不宜过度劳累和剧烈运动。

（2）保持心情舒畅，避免忧思郁怒。

（3）经期、产褥期注意外阴卫生，禁止房事。

一、气虚证

证候特点：经期延长，月经量多、色淡、质地清稀，四肢倦怠，气短乏力，声低懒言，食少纳差，小腹空坠感，劳作则加重。舌质淡白，舌苔薄白。脉缓弱。

人参归脾丸

【**药物组成**】人参、白术（麸炒）、茯苓、炙黄芪、当归、龙眼肉、酸枣仁（炒）、远志（甘草炙）、木香、炙甘草。

【**功能主治**】益气补血，健脾养心。

【**用药指征**】①症状：经期延长，月经量多、色淡、质地清稀，伴有心悸怔忡，失眠健忘，食少体倦，头晕心悸，四肢倦怠，气短乏力，声低懒言，小腹空坠感，动则加重，面色萎黄。②舌象：舌质淡白，舌苔薄白。③脉象：脉缓弱。

【**选用要点**】本方的辨证要点是心脾两虚，气血不足。临床运用时应以经期延长，月经量多、色淡，食少体倦，失眠健忘为使用要点。

【**适用病症**】黄体萎缩不全型功能失调性子宫出血，慢性盆腔炎，慢性子宫内膜炎，子宫内膜息肉，子宫肌瘤，宫环出血等。

【**用法用量**】口服。水蜜丸一次6克，小蜜丸一次9克，大蜜丸一次1丸，一日2次。

【**注意事项**】①身体壮实不虚者忌服，糖尿病患者禁用。②不宜和感冒类药同时服用。③不宜喝茶和吃萝卜，以免影响药效。服本药时不宜同时服用藜芦、五灵脂、皂荚或其制剂。④本品宜饭前服用或进食同时服。⑤服药2周后症状未改善，或服药期间出现食欲不振，胃脘不适等症者，应去医院就诊。⑥本品温补气血，若热邪内伏，阴虚脉数以及痰湿壅盛者禁用。

【类药鉴别】

品名	辨证要点	临床应用要点	
		相似要点	个性特点
人参归脾丸	心脾两虚，气血不足	①药物组成基本相同。人参归脾丸用人参，归脾丸用党参	本方补气之力强于归脾丸，气虚明显者，可选用本方
归脾丸	心脾两虚，气血不足	②经期延长，月经量多、色淡，食少体倦，失眠健忘	本方补气之力弱于人参归脾丸，气虚较轻者，可选用本方

黑归脾丸

【药物组成】党参、甘草（炙）、当归（炒）、茯苓、龙眼肉、木香、黄芪（炙）、白术（炒）、熟地黄、远志、酸枣仁（炒）、大枣（黑枣）。

【功能主治】补益心脾，养血安神。

【用药指征】①症状：经期延长，月经量多、色淡、质地清稀，食少纳差，头晕心悸，健忘失眠，倦怠乏力，声低懒言，小腹有空坠感，动则加重，面色淡白无华。②舌象：舌质淡白，舌苔薄白。③脉象：脉缓弱。

【选用要点】本方的辨证要点是心脾两虚，气血不足。临床运用时应以经期延长，月经量多、色淡，食少纳差，健忘失眠为使用要点。

【适用病症】黄体萎缩不全型功能失调性子宫出血，慢性盆腔炎，慢性子宫内膜炎，子宫内膜息肉，子宫肌瘤等。

【用法用量】口服。一次9克，一日2次。

【注意事项】①不宜和感冒类药同时服用。②本品宜饭前服用或进食同时服。③本品温补气血，若热邪内伏，阴虚脉数以及痰湿壅盛者禁用。④服药期间注意休息，避免劳作。

【类药鉴别】

品名	辨证要点	临床应用要点	
		相似要点	个性特点
人参归脾丸	心脾两虚，气血不足	①药物组成基本相同。人参归脾丸用人参，黑归脾丸用党参，多熟地 ②经期延长，月经量多、色淡，食少体倦，失眠健忘	本方补气之力强于黑归脾丸，气虚明显者，可选用本方
黑归脾丸	心脾两虚，气血不足		本方补气之力弱于人参归脾丸，补血之力强于人参归脾丸，症见气虚轻、血虚重者，可选用本方

二、血瘀证

证候特点：经期延长，月经量或多或少、色紫暗、夹有血块，经行小腹刺痛，拒按，血块排出则疼痛减轻。舌质紫暗，舌边有瘀点或瘀斑，舌下络脉迂曲粗大，舌苔薄白。脉弦涩。

震灵丸

【药物组成】赤石脂（醋煅）、禹余粮（醋煅）、朱砂、紫石英（醋煅）、赭石（醋煅）、乳香（制）、没药（制）、五灵脂（醋炒）。

【功能主治】固涩冲任，止血定痛。

【用药指征】①症状：经期延长，月经量多、色紫暗、夹有血块，经行小腹刺痛，拒按，血块排出则疼痛减轻。②舌象：舌质紫暗，舌边有瘀点或瘀斑，舌下络脉迂曲粗大，舌苔薄白。③脉象：脉弦涩。

【选用要点】本方的辨证要点是血瘀。临床运用时应以经期延长，月经量或多或少、色紫暗、夹有血块为使用要点。

【适用病症】黄体萎缩不全型功能失调性子宫出血，慢性盆腔炎，慢性子宫内膜炎，子宫内膜息肉，子宫肌瘤等。

【用法用量】口服。一次9克，一日2~3次，空腹温开水送服。

【注意事项】①忌食生冷、油腻、辛辣食物。②注意防寒保暖。③本品宜饭后服用。④脾胃虚弱，消化能力弱者，不宜服用本方。

第六节　经间期出血

经间期出血，是指两次月经中间出现周期性的少量阴道出血，常历时 3~4 日，一般出血量少于月经量，偶可伴有下腹部疼痛或不适。本病多发生于育龄妇女，尤多见于产后或流产后。若出血量增多，出血期延长或失治误治，则常可发展为崩漏。

经间期出血常因肾阴不足，或湿热内蕴，或瘀阻胞络所致，月经间期阳气内动之时，若阴阳转化不协调，阴络易伤，损及冲任，血海固藏失职，血溢于外，则导致出血。

本病在治疗的同时，日常生活中需注意以下几点。

（1）出血期间应适当休息，避免过度劳累，保持外阴部清洁，严禁性生活。

（2）饮食宜清淡且富有营养之品，忌食油腻辛辣之物。

（3）注意调节情绪，保持心情舒畅。

（4）平素加强体育锻炼。

一、肾阴虚证

证候特点：经间期出血，经色鲜红，质地稍稠，口燥咽干，头晕耳鸣，腰膝酸软，夜寐不宁，五心烦热，潮热盗汗，小便色黄，大便干结。舌质红，舌体瘦薄，苔少或无苔。脉细数。

葆宫止血颗粒

【药物组成】牡蛎（煅）、白芍、侧柏叶（炒炭）、地黄、金樱子、柴胡（醋炙）、三七、仙鹤草、椿皮、大青叶。

【功能主治】固经止血，滋阴清热。

【用药指征】①症状：经间期出血，经色深红，质地稍稠，或夹有血块，口干咽燥，潮热心烦，腰膝酸软。②舌象：舌质红，少津，苔少或无苔。③脉象：脉细数。

【选用要点】本方的辨证要点是阴虚血热，兼有冲任不固。临床运用时应以经间期出血，经色深红，质地稍稠，或夹有血块为使用要点。

【适用病症】排卵期出血，功能失调性子宫出血，宫环出血，药物流产后持续阴道出血等。

【用法用量】口服。开水冲服，一次1袋，一天2次。

【注意事项】①感冒患者不建议服用。②如果服药7天后症状没有缓解者，应去医院就诊。③用药期间出现任何严重、持续或进展性症状者，应及时咨询医师或就医。

二、湿热证

证候特点：经间期出血，量稍多，色深红，质黏腻，无血块。平时带下量多色黄，小腹时痛，神疲乏力，骨节酸楚，胸闷烦躁，口苦咽干，纳呆腹胀，小便短赤。舌质红，舌苔黄腻。脉细弦或滑数。

八正颗粒（片、胶囊、合剂）

【药物组成】瞿麦、车前子（炒）、萹蓄、大黄、滑石、川木通、栀子、灯心草、甘草。

【功能主治】清热祛湿，利尿通淋。

【用药指征】①症状：经间期出血，月经量多，经色深红，质地黏腻，无血块，平时带下量多色黄，小腹时痛，胸闷烦躁，口苦咽干，小便短赤，淋沥涩痛，大便干结。②舌象：舌质红，舌苔黄腻。③脉象：脉滑数。

【选用要点】本方的辨证要点是湿热蕴蓄下焦。临床运用时应以经间期出血，小便短赤，淋沥涩痛为使用要点。

【适用病症】排卵期出血，阴道炎等。

【用法用量】口服。颗粒：温开水送服，每次1袋，一日3次。片：一次4片，一日3次。胶囊：一次4粒，一日3次。合剂：一次15~20毫升，一日3次，用时摇匀。

【注意事项】①忌服辛辣、油腻、生冷食物。②不宜在服药期间同时服用温补性中成药。③服药后大便次数每日2~3次以上者，应减量。④合并肾结石者慎用。

三、血瘀证

证候特点： 经间期出血，量多或少，经色紫黑，夹有血块，小腹刺痛，心情抑郁，胸闷烦躁。舌质紫暗，舌边有瘀点或紫斑，舌苔薄白。脉细涩。

独一味胶囊（丸、片、颗粒）

【药物组成】 独一味。

【功能主治】 活血止痛，化瘀止血。

【用药指征】 ①症状：经间期出血，量多或少，经色紫黑，夹有血块，小腹刺痛，血块排出则痛减，心情烦躁易怒。②舌象：舌质紫暗，舌边有瘀点或紫斑，舌苔薄白。③脉象：脉细涩。

【选用要点】 本方的辨证要点是血瘀。临床运用时应以经间期出血，经色紫黑，夹有血块为使用要点。

【适用病症】 排卵期出血，无排卵性功能失调性子宫出血，原发性痛经等。

【用法用量】 口服。胶囊：一次3粒，一日3次。丸：一次1袋，一日3次。片：一次3片，一日3次。颗粒：开水冲服，一次1袋，一日3次。

【注意事项】 ①忌辛辣、生冷食物。②孕妇禁用。③用药后一旦出现潮红、皮疹、瘙痒、心悸、胸闷、憋气、血压下降等可能与严重不良反应有关的症状时，应立即停药并就医。

第七节　闭经

女子年龄超过16周岁，月经尚未来潮，或月经周期已建立后，又中断6个月以上者，称闭经。对于青春期前、妊娠期、哺乳期、绝经前后的月经停闭不行，或月经初潮后1年内月经不行，又无其他不适者，不作闭经论。

中医学认为，月经是血海满而溢，其产生是脏腑、天癸、气血、冲任共同协调作用于胞宫的结果。肾、天癸、冲任、胞宫是产生月经的主要环节，因此其中任何一个环节发生功能失调都可导致血海不能满溢。

闭经的原因归纳起来不外虚、实两端。虚者，多因气血亏虚、肝肾亏虚、阴虚血燥所致；实者，多因气滞血瘀、痰湿阻滞所致。

本病在治疗的同时，日常生活中需注意以下几点。

（1）保持情绪稳定，精神乐观，避免暴怒、过度紧张和压力过大。

（2）采取避孕措施，避免多次人流或刮宫。

（3）饮食适宜，少食辛辣、油炸、油腻之品。

（4）经行之际，避免冒雨涉水，忌食生冷。

（5）不宜长期服用某些药物，如避孕药、减肥药等。

一、气血虚弱证

证候特点： 经期延迟，月经量少，经色淡红，质地稀薄，渐至经闭不行，伴见神疲乏力，气短懒言，头晕眼花，心悸失眠，唇甲色淡，面色淡白或萎黄。舌质淡红，舌苔薄白。脉沉缓或细弱。

加味八珍益母膏（胶囊）

【药物组成】 益母草、甘草、茯苓、人参、泽兰、桃仁（制）、红花、当归、熟地黄、川芎、赤芍、丹参、炮姜、香附（制）、白术（炒）。

【功能主治】 补气养血，祛瘀调经。

【用药指征】 ①症状：月经停闭不行，神疲乏力，气短懒言，头晕心悸，面色无华，唇甲色淡，胸胁胀痛，少腹冷痛，纳差食少，大便稀溏。②舌象：舌质淡红，舌边有瘀点或瘀斑，舌下络脉迂曲粗大，舌苔薄白。③脉象：脉沉细弱，按之无力，或沉涩。

【选用要点】 本方的辨证要点是气血虚弱，兼有血瘀。临床运用时应以月经停闭不行，面色㿠白，倦怠乏力为使用要点。

【适用病症】 早发性卵巢功能不全，多囊卵巢综合征，席汉综合征，产后子宫复旧不全，产后出血，不孕症等。

【用法用量】 口服。膏：一次10~15克（约9~11毫升），一日2次。胶囊：一次4~6粒，一日2次。

【注意事项】 ①忌食寒凉、生冷食物。②服药期间不宜喝茶和吃萝卜，不宜同时服用藜芦、五灵脂、皂荚或其制剂。③糖尿病患者慎用。④感冒时不宜服用本药。

【类药鉴别】

品名	辨证要点	临床应用要点	
		相似要点	个性特点
加味八珍益母膏（胶囊）	气血虚弱，兼有血瘀	经期延后，面色㿠白	本方兼有活血化瘀之功，适用于闭经，症见舌边有瘀点或瘀斑、舌下络脉迂曲粗大者
八珍益母片（丸、膏、胶囊、颗粒）	气血两虚	唇甲色淡，疲倦乏力	本方补益气血为主，适用于月经延后，症见月经夹有少量血块者

七制香附丸

【**药物组成**】醋香附、地黄、茯苓、当归、熟地黄、川芎、炒白术、白芍、益母草、艾叶(炭)、黄芩、酒萸肉、天冬、阿胶、炒酸枣仁、砂仁、醋延胡索、艾叶、粳米、盐小茴香、人参、甘草。

【**功能主治**】疏肝理气，养血调经。

【**用药指征**】①症状：月经数月不行，既往月经量少，行经时小腹胀痛，经前双乳、胸胁胀痛，喜叹长气，面色㿠白，唇甲色淡，倦怠乏力。②舌象：舌质淡红，舌苔薄白。③脉象：脉沉细弱，按之无力，或沉涩。

【**选用要点**】本方的辨证要点是气血虚弱，兼有气滞。临床运用时应以月经数月不行，既往月经量少，经前双乳、胸胁胀痛，倦怠乏力为使用要点。

【**适用病症**】早发性卵巢功能不全，多囊卵巢综合征，席汉综合征，产后子宫复旧不全，产后出血，不孕症等。

【**用法用量**】口服。一次1袋，一日2次。

【**注意事项**】①忌食生冷食物。②不宜喝茶和吃萝卜，以免影响药效。③不宜同时服用藜芦、五灵脂、皂荚及其制剂。④服本药时不宜与感冒药同时服用。

【类药鉴别】

品名	辨证要点	临床应用要点	
		相似要点	个性特点
七制香附丸	气血虚弱，兼有气滞	月经量少，行经时胸胁、乳房胀痛，喜叹长气，面色㿠白，唇甲色淡	本方适用于闭经
四制香附丸	肝郁气滞，兼有血虚		本方适用于月经先后不定期

驴胶补血颗粒（丸）

【药物组成】阿胶、黄芪、党参、熟地黄、白术、当归。

【功能主治】滋阴补血，健脾益气，调经养血。

【用药指征】①症状：月经数月不行，既往月经量少，血色淡红，质地清稀，素体虚弱，面色㿠白，唇甲色淡，倦怠乏力，少气懒言。②舌象：舌质淡红，舌苔薄白。③脉象：脉细弱。

【选用要点】本方的辨证要点是气血虚弱。临床运用时应以月经数月不行，既往月经量少，血色淡红，质地清稀，素体虚弱为使用要点。

【适用病症】早发性卵巢功能不全，多囊卵巢综合征，席汉综合征等。

【用法用量】口服。颗粒：开水冲服，一次1袋，一日2次。丸：一次1袋，一日4次。

【注意事项】①忌食寒凉、生冷食物。②孕妇、糖尿病患者服用前请向医师咨询。③感冒时不宜服用本药。

【类药鉴别】

品名	辨证要点	临床应用要点	
		相似要点	个性特点
驴胶补血颗粒（丸）	气血虚弱	月经周期延迟，月经量少，经色淡红，质地稀薄，渐至经闭不行，伴见面色㿠白、唇甲色淡、神疲乏力、心悸气短	本方纯补气血，气血亏虚较甚者，可选用本方
七制香附丸	气血虚弱，兼有气滞		本方兼能疏肝理气，兼见经前乳房胀痛、喜叹长气者，可选用本方
加味八珍益母膏（胶囊）	气血虚弱，兼有血瘀		本方兼能活血化瘀，兼见舌边有瘀点或瘀斑、舌下络脉迂曲粗大者，可选用本方

二、气滞血瘀证

证候特点：月经停闭不行，胸胁、乳房胀痛，小腹胀痛，痛处固定且不可碰触，碰触时疼痛加重，情志抑郁，烦躁易怒。舌质紫暗，舌边有瘀点或瘀斑，舌苔薄白。脉沉弦而涩。

调经至宝丸

【药物组成】大黄、木香、牵牛子（炒）、枳实（麸炒）、苍术（米泔水炒）、五灵脂（醋炒）、陈皮、黄芩、山楂、香附（醋炒）、三棱（醋炒）、当归、槟榔、莪术（醋煮）、鳖甲（醋制）。

【功能主治】破瘀，调经。

【用药指征】①症状：月经停闭不行，腹痛拒按，或经行不畅、血色紫暗、夹带血块，胸胁胀痛，喜叹长气，心烦易怒，面色晦暗，或腹部癥积有形，大便秘结。②舌象：舌质紫暗，舌边有瘀点或瘀斑，舌下络脉迂曲粗大，舌苔薄白。③脉象：脉沉涩，按之有力。

【选用要点】本方的辨证要点是气滞血瘀。临床运用时应以月经停闭不行，腹痛拒按，腹部癥积有形为使用要点。

【适用病症】卵巢肿瘤，子宫肌瘤，慢性盆腔炎等。

【用法用量】口服。每晚用藕节水或红糖水送服，一次12克，一日1次。

【注意事项】①体质衰弱者忌服。②神疲乏力、心悸气短、大便溏薄者忌服。③孕妇忌服。

妇科通经丸

【药物组成】巴豆（制）、干漆（炭）、醋香附、红花、大黄（醋炙）、沉香、木香、醋莪术、醋三棱、郁金、黄芩、艾叶（炭）、醋鳖甲、硇砂（醋制）、醋山甲。

【功能主治】破瘀通经，软坚散结。

【用药指征】①症状：月经停闭，日久不行，小腹疼痛，痛处不移，按之痛甚，或经行不畅、血色紫暗、夹带血块，胸胁胀痛，喜叹长气，心烦易怒，面色晦暗，腹部癥积有形，大便秘结。②舌象：舌质紫暗，舌边有瘀点或瘀斑，舌下络脉迂曲粗大，舌苔薄白。③脉象：脉沉涩，或沉弦，按之有力。

【选用要点】本方的辨证要点是气滞血瘀。临床运用时应以月经停闭日久不行，小腹疼痛，腹部癥积有形为使用要点。

【适用病症】卵巢良性肿瘤，子宫肌瘤，盆腔炎性包块等。

【用法用量】口服。每早空腹，用小米汤或黄酒送服，一次3克，一日1次。

【注意事项】①神疲乏力、心悸气短、便溏者忌服。②孕妇忌服。③服药期间，忌食生冷、辛辣食物及荞麦面等。

【类药鉴别】

品名	辨证要点	临床应用要点	
		相似要点	个性特点
妇科通经丸	气滞血瘀	月经停闭不行，腹痛拒按，胸胁胀痛，喜叹长气，腹部癥积有形，舌质紫暗，舌边有瘀点或瘀斑，舌下络脉迂曲粗大	本方破瘀之力强，适合月经停闭日久、腹部癥积有形者
调经至宝丸	气滞血瘀		本方行气之力强，适合胸胁胀痛、喜叹长气明显者

通经甘露丸

【药物组成】当归、桃仁（去皮）、红花、牡丹皮、干漆（煅）、牛膝、三棱（麸炒）、莪术（醋炙）、大黄（酒炒）、肉桂（去粗皮）。

【功能主治】活血祛瘀，通经止痛。

【用药指征】①症状：月经停闭不行，小腹疼痛，痛处不移，按之痛甚，既往月经量少，血色紫暗，夹带血块，面色晦暗，腹部癥积有形。②舌象：舌质紫暗，舌边有瘀点或瘀斑，舌下络脉迂曲粗大，舌苔薄白。③脉象：脉沉涩，按之有力。

【选用要点】本方的辨证要点是血瘀。临床运用时应以月经停闭不行，腰腹疼痛，腹部癥积有形为使用要点。

【适用病症】卵巢肿瘤，子宫肌瘤，慢性盆腔炎等。

【用法用量】口服。温黄酒或温开水送服，一次6克，一日2次。

【注意事项】①体质衰弱者忌服。②神疲乏力、心悸气短、大便溏薄者忌服。③孕妇忌服。

妇科回生丸

【药物组成】人参、白术（麸炒）、苍术、茯苓、甘草、青皮（醋炙）、陈皮、熟地黄、当归、白芍、川芎、桃仁（去皮）、红花、木香、香附（醋炙）、乌药、延胡索（醋炙）、三棱（麸炒）、蒲黄、五灵脂（醋炙）、苏木、乳香（醋炙）、没药（醋炙）、牛膝、大黄、地榆（炭）、米醋、山茱萸（酒炙）、黑豆、高良姜、羌活、木瓜。

【功能主治】通经化瘀，止痛。

【用药指征】①症状：月经停闭不行，小腹疼痛，痛处不移，按之痛甚，既往月经量少，血色紫暗，夹带大量血块，腹部癥积有形，腹部痞胀，身体消瘦，四肢困倦，纳差食少，面色㿠白。②舌象：舌质紫暗，舌边有瘀点或瘀斑，舌下络脉迂曲粗大，舌苔薄白。③脉象：脉沉涩，按之有力。

【选用要点】本方的辨证要点是血瘀，兼气血亏虚。临床运用时应以月经停闭不行，腹部癥积有形，腹部痞胀，身体消瘦，四肢困倦为使用要点。

【适用病症】卵巢肿瘤，子宫肌瘤，慢性盆腔炎，产后子宫复旧不全，产后出血等。

【用法用量】口服。温黄酒或温开水送服，一次1丸，一日2次。

【注意事项】①服用前应除去蜡皮、塑料球壳；本品不可整丸吞服。②体质虚弱者忌服。③神疲乏力、心悸气短、大便溏薄者忌服。④孕妇忌服。

【类药鉴别】

品名	辨证要点	临床应用要点	
		相似要点	个性特点
通经甘露丸	血瘀	月经停闭不行，腹部癥积有形，舌质紫暗，舌边有瘀点或瘀斑，舌下络脉迂曲粗大	本方以活血破瘀为主，身体壮实者可选用本方，若身体素虚，则非本方所宜
妇科回生丸	血瘀，兼气血亏虚		本方兼能补益气血，兼见身体消瘦、四肢困倦者，可选用本方

第八节　崩漏

崩漏是指经血非时暴下不止或淋漓不尽。其中，发病急骤、大量出血者称为崩中；病势缓、出血量少、淋漓不断者称为漏下。由于崩与漏二者常相互转化，故概称为崩漏，是月经周期、经期、经量严重紊乱的月经病。

崩漏的常见病因病机有脾虚、肾虚、血热和血瘀，可概括为虚、热、瘀3个方面。其主要发病机制是劳伤血气，脏腑损伤，血海蓄溢失常，冲任二脉不能约制经血，以致经血非时而下。

本病在治疗的同时，日常生活中需注意以下几点。

（1）注意调畅心情，避免精神刺激或过度压力。

（2）重视饮食调养，注意饮食均衡和规律。

（3）注意经期卫生。

（4）青春期少女及更年期妇女应在医师指导下服用。

（5）积极治疗月经先期、月经量多、经期延长、经间期出血等月经失调疾病，以免发展为崩漏。

（6）崩漏出血量较多时，应警惕失血过多，应及时拨打 120 或前往急诊科就诊。

一、脾虚证

证候特点：经血非时暴下不止，或淋漓日久不尽，经血色淡，质地清稀，面色㿠白，神疲嗜卧，气短乏力，头晕心悸，或面浮肢肿，小腹空坠，四肢不温，食少纳呆，大便稀溏。舌质淡胖，舌边有齿痕，舌苔薄白。脉细弱或缓弱。

阿胶三宝颗粒（膏）

【药物组成】阿胶、大枣、黄芪。

【功能主治】补气血，健脾胃。

【用药指征】①症状：经血淋漓不止，日久不尽，血色淡红，质地清稀，倦怠乏力，神疲嗜卧，气短懒言，面色无华，口唇色淡，头晕心悸，面浮肢肿，食少纳呆。②舌象：舌质淡，舌苔薄白。③脉象：脉细弱。

【选用要点】本方的辨证要点是气血不足，脾胃虚弱。临床运用时应以经血淋漓不止，日久不尽，血色淡红，质清稀，倦怠乏力为使用要点。

【适用病症】无排卵性功能失调性子宫出血，先兆流产等。

【用法用量】口服。颗粒：开水冲服，一次 10 克，一日 2 次。膏：开水冲服，一次 10 克，一日 2 次。

【注意事项】①忌油腻食物。②本品宜饭前服用。③呕吐泄泻、腹胀便溏、咳嗽痰多者慎用。④糖尿病患者不宜服用。

山东阿胶膏

【药物组成】阿胶、党参、黄芪、白术、枸杞子、白芍、甘草。

【功能主治】补益气血，润燥。

【用药指征】①症状：经血淋漓日久不尽，血色淡红，质地清稀，倦怠乏力，气短懒言，面色无华，口唇色淡，食少纳差，口干，大便干。②舌象：舌质淡，舌苔薄白。③脉象：脉弱或缓。

【选用要点】本方的辨证要点是气血不足，脾胃虚弱。临床运用时应以经血淋漓不止，日久不尽，色淡质稀，口唇色淡，大便干为使用要点。

【适用病症】无排卵性功能失调性子宫出血等。

【用法用量】口服。开水冲服，一次 20~25 克，一日 3 次。

【注意事项】①忌油腻食物。②呕吐泄泻、腹胀便溏、咳嗽痰多者慎用。③本品宜饭前服用。

妇良片（胶囊）

【药物组成】阿胶、当归、熟地黄、续断、白芍、山药、白术、地榆、白芷、牡蛎、海螵蛸、血余炭。

【功能主治】补血健脾，固经止带。

【用药指征】①症状：经血淋漓不止，日久不尽，色淡质稀，经后少腹隐痛，或带下清稀，面色无华，头晕目眩，唇甲色淡，神疲体倦。②舌象：舌质淡，舌苔薄白。③脉象：脉细弱。

【选用要点】本方的辨证要点是血虚脾弱。临床运用时应以经血淋漓不止，日久不尽，经后少腹隐痛，或带下清稀，面色无华，头晕目眩为使用要点。

【适用病症】无排卵性功能失调性子宫出血，慢性盆腔炎等。

【用法用量】口服。片：一次 4~6 片，一日 3 次。胶囊：一次 3~4 粒，一日 3 次。

【注意事项】①带下腥臭、色红暴崩、紫色成块及经前、经期腹痛患者慎服。②忌食生冷、油腻食物。③带下伴阴痒或赤带，或眩晕严重者，应去医院就诊。

【类药鉴别】

品名	辨证要点	临床应用要点	
		相似要点	个性特点
阿胶三宝颗粒（膏）	气血不足，脾胃虚弱	经血淋漓，日久不尽，色淡质稀，神疲体倦，心悸气短，面色萎黄，纳呆食少	本方纯补气血，单纯气血亏虚者，可选用本方
山东阿胶膏	气血不足，脾胃虚弱		本方兼能养阴生津，症见口干、大便干者，可选用本方
妇良片（胶囊）	血虚脾弱		本方补血止血为主，兼能止带，兼见带下清稀量多者，可选用本方

定坤丹（口服液）

【药物组成】红参、鹿茸、西红花、三七、白芍、熟地黄、当归、白术、枸杞子、黄芩、香附、茺蔚子、川芎、鹿角霜、阿胶、延胡索、鸡血藤膏、红花、益母草、五灵脂、茯苓、柴胡、乌药、砂仁、杜仲、干姜、细辛、川牛膝、肉桂、炙甘草。

【功能主治】滋补气血，调经舒郁。

【用药指征】①症状：经血淋漓不止，日久不尽，色淡质稀，夹有少量血块，乳房胀痛，经后少腹隐痛，心情抑郁，面色㿠白，唇甲色淡，腰膝酸软，畏寒肢冷。②舌象：舌质淡暗，舌边有瘀点或瘀斑，舌苔薄白。③脉象：脉沉细无力，或沉弦，或细涩。

【选用要点】本方的辨证要点是气血两虚，兼气滞血瘀。临床运用时应以经血淋漓不止，夹有少量血块，乳房胀痛，经后少腹隐痛为使用要点。

【适用病症】无排卵性功能失调性子宫出血，阴道炎，宫颈炎，盆腔炎等。

【用法用量】口服。丹：一次 3.5~7 克，一日 2 次。口服液：一次 10~20 毫升，一日 2 次。

【注意事项】①忌生冷、油腻及刺激性食物。②伤风感冒时停服。③平素月经正常，突然出现月经过少，或经期错后，或阴道不规则出血者，应去医院就诊。

宫血停颗粒

【药物组成】黄芪、升麻、党参、益母草、蒲黄、枳壳、龙骨（煅）、牡蛎

（煅）、当归、女贞子、旱莲草。

【功能主治】补益脾肾，化瘀止血。

【用药指征】①症状：月经量多，淋漓不尽，血色淡而稀薄，夹有血块，伴小腹坠痛，头晕目眩，腰腿酸软，心悸气短，神疲乏力，面色苍白，动则汗出。②舌象：舌质淡暗，舌苔薄白。③脉象：脉细弱。

【选用要点】本方的辨证要点是脾肾两虚，兼气虚血瘀。临床运用时应以月经量多，夹有血块，小腹坠痛，神疲乏力为使用要点。

【适用病症】无排卵性功能失调性子宫出血等。

【用法用量】口服。开水冲服，一次 20 克，一日 3 次。

【注意事项】①忌生冷、油腻及刺激性食物。②恶性肿瘤出血忌服。③血色深红或鲜红，质稠，脸颊红赤，燥热口渴者忌用。

【类药鉴别】

品名	辨证要点	临床应用要点	
		相似要点	个性特点
定坤丹（口服液）	气血两虚，兼气滞血瘀	经血非时暴下不止，或淋漓不尽，血色淡红，质清稀，无臭秽，夹带血块，	适合病程日久，头晕心悸、乏力气短等气血两虚较甚，夹带血块较多，疼痛较重，痛处不移者
宫血停颗粒	脾肾两虚，兼气虚血瘀	面色无华，口唇色淡，头晕心悸，乏力气短，神疲倦怠，食少纳呆	适合病程较短，头晕心悸、乏力气短较轻，夹带少量血块，疼痛较轻者

二、肾虚证

证候特点：妇女经乱无期，崩漏下血，量多或少，色淡质稀，或伴带下绵绵，质地清稀，小腹冷痛，腰膝酸软，神疲倦怠，头晕耳鸣，五心烦热。舌质淡红，舌苔薄白，或舌嫩少苔。脉沉细弱，尺部尤弱。

妇科止血灵（片、胶囊）

【药物组成】熟地黄、五味子、海螵蛸、白芍、杜仲、续断、山药、牡蛎（煅）、地榆（炒）、蒲黄（炭）、槲寄生。

【功能主治】补肾敛阴，固冲止血。

【**用药指征**】①症状：经乱无期，阴道下血，淋漓不断，经血量多，色淡红或淡暗，带下绵绵，面色晦暗，眼眶暗黑，小腹空坠，腰膝酸软，头晕耳鸣，神疲嗜卧。②舌象：舌质淡红，舌苔薄白。③脉象：脉沉细弱。

【**选用要点**】本方的辨证要点是肾虚不固。临床运用时应以经乱无期，出血淋漓不断，色淡质稀，腰膝酸软为使用要点。

【**适用病症**】无排卵性功能失调性子宫出血等。

【**用法用量**】口服。片：一次5片，一日3次。胶囊：一次4粒，一日3次。

【**注意事项**】①用药期间忌食生冷、辛辣食物。②不宜在服药期间同时服用滋补性中成药。③身体虚弱者在医师指导下服用。

春雪安胶囊

【**药物组成**】熟地黄、盐车前子、茯苓、柴胡、牛膝、五味子（酒蒸）、肉桂、泽泻、三七、附片（黑顺片）、山药、黄连、牡丹皮。

【**功能主治**】益肾固冲，调经止血。

【**用药指征**】①症状：经血非时暴下不止或淋漓不尽，或经乱无期，出血量多，甚则血流如注，血色淡红，经前或经行小腹坠胀、冷痛，腰部酸痛，乳房胀痛，心烦易急，经后疼痛自止。②舌象：舌质暗红，舌苔薄白。③脉象：脉弦细或沉细。

【**选用要点**】本方的辨证要点是肝肾不足，冲任失调。临床运用时应以经血非时暴下不止或淋漓不尽，血色淡红，小腹坠胀冷痛为使用要点。

【**适用病症**】青春期功能失调性子宫出血，宫环出血等。

【**用法用量**】口服。一次4粒，一日3次，或遵医嘱。

【**注意事项**】①用药期间忌食生冷、辛辣食物。②不宜在服药期间同时服用滋补性中成药。③身体虚弱者在医师指导下服用。

【**类药鉴别**】

品名	辨证要点	临床应用要点	
		相似要点	个性特点
妇科止血灵（片、胶囊）	肾虚不固	经乱无期，出血量多或淋漓不尽，腰膝酸软，头晕耳鸣	本方补肾填精之力较强，症见小腹空坠、腰膝酸软者，可选用本方
春雪安胶囊	肝肾不足，冲任失调		本方温补肾阳之力较强，兼能疏肝解郁，症见小腹冷痛、乳房胀痛者，可选用本方

三、血热证

证候特点：经来无期，量少淋沥不尽，或量多势急，血色鲜红，面颊潮红，烦热少寐，咽干口燥，大便干结。舌质红，少苔。脉细数。

十灰散

【**药物组成**】大蓟、小蓟、茜草、栀子、牡丹皮、棕榈、侧柏叶、白茅根、大黄、荷叶。

【**功能主治**】凉血止血。

【**用药指征**】①症状：经来无期，量多势急，血色鲜红，心烦失眠，脸颊红赤，口渴喜冷饮，小便色黄，大便干结。②舌象：舌质红，舌苔黄。③脉象：脉滑数。

【**选用要点**】本方的辨证要点是血热。临床运用时应以经来无期，量多势急，口渴喜冷饮，大便干结为使用要点。

【**适用病症**】无排卵性功能失调性子宫出血等。

【**用法用量**】口服。温开水冲服，一次3~9克，一日1~2次。

【**注意事项**】①忌烟、酒及辛辣、生冷食物。②血色淡红质稀，面色苍白，神疲乏力，头晕心悸者不宜使用。③本方为治标之剂，不宜久服多服。

止血片

【**药物组成**】墨旱莲、珍珠母（煅）、土大黄、拳参、地锦草。

【**功能主治**】凉血止血。

【**用药指征**】①症状：经来无期，量少淋沥不尽，或量多势急，血色鲜红，面红目赤，心烦口渴，夜寐不安，小便色黄，大便干结。②舌象：舌质红，舌苔黄且干，或少苔无苔。③脉象：脉数或细数。

【**选用要点**】本方的辨证要点是血热。临床运用时应以经来无期，量少淋沥不尽，或量多势急，口渴喜冷饮，大便干结为使用要点。

【**适用病症**】无排卵性功能失调性子宫出血等。

【**用法用量**】口服。一次4片，一日3次。中量或大量出血，一次8片，一日3~4次。

【注意事项】①忌食辛辣食物。②服本药时不宜与感冒药同时服用。③月经量多，色淡质稀，伴有气短、便溏、头晕、心慌等气血亏虚引起的月经过多者，不宜用本药。④月经量多色黑，血块多，伴腹痛拒按，因血瘀引起的月经量多者，不宜服用本药。⑤月经量过多，合并严重贫血者，不宜服用本药。

【类药鉴别】

品名	辨证要点	临床应用要点	
		相似要点	个性特点
十灰散	血热	经来无期，量多势急，血色鲜红，口渴喜冷饮，大便干结	本方清热止血之力强于止血片，出血量多者，可选用本方
止血片	血热		本方清热止血之力弱于十灰散，出血量少者，可选用本方

三七止血片

【药物组成】三七、地锦草。

【功能主治】行瘀止血，消肿，定痛。

【用药指征】①症状：经来无期，量多势急，血色偏黑，夹有血块，腹部疼痛，块下痛减，心烦口渴，小便色黄，大便干结。②舌象：舌质红，舌苔薄白。③脉象：脉数或细数。

【选用要点】本方的辨证要点是血热，兼有血瘀。临床运用时应以经来无期，量多势急，夹有血块，腹部疼痛为使用要点。

【适用病症】无排卵性功能失调性子宫出血等。

【用法用量】口服。一次3片，一日3次。

【注意事项】①忌食辛辣食物。②服本药时不宜与感冒药同时服用。③月经量多，色淡质稀，伴有气短、便溏、头晕、心慌等气血亏虚引起的月经过多者，不宜服用本药。

【类药鉴别】

品名	辨证要点	临床应用要点	
		相似要点	个性特点
三七止血片	血热，兼有血瘀	经来无期，量多势急，血色鲜红，口渴喜冷饮，大便干结	本方兼能化瘀止痛，兼见月经夹有血块、腹部疼痛者，可选用本方
止血片	血热		本方清热之力强于三七止血片，症见口渴喜冷饮、大便干结者，可选用本方

安坤颗粒

【**药物组成**】牡丹皮、栀子、当归、白术、白芍、茯苓、女贞子、墨旱莲、益母草。

【**功能主治**】滋阴清热，健脾养血。

【**用药指征**】①症状：经血非时而下，月经期延长，点滴不断，或量多不止，血色鲜红，面颊潮红，心烦易怒，夜寐不安，手足心热，咽干口燥，腰骶酸痛，下腹坠痛，食少纳差，大便溏薄。②舌象：舌质红，舌苔薄而少。③脉象：脉细数。

【**选用要点**】本方的辨证要点是肝郁化火，兼有脾虚。临床运用时应以月经淋沥不尽，腰骶酸痛，下腹坠痛，心烦易怒，手足心热为使用要点。

【**适用病症**】无排卵性功能失调性子宫出血，宫环出血等。

【**用法用量**】口服。开水冲服，一次 10 克，一日 2 次。

【**注意事项**】①孕妇忌服。②血色淡红质稀，面色苍白，神疲乏力，头晕心悸，或经色暗红有血块者，不宜服用。

四、血瘀证

证候特点：经血非时而下，量时多时少，时出时止，或淋沥不断，或停闭数月又突然崩中，继之漏下，经色暗，有血块，小腹刺痛或胀痛。舌质紫暗，舌边有瘀点或瘀斑，舌下络脉迂曲粗大，舌苔薄白。脉弦细或涩。

云南白药（胶囊）

【**药物组成**】国家保密方。

【**功能主治**】化瘀止血，活血止痛，解毒消肿。

【**用药指征**】①症状：非经期不间断排出经血，量时多时少，色紫暗，有血块，时出时止，或经期混乱且量多，经行不畅，小腹疼痛拒按，面色晦暗，胸胁刺痛。②舌象：舌质紫暗，舌边有瘀点或瘀斑，舌下络脉迂曲粗大，舌苔薄白。③脉象：脉弦细或涩。

【**选用要点**】本方的辨证要点是血瘀。临床运用时应以经血非时而下，夹有血块，舌下络脉迂曲粗大为使用要点。

【**适用病症**】无排卵性功能失调性子宫出血等。

【用法用量】口服。散：用温水送服，一次 0.25~0.5 克，一日 4 次。胶囊：一次 1~2 粒，一日 4 次。

【注意事项】①服药期间及停药 1 日内，忌食蚕豆、鱼类及酸冷食物。②临床上确需使用大剂量给药，一定要在医师的安全监控下应用。③用药后若出现过敏反应，应立即停用，视症状轻重给予抗过敏治疗，若外用可先清除药物。④运动员慎用。

第九节　绝经前后诸证

绝经前后诸证是指妇女在绝经前后，围绕月经紊乱或绝经，出现的一组特定症候，如阵发性烘热汗出、烦躁易怒、潮热面红、头晕耳鸣、心悸失眠、面浮肢肿，或皮肤蚁行样感、情志不宁等。

多数妇女可以顺利度过围绝经期，但部分妇女由于体质因素、产育、疾病、营养、劳逸、社会环境、精神因素等方面的原因，不能很好地调节这一生理变化，使得肾阴肾阳平衡失调，或阴虚阳浮，或阳虚失纳，虚阳外越，心神不安，而导致本病。临床上主要表现为肾阴虚、肾阳虚和肾阴阳两虚。

本病在治疗的同时，日常生活中需注意以下几点。

（1）注意放松身心，当潮热出现时应注意稳定情绪，采用放松和沉思方式，也可以喝一杯凉水。

（2）出外时不妨穿内外两件衣服，以便在潮热发作时增减，最好选择易吸汗的棉质衣物。

（3）应避免饮酒、吸烟，以免造成血压和精神方面的异常，咖啡、茶等也应少饮。

（4）学会转移矛盾，培养广泛兴趣，注重优化夫妻关系。

（5）每半年或一年定期体检，远离疾病侵扰。

一、肾阴虚证

证候特点：绝经前后，月经紊乱，月经提前，量少或量多，或崩中，或漏下，经色鲜红，头晕目眩，耳鸣，头部、面颊阵发性烘热汗出，五心烦热，腰膝酸疼，足跟疼痛，或皮肤干燥、瘙痒，口干，大便干结，小便短赤。舌质红，舌苔少。脉细数。

更年宁

【药物组成】柴胡、白芍、墨旱莲、人参、党参、郁金、香附（醋炙）、当归、薄荷、川芎、玄参、茯苓、法半夏、石菖蒲、牡丹皮、陈皮、干姜、白术（麸炒）、丹参、王不留行（炒）、女贞子（酒炙）。

【功能主治】疏肝解郁，益气养血，健脾安神。

【用药指征】①症状：绝经前后，月经紊乱，经色鲜红，胸乳胀痛，烦躁易怒，烘热汗出，眩晕失眠，心悸气短，纳差食少，倦怠乏力。②舌象：舌质红，舌苔少。③脉象：脉弦细数。

【选用要点】本方的辨证要点是肾阴不足，肝郁脾虚。临床运用时应以绝经前后，月经紊乱，烘热汗出，烦躁易怒，纳差食少为使用要点。

【适用病症】围绝经期综合征。

【用法用量】口服。水蜜丸一次4~8克，大蜜丸一次1丸，一日2~3次。

【注意事项】①服本药时不宜同时服用藜芦、五灵脂、皂荚或其制剂；不宜喝茶和吃萝卜，以免影响药效。②心悸气短症状明显者，应去医院诊治。③月经紊乱者，应在医师指导下服药。

更年宁心胶囊

【药物组成】熟地黄、黄连、白芍等。

【功能主治】滋阴清热，安神除烦。

【用药指征】①症状：绝经前后，月经紊乱，经色鲜红，潮热面红，自汗盗汗，心烦不宁，失眠多梦，头晕耳鸣，腰膝酸软，手足心热。②舌象：舌质红，舌苔少。③脉象：脉细数。

【选用要点】本方的辨证要点是阴虚火旺。临床运用时应以绝经前后，月经紊乱，潮热面红，心烦不宁，手足心热为使用要点。

【适用病症】绝经综合征。

【用法用量】口服。一次4粒，一日3次。

【注意事项】①忌食辛辣，少进油腻。②不宜与感冒药同时服用。③高血压、心脏病、肾病及脾胃虚弱者,请在医师指导下服用。④服药2周症状无改善者,应到医院诊治。

更年安胶囊(片、丸)

【药物组成】地黄、熟地黄、麦冬、玄参、制何首乌、五味子、磁石、钩藤、珍珠母、泽泻、茯苓、浮小麦、仙茅、牡丹皮、首乌藤。

【功能主治】滋阴潜阳,除烦安神。

【用药指征】①症状:绝经前后,月经紊乱,经色鲜红,烘热汗出,眩晕耳鸣,手足心热,烦躁不安,血压增高,失眠多梦,口干,大便干结,小便短赤。②舌象:舌质红,舌苔少。③脉象:脉细数。

【选用要点】本方的辨证要点是肾阴不足,虚阳上浮。临床运用时应以绝经前后,眩晕耳鸣,烘热汗出,血压增高为使用要点。

【适用病症】绝经综合征。

【用法用量】口服。胶囊:一次3粒,一日3次。片:一次6片,一日2~3次。丸:一次1袋,一日3次。

【注意事项】①忌食生冷、辛辣、油腻食物。②眩晕症状较重者,应去医院就诊。③本品不宜长期服用。

【类药鉴别】

品名	辨证要点	临床应用要点	
		相似要点	个性特点
更年宁	肾阴不足,肝郁脾虚	绝经前后,月经紊乱,月经提前,量少或量多,头晕目眩,耳鸣,头部、面颊阵发性烘热汗出,五心烦热	本方兼能疏肝解郁,兼见心情烦躁易怒,胸胁、乳房胀痛者,可选用本方
更年宁心胶囊	阴虚火旺		本方兼能清心泻火,兼见心烦不宁、自汗盗汗者,可选用本方
更年安胶囊(片、丸)	肾阴不足,虚阳上浮		本方兼能纳气潜阳,兼见面部烘热、血压增高者,可选用本方

坤宝丸

【药物组成】酒女贞子、覆盆子、菟丝子、枸杞子、制何首乌、龟甲、地骨皮、南沙参、麦冬、炒酸枣仁、地黄、白芍、赤芍、当归、鸡血藤、珍珠母、石斛、菊花、墨旱莲、桑叶、白薇、知母、黄芩。

【功能主治】滋补肝肾，镇静安神，养血通络。

【用药指征】①症状：绝经前后，月经紊乱，经色鲜红，潮热多汗，失眠健忘，心烦易怒，头晕耳鸣，咽干口渴，四肢酸楚，关节疼痛。②舌象：舌质红，舌苔少，或无苔。③脉象：脉细。

【选用要点】本方的辨证要点是肝肾阴虚。临床运用时应以绝经前后，潮热多汗，失眠健忘，关节疼痛为使用要点。

【适用病症】绝经综合征。

【用法用量】口服。一次 50 丸，一日 2 次，连续服用 2 个月或遵医嘱。

【注意事项】①忌食辛辣，少进油腻。②肾阳虚症状明显者，如表现形寒肢冷、大便溏薄、面浮肢肿等症，不宜服用。③月经紊乱者，应在医师指导下服用。④感冒时不宜服用本药。

坤泰胶囊

【药物组成】熟地黄、黄连、白芍、黄芩、阿胶、茯苓。

【功能主治】滋阴清热，安神除烦。

【用药指征】①症状：绝经前后，月经紊乱，经色鲜红，潮热面红，自汗盗汗，心烦不宁，失眠多梦，头晕耳鸣，腰膝酸软，手足心热。②舌象：舌质红，舌苔少。③脉象：脉细数。

【选用要点】本方的辨证要点是肾阴不足，阴虚火旺。临床运用时应以绝经前后，潮热面红，五心烦热，难以入睡为使用要点。

【适用病症】绝经综合征。

【用法用量】口服。一次 4 粒，一日 3 次，2~4 周为 1 个疗程，或遵医嘱。

【注意事项】①腰背冷痛，小便清长，夜尿频数，或面浮肢肿者忌用。②忌食辛辣，少进油腻。③高血压、心脏病、肾病患者以及脾胃虚弱者，应在医师指导下服用。

安神宝颗粒

【药物组成】酸枣仁、枸杞子、合欢花。

【功能主治】补肾益精，养心安神。

【用药指征】①症状：绝经前后，月经紊乱，经色鲜红，虚烦不眠，惊悸多梦，腰膝酸软。②舌象：舌质红，舌苔少。③脉象：脉细数。

【选用要点】本方的辨证要点是肾精不足，心神不宁。临床运用时应以绝经前后，虚烦不眠，惊悸多梦为使用要点。

【适用病症】绝经综合征。

【用法用量】口服。开水冲服，一次1~2袋，一日3次。

【注意事项】①本品宜餐后服用。②外感发热患者忌服。

【类药鉴别】

品名	辨证要点	临床应用要点	
		相似要点	个性特点
坤宝丸	肝肾阴虚	绝经前后，月经紊乱，经色鲜红，潮热多汗，心烦失眠，头晕耳鸣	本方滋补肝肾之力最强，症见腰膝酸软、头晕耳鸣者，可选用本方
坤泰胶囊	肾阴不足，阴虚火旺		本方兼能清心泻火，兼见心烦不宁、自汗盗汗者，可选用本方
安神宝颗粒	肾精不足，心神不宁		本方兼能安神助眠，兼见虚烦不眠、惊悸多梦者，可选用本方

二、肾阳虚证

证候特点：经断前后，经行量多，经色淡暗，或崩中漏下，精神萎靡，面色晦暗，腰背冷痛，小便清长，夜尿频数，或面浮肢肿。舌质淡或胖嫩，舌边有齿印，舌苔薄白。脉沉细弱。

参芪二仙片

【药物组成】红参、黄芪、当归、仙茅、淫羊藿、巴戟天、黄柏、知母。

【功能主治】补肾填精，调补冲任，益气养血。

【用药指征】①症状：绝经前后，月经不调，经行量多，经色淡暗，精神萎靡，气短懒言，倦怠乏力，畏寒肢冷，腰膝酸软，小便清长，夜尿频数，或面浮肢肿。②舌象：舌质淡或胖嫩，舌边有齿印，舌苔薄白。③脉象：脉沉细弱，按之无力。

【选用要点】本方的辨证要点是肾阳虚衰，气血不足。临床运用时应以绝经前后，倦怠乏力，畏寒肢冷，腰膝酸软为使用要点。

【适用病症】绝经综合征。

【用法用量】口服。一次5片，一日2~3次。

【注意事项】①服本药时不宜同时服用藜芦、五灵脂、皂荚或其制剂；不宜喝茶和吃萝卜，以免影响药效。②忌食辛辣，少进油腻。③月经过多或淋漓不净者，应去医院诊治。

妇宁康片

【药物组成】人参、枸杞子、当归、熟地黄、赤芍、山茱萸、知母、黄柏、牡丹皮、石菖蒲、远志、茯苓、菟丝子、淫羊藿、巴戟天、蛇床子、狗脊、五味子。

【功能主治】补肾助阳，调整冲任，益气养血，安神解郁。

【用药指征】①症状：绝经前后，月经不调，经行量多，经色淡暗，精神萎靡，抑郁不安，面色晦暗，阴道干燥，小便清长，夜尿频数。②舌象：舌质淡或胖嫩，舌边有齿印，舌苔薄白。③脉象：脉沉细弱，按之无力。

【选用要点】本方的辨证要点是肾阳虚衰，心神失养。临床运用时应以绝经前后，抑郁不安，阴道干燥为使用要点。

【适用病症】绝经综合征。

【用法用量】口服。一次4片，一日3次。

【注意事项】①服本药时不宜同时服用藜芦、五灵脂、皂荚或其制剂；不宜喝茶和吃萝卜，以免影响药效。②忌食生冷，少进油腻。③月经过多或淋漓不尽者，应去医院诊治。④严重精神抑郁不安者，应去医院诊治。

【类药鉴别】

品名	辨证要点	临床应用要点	
		相似要点	个性特点
参芪二仙片	肾阳虚衰，气血不足	绝经前后，月经不调，经行量多，经色淡暗，倦怠乏力，畏寒肢冷，腰膝酸软，小便清长，夜尿频数	本方补气之力强于妇宁康片，症见气短懒言、倦怠乏力者，可选用本方
妇宁康片	肾阳虚衰，心神失养		本方补肾填精之力强于参芪二仙片，症见腰膝酸软、夜尿频数者，可选用本方

更年乐片（胶囊）

【药物组成】淫羊藿、牡蛎、知母、金樱子、黄柏、车前子、人参、当归、桑椹、核桃仁、鹿茸、补骨脂、续断、首乌藤、白芍、首乌（制）、牛膝、甘草、熟地黄。

【功能主治】养心养肾，调补冲任。

【用药指征】①症状：绝经前后，月经紊乱，经行量多，经色淡暗，精神萎靡，面色晦暗，夜寐不安，心悸耳鸣，多疑善感，烘热汗出，烦躁易怒，腰背酸痛，小便清长，夜尿频数。②舌象：舌质淡或胖嫩，舌边有齿印，舌苔薄白。③脉象：脉沉细弱，按之无力。

【选用要点】本方的辨证要点是肾阳虚衰，冲任不调。临床运用时应以绝经前后，心悸耳鸣，多疑善感，烘热汗出，烦躁易怒为使用要点。

【适用病症】绝经综合征。

【用法用量】口服。片：一次4片，一日3次。胶囊：一次4粒，一日3次。

【注意事项】①服本药时不宜同时服用藜芦、五灵脂、皂荚或其制剂；不宜喝茶和吃萝卜，以免影响药效。②忌食辛辣，少进油腻。③心悸症状明显者，应先去医院检查，在医师指导下用药。

【类药鉴别】

品名	辨证要点	临床应用要点	
		相似要点	个性特点
更年乐片（胶囊）	肾阳虚衰，冲任不调	绝经前后，月经不调，经行量多，经色淡暗，烘热汗出，夜寐不安，心悸耳鸣	本方温补肾阳，症见畏寒肢冷、夜尿频数等肾阳虚者，可选用本方
更年安胶囊（片、丸）	肾阴不足，虚阳上浮		本方滋补肾阴，症见面部烘热、手足心热等肾阴虚者，可选用本方

健脑灵片

【药物组成】五味子、甘草、柏子仁（霜）、鹿茸、白芍（酒炒）、酸枣仁（炒）、地黄、当归、肉苁蓉（制）、熟地黄、茯苓、川芎、红参。

【功能主治】滋肾，镇静，安神。

【用药指征】①症状：绝经前后，月经紊乱，经行量多，经色淡暗，精神萎靡，面色晦暗，腰背冷痛，头晕，失眠多梦，神经衰弱，小便清长，夜尿频数，或面浮肢肿。②舌象：舌质淡或胖嫩，舌边有齿印，舌苔薄白。③脉象：脉沉细弱，按之无力。

【选用要点】本方的辨证要点是肾阳虚衰，心神不宁。临床运用时应以绝经前后，腰背冷痛，夜尿频数，失眠多梦为使用要点。

【适用病症】绝经综合征。

【用法用量】口服。一次4~5片，一日3次。

【注意事项】①服本药时不宜同时服用藜芦、五灵脂、皂荚或其制剂；不宜喝茶和吃萝卜，以免影响药效。②忌烟、酒及辛辣、油腻食物。③服药期间要保持情绪乐观，切忌生气恼怒。

龙凤宝片（胶囊）

【药物组成】淫羊藿、山楂、党参、白附片、玉竹、肉苁蓉、黄芪、牡丹皮、冰片。

【功能主治】补肾壮阳，健脾益气，宁神益智。

【用药指征】①症状：绝经前后，月经紊乱，经行量多，经色淡暗，精神萎靡，面色晦暗，腰背冷痛，纳差食少，倦怠乏力，小便清长，夜尿频数。②舌象：舌质淡或胖嫩，边有齿印，苔薄白。③脉象：脉沉细弱，按之无力。

【选用要点】本方的辨证要点是肾阳虚衰，心脾气虚。临床运用时应以绝经前后，腰背冷痛，夜尿频数，纳差食少为使用要点。

【适用病症】绝经综合征。

【用法用量】口服。片：一次3片，一日3次。胶囊：一次2粒，一日3次。

【注意事项】①忌辛辣、生冷、油腻食物。②本品宜饭前服用。③凡阴虚阳亢、血分有热、胃火炽盛、肺有痰热、外感热病者慎服。

【类药鉴别】

品名	辨证要点	临床应用要点	
		相似要点	个性特点
健脑灵片	肾阳虚衰，心神不宁	绝经前后，月经紊乱，经行量多，经色淡暗，腰背冷痛，小便清长，夜尿频数	本方温补肾阳之力强于龙凤宝片，症见腰背冷痛、夜尿频数者，可选用本方
龙凤宝片（胶囊）	肾阳虚衰，心脾气虚		本方兼能健脾益气，兼见倦怠乏力、纳差食少者，可选用本方

三、肾阴阳两虚证

证候特点：经断前后，月经紊乱，量少或多，畏寒肢冷，五心烦热，或乍寒乍热，烘热汗出，头晕耳鸣，失眠健忘，腰膝酸软，腰背冷痛，小便清长，夜尿频数。舌淡，舌苔薄白。脉沉弱。

更年灵胶囊（片）

【药物组成】淫羊藿、女贞子、维生素 B_1、维生素 B_6、谷维素。

【功能主治】温肾益阴，调补阴阳。

【用药指征】①症状：绝经前后，月经紊乱，乍寒乍热，烘热汗出，头晕耳鸣，注意力不易集中，情绪波动大，记忆力减退，心烦失眠，畏寒怕冷，腰膝酸软。②舌象：舌质淡，舌苔薄白。③脉象：脉沉细或沉弱。

【选用要点】本方的辨证要点是肾阴阳两虚。临床运用时应以绝经前后，乍寒乍热，情绪波动大，腰膝酸软为使用要点。

【适用病症】绝经综合征。

【用法用量】口服。胶囊：一次 1~2 粒，一日 3 次。片：一次 1~2 片，一日 3 次。

【注意事项】①忌食辛辣、生冷、油腻食物。②胃及十二指肠溃疡患者慎用。③伴有月经紊乱者，应在医师指导下服用。

【类药鉴别】

品名	辨证要点	临床应用要点	
		相似要点	个性特点
更年灵胶囊（片）	肾阴阳两虚	绝经前后，月经紊乱，经行量多，经色淡暗，面部潮红，烘热汗出	本方适用于肾阴肾阳两虚者
更年宁	肾阴不足，肝郁脾虚		本方适用于肾阴亏虚者

更年舒片

【药物组成】熟地黄、龟甲（炒）、鹿角霜、阿胶、淫羊藿、五味子、当归、益母草（四制）、牡丹皮、艾叶（四制）、茯苓、泽泻、山药、砂仁、谷维素、维生素 B_6。

【功能主治】滋补肝肾，养阴补血，化瘀调经，调气温肾，营养神经，调节代谢功能。

【用药指征】①症状：绝经前后，月经不调，夹有血块，乍寒乍热，烘热汗出，头晕耳鸣，心烦失眠，心悸，注意力不易集中，情绪波动大，记忆力减退，腰背冷痛，纳差食少，小便清长，夜尿频数。②舌象：舌质淡，舌苔薄白。③脉象：脉沉弱，按之无力。

【选用要点】本方的辨证要点是肾阴阳两虚。临床运用时应以绝经前后，腰背冷痛，纳差食少为使用要点。

【适用病症】绝经综合征。

【用法用量】口服。一次5片，一日3次。

【注意事项】①忌食辛辣，少进油腻。②胃及十二指肠溃疡患者慎用。③月经过多或淋漓不尽者，应去医院诊治。④心悸症状明显者，应去医院诊治。

【类药鉴别】

品名	辨证要点	临床应用要点	
		相似要点	个性特点
更年舒片	肾阴阳两虚	经断前后，月经紊乱，量少或多，畏寒肢冷，五心烦热，或乍寒乍热，烘热汗出	本方滋阴益阳之力强于更年灵胶囊，症状显著者，可选用本方
更年灵胶囊（片）	肾阴阳两虚		本方滋阴益阳之力弱于更年舒片，症状轻微者，可选用本方

佳蓉片（丸）

【药物组成】熟地黄、倒卵叶五加、菟丝子（制）、肉苁蓉（制）、枸杞子、女贞子（制）、附子（制）、山药、茯苓、泽泻、牡丹皮、肉桂。

【功能主治】滋阴扶阳，补肾益精。

【用药指征】①症状：绝经前后，月经紊乱，乍寒乍热，烘热汗出，头晕耳鸣，失眠健忘，畏寒怕冷，腰膝酸软，腰背冷痛，小便清长，夜尿频数。②舌象：舌质淡，舌苔薄白。③脉象：脉沉弱，按之无力。

【选用要点】本方的辨证要点是肾阴阳两虚。临床运用时应以绝经前后，乍

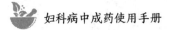

寒乍热，腰背冷痛为使用要点。

【**适用病症**】绝经综合征。

【**用法用量**】口服。片：一次 4~5 片，一日 3 次。丸：一次 2~2.5 克，一日 3 次。

【**注意事项**】①忌食生冷，少进油腻。②月经过多或淋漓不净者，应去医院诊治。

第三章

带下病用药

　　带下，又称白带，是成年女性所特有的生理现象，分为生理性带下和病理性带下。女性从青春期开始，其阴道常有白色或透明、无特殊气味的黏液存在，量不多，津津常润，是为生理性带下。此种带下在排卵期、月经前期或妊娠早期增多，是正常现象，不作病论。如果平时带下量增多或减少，色、质、气味发生异常，或伴有全身或局部症状，则属于病理性带下，称为带下病。

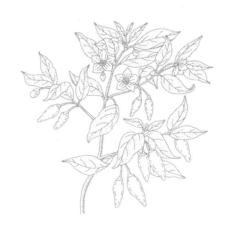

第一节　带下过多

带下量明显增多，称为带下过多。本病的发生主要与湿邪有关。湿邪的来源有内、外两种。

因于内湿者，多与脾虚、肾虚有关。脾虚运化失司，水谷精微不能上输以化血，反聚而成湿，流注下焦，伤及任脉、带脉而为带下过多；肾阳亏虚，命门火衰，任脉、带脉失约；或因肾气不固，封藏失职，精液滑脱而致带下过多。

因于外湿者，多因居处潮湿，或涉水淋雨，或不洁性交，或阴部手术消毒不严，损伤任脉、带脉而致带下过多。

针对上述病因，白带量多的患者在积极治疗的同时，还需注意日常防护。

（1）准备专用的水盆及浴巾，定期清洗外阴，保持外阴清洁。

（2）勤换内衣、内裤，洗净的衣裤放在太阳底下暴晒。

（3）注意经期、产后卫生，淋浴为好，禁止盆浴。

（4）经期不要冒雨涉水，以免感受湿邪。

（5）对于交叉感染的带下病，在治疗期间禁止性生活，性伴侣应同时接受治疗。禁止游泳和使用公共洁具。

一、脾虚证

证候特点：带下量多、绵绵不断、色白或淡黄、质地稀薄、如鼻涕或唾液、无特殊气味，伴有面色苍白或萎黄，倦怠乏力，饮食乏味，食量减少，大便不成形。舌质淡胖，舌苔白或白厚腻。脉濡缓或细弱。

妇科白带片（膏、胶囊）

【**药物组成**】白术（炒）、苍术、陈皮、荆芥、党参、甘草、柴胡、山药、车前子（炒）、白芍（炒）。

【**功能主治**】健脾疏肝，除湿止带。

【**用药指征**】①症状：带下量多、绵绵不断、色白、质地稀薄、无明显异臭气味，面色萎黄或无华，倦怠乏力，腰膝及四肢沉重，胸闷纳呆，或泛恶，食少纳差，大便稀溏。②舌象：舌体胖大，舌质淡白，舌苔白腻或滑润。③脉象：脉濡缓或沉细，按之无力。

【选用要点】本方的辨证要点是脾虚湿盛。临床运用时应以带下量多、色白、质稀，大便稀溏，食少纳差为使用要点。

【适用病症】慢性盆腔炎，慢性宫颈炎，阴道炎等。

【用法用量】口服。片：一次4~5片，一日2次。膏：一次15克，一日2次。胶囊：一次4~5粒，一日2次。

【注意事项】①带下色黄、质黏稠、气味臭者忌用。②忌食生冷，少吃油腻食物及甜食。③平时可用山药、莲子、芡实煮粥食用。

参术止带糖浆

【药物组成】党参、苍术、白术、车前子、山药、陈皮、白芍、荆芥、柴胡、甘草。

【功能主治】补中健脾，疏肝解郁，化湿止带。

【用药指征】①症状：带下量多、绵绵不断、色白、质地稀薄、无明显异臭气味，面色萎黄或无华，倦怠乏力，腰膝及四肢沉重，胸闷纳呆，或泛恶，食少纳差，大便稀溏。②舌象：舌体胖大，舌质淡白，舌苔白腻或滑润。③脉象：脉濡缓或沉细，按之无力。

【选用要点】本方的辨证要点是脾虚湿盛。临床运用时应以带下量多、色白、质稀，大便稀溏，纳差乏力为使用要点。

【适用病症】慢性盆腔炎，慢性宫颈炎，阴道炎等。

【用法用量】口服。一次35毫升，一日3次。

【注意事项】①带下色黄、质黏稠、气味臭者忌用。②忌食生冷，少吃油腻食物及甜食。③糖尿病患者慎用。

【类药鉴别】

品名	辨证要点	临床应用要点	
		相似要点	个性特点
妇科白带片（膏、胶囊）	脾虚湿盛	两方名称虽异，但药物组成相同，功效主治一致	本方为片剂，不好消化，胃病患者慎用
参术止带糖浆	脾虚湿盛		本方为糖浆剂，含糖量高，糖尿病患者慎用

除湿白带丸

【药物组成】党参、白术（麸炒）、山药、白芍、芡实、车前子（炒）、白果仁、苍术、陈皮、当归、荆芥（炒）、柴胡、黄柏（炭）、茜草、海螵蛸、牡蛎（煅）。

【功能主治】健脾益气，除湿止带。

【用药指征】①症状：带下量多、绵绵不断、色白或淡黄、质地稍黏稠、无臭气，面色萎黄，精神疲倦，腰膝及四肢沉重，食少纳差，大便稀溏不成形，有排不尽感。②舌象：舌体胖大，舌质淡红，舌苔白腻或淡黄腻。③脉象：脉缓弱。

【选用要点】本方的辨证要点是脾虚湿盛，兼有化热。临床运用时应以带下量多、色淡黄、质地稍黏稠，大便稀溏，食少纳差为使用要点。

【适用病症】慢性盆腔炎，慢性宫颈炎，阴道炎等。

【用法用量】口服。一次6~9片，一日2次。

【注意事项】①带下色黄、质黏稠、气味臭者忌用。②忌食生冷、辛辣、油腻食物及甜食。

【类药鉴别】

品名	辨证要点	临床应用要点	
		相似要点	个性特点
妇科白带片	脾虚湿盛	白带量多、质地清稀、无特殊气味，伴随脾虚症状，如大便稀溏、纳差、乏力	本方由完带汤组成。适用于发病时间不长、病情较轻者
除湿白带丸	脾虚湿盛，兼有化热		本方以完带汤为主，增加了清热燥湿药、收涩止带药，较上方止带力强，兼能清热。适用于脾虚带下日久不愈，兼有一定化热轻证者

二、肾虚证

证候特点：带下日久量多、绵绵不断、质地清稀如水，面色晦暗，畏寒肢冷，腰膝酸软，小腹冰冷，小便清长，或夜尿频多，大便溏薄。舌质淡红，舌苔白润。脉沉迟。

调经白带丸

【药物组成】党参、鱼鳔（制）、艾叶（醋制）、龙骨、牡丹皮、玉竹、仙茅、白芍、淫羊藿、女贞子、芡实、补骨脂、泽泻、制何首乌、锁阳（蒸）、桑寄生（盐制）、木瓜、石斛、菟丝子（盐水制）、阿胶、牛膝、龟甲（醋制）、牡蛎（煅）、当归、金樱子、茯苓、山药、续断、磁石（煅）、木香、陈皮、覆盆子、五味子、北沙参。

【功能主治】调经补血，滋肾养阴。

【用药指征】①症状：带下日久、色白、量多、质地清稀、淋漓不止、无味或有腥味，面色晦暗，腰膝酸软，神疲乏力，少气懒言，头晕耳鸣，食少便溏，形寒畏冷。②舌象：舌体胖大，舌质淡嫩，苔白滑。③脉象：脉沉弱，或沉细无力。

【选用要点】本方的辨证要点是肾虚不固。临床运用时应以带下日久、色白、量多、质地清稀，腰膝酸软，头晕耳鸣为使用要点。

【适用病症】宫颈糜烂，感染性阴道炎，滴虫性阴道炎等。

【用法用量】口服。一次9~15克，一日2次。

【注意事项】①带下色黄、质黏稠、气味臭者忌用。②少吃生冷、油腻、辛辣食物。③注意保暖，节制房事。

【类药鉴别】

品名	辨证要点	临床应用要点	
		相似要点	个性特点
调经白带丸	肾虚不固	白带量多、质地清稀、无特殊气味	伴随肾虚症状，如腰膝酸软、头晕耳鸣等，可选用本方
除湿白带丸	脾虚湿盛，兼有化热		伴随脾虚症状，如大便溏泄、纳差食少等，可选用本方

妇宝颗粒

【药物组成】地黄、忍冬藤、续断（盐炙）、杜仲叶（盐炙）、麦冬、川楝子（炒）、白芍（酒炒）、延胡索（醋制）、甘草、侧柏叶（炒）、莲房（炭）、大血藤。

【功能主治】益肾和血，理气止痛。

【用药指征】①症状：带下量多、绵绵不断、赤白相兼，小腹隐隐作痛，胀痛下坠，头晕耳鸣，腰膝酸软，或小腹隐痛。②舌象：舌质淡暗，有瘀点，舌苔白润。③脉象：脉沉涩。

【选用要点】本方的辨证要点是肾虚夹瘀。临床运用时应以带下量多、赤白相兼，腰膝酸软，舌质淡暗为使用要点。

【适用病症】慢性盆腔炎，慢性宫颈炎，阴道炎等。

【用法用量】口服。开水冲服，一次10克，一日2次。

【注意事项】①带下色黄、质黏稠、气味臭者忌用。②忌辛辣、生冷、油腻食物。③患有糖尿病、高血压、心脏病、肝病、肾病等慢性病严重者，应在医师指导下服用。

【类药鉴别】

品名	辨证要点	临床应用要点	
		相似要点	个性特点
调经白带丸	肾虚不固	白带量多、绵绵不断，头晕耳鸣，腰膝酸软	本方补肾之力较强，适合肾虚症状明显者，带下表现为白色
妇宝颗粒	肾虚夹瘀		本方补肾之力不及调经白带丸，兼能清热利湿，适合带下表现为赤白相兼者

三、脾肾两虚证

证候特点：带下量多、绵绵不断、色白或微黄、质地清稀、无甚臭味，并伴见脾虚、肾虚表现。脾虚可见面色萎黄，倦怠乏力，少气懒言，纳食乏味，大便稀溏；肾虚可见面色晦暗，腰膝酸软，时时畏寒。舌体胖大，舌质淡嫩，舌苔白润。脉濡缓或沉细无力。

复方白带丸

【药物组成】白术（麸炒）、柴胡、莲须、墓头回、牡蛎、龙骨、人参、甘草（炙）、鸡冠花、陈皮、山药、茯苓、当归（酒制）、补骨脂（盐炒）、芡实（炒）。

【功能主治】健脾益气，固肾止带。

【用药指征】①症状：带下量多、绵绵不断、色白或淡黄、质地清稀、无臭味，面色萎黄，四肢乏力，食少纳差，大便不成形，腰膝酸软，头晕耳鸣。②舌象：舌体胖大，舌质淡红，舌苔白润。③脉象：脉沉细，按之无力。

【选用要点】本方的辨证要点是脾肾两虚。临床运用时应以带下量多、色白或淡黄、质地清稀，伴见脾肾两虚的脉证为使用要点。

【适用病症】慢性宫颈炎，阴道炎，慢性盆腔炎等。

【用法用量】口服。一次1丸，一日2~3次。

【注意事项】①带下色黄、质黏稠、气味臭者忌用。②忌辛辣、生冷、油腻食物。③糖尿病患者慎用。

千金止带丸

【药物组成】白术、党参、小茴香、杜仲、当归、鸡冠花、椿根皮、川芎、牡蛎。

【功能主治】健脾补肾，调经止带。

【用药指征】①症状：带下量多、绵绵不断、色白或淡黄、质清稀、无臭气，经行后期或行经后腹痛，其痛绵绵，喜温喜按，面色无华，四肢乏力，纳差便溏，腰膝酸软，头晕耳鸣。②舌象：舌体胖大，舌质淡红，舌苔白润。③脉象：脉沉细，按之无力。

【选用要点】本方的辨证要点是脾肾两虚。临床运用时应以带下量多、绵绵不断、色白或淡黄、质清稀、无臭味，月经表现为经行后期或行经后腹痛为使用要点。

【适用病症】慢性盆腔炎，慢性宫颈炎，宫颈糜烂等。

【用法用量】口服。一次6~9克，一日2~3次。

【注意事项】①带下色黄、质黏稠、气味臭者忌用。②忌辛辣、生冷、油腻食物。③感冒发热患者不宜服用。④患有高血压、心脏病、肝病、糖尿病、肾病等慢性病严重者，应在医师指导下服用。

【类药鉴别】

品名	辨证要点	临床应用要点	
		相似要点	个性特点
复方白带丸	脾肾两虚	白带量多、质地清稀、无特殊气味，伴随脾肾两虚，如四肢乏力、纳差便溏、腰膝酸软、头晕耳鸣	本方以健脾药多于补肾药为主，兼收涩止带，适用于脾肾两虚偏于脾虚者
千金止带丸	脾肾两虚		本方在健脾补肾的基础上加入了行气、和血、调经药，适用于脾肾两虚所致的白带量多兼有月经不调者

白带净丸

【药物组成】茯苓、山药（炒）、龙骨（煅）、牡蛎（煅）、芡实、椿皮、杜仲（盐炒）、葛根、青黛、薏苡仁、续断（酒炒）、天花粉、粉萆薢、赤石脂（煅）、肉豆蔻。

【功能主治】健脾利湿，清热止带。

【用药指征】①症状：带下日久、量多、色白或黄、质黏稠或清稀、略有臭味，面色萎黄，倦怠乏力，纳差便溏，腰膝酸软，头晕耳鸣，前阴瘙痒或灼热，小便色黄。②舌象：舌质红，舌苔黄腻。③脉象：脉濡数，按之无力。

【选用要点】本方的辨证要点是脾肾两虚，兼有湿热。临床运用时应以带下量多、质黏稠、略有臭味，伴随有纳差便溏、腰膝酸软等脾肾两虚表现为使用要点。

【适用病症】慢性宫颈炎，阴道炎，慢性盆腔炎等。

【用法用量】口服。一次6克，一日2次。

【注意事项】①带下色黄、质黏稠、气味臭者忌用。②忌食辛辣，少进油腻。③感冒时不宜服用本药。

温经白带丸

【药物组成】鹿角霜（醋炒）、牡蛎（煅）、莲须、陈皮（制）、龙骨（煅）、黄柏（盐炒）、白术（土炒）、厚朴（姜制）、核桃仁、茯苓、赤芍、车前子（炒）、柴胡、苍术（麸炒）。

【功能主治】温经散寒，祛湿，固涩止带。

【用药指征】①症状：带下量多、色白或黄、质地黏稠、略有臭味，食少便溏，腰膝酸软，神疲乏力。②舌象：舌体胖大，舌质淡红，舌苔黄腻。③脉象：脉濡数，或滑数，按之濡。

【选用要点】本方的辨证要点是脾肾两虚，兼下焦湿热。临床运用时应以带下量多、质地黏稠、略有臭味，伴随有月经不调、头晕眼花、腰膝酸软为使用要点。

【适用病症】慢性宫颈炎，阴道炎，慢性盆腔炎等。

【用法用量】口服。水蜜丸，一次6~9克；大蜜丸，一次1丸，一日2次。

【注意事项】①带下色黄、质黏稠、气味臭者忌用。②忌辛辣、生冷、油腻食物。③服药期间不宜喝茶和吃萝卜，不宜同时服用藜芦、五灵脂、皂荚或其制剂。④糖尿病患者慎用。

【类药鉴别】

品名	辨证要点	临床应用要点	
		相似要点	个性特点
白带净丸	脾肾两虚，兼有湿热	带下量多、色白或黄、质黏稠、有臭味，伴随脾肾两虚，如大便稀溏、腰膝酸软、头晕眼花等	本方治脾肾两虚以脾虚为主，故脾虚症状明显者，可选用此方
温经白带丸	脾肾两虚，兼下焦湿热		本方治脾肾两虚以肾虚为主，故肾虚症状明显者，可选用此方

四、下焦寒湿证

证候特点：带下绵绵、量多、质地清稀、有腥味，腰膝酸软，四肢不温，畏寒怕冷，少腹冷痛，得温则减，得寒加剧。舌质淡嫩，舌苔白润。脉沉细。

二益丸

【药物组成】肉豆蔻（煨）、山奈、砂仁（盐水炒）、海螵蛸、附子（黑顺片）、橘红、蛇床子（盐水炒）、木香、甘草（蜜炙）、白芷、龙骨（煅）、肉桂、吴茱萸（盐水炒）、当归（酒浸）、花椒（微炒）、丁香、细辛、母丁香、檀香、豆蔻、枯矾、朱砂。

【功能主治】调经止带，温暖子宫。

【用药指征】①症状：带下量多、绵绵不断、色白、质地清稀、有腥味，腰膝酸软，少腹冷痛，四肢不温，时时畏寒，腹痛，得寒则剧，得温则减。②舌象：舌体胖大，舌质淡嫩，舌苔白滑。③脉象：脉沉细迟，按之无力，或沉细而紧。

【选用要点】本方的辨证要点是下焦寒湿。临床运用时应以带下量多、色白、质地清稀、有腥味，腰膝酸软，少腹冷痛为使用要点。

【适用病症】宫颈糜烂，感染性阴道炎，滴虫性阴道炎等。

【用法用量】口服。黄酒或温开水送服，一次1~2丸，一日2次。

【注意事项】①带下色黄、质黏稠、气味臭者忌用。②忌生冷食物。③如长

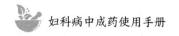

期服用，应在医师指导下服用。④孕妇禁用。

愈带丸

【药物组成】 当归、白芍、芍药花、熟地黄、艾叶（炒炭）、棕榈炭、蒲黄（炒）、百草霜、鸡冠花、香附（醋炙）、木香、知母、黄柏、牛膝、干姜（微炒）、肉桂（炒焦）、甘草（蜜炙）。

【功能主治】 益气调经，散寒止带。

【用药指征】 ①症状：带下量多、色白、质地清稀、有腥味，或混杂有血丝，月经色淡，质地清稀，腰膝及小腹冷痛，遇寒加剧，面色无华，口唇色淡，头晕心悸。②舌象：舌质淡润，舌苔白滑。③脉象：脉沉濡，或沉细，按之无力。

【选用要点】 本方的辨证要点是下焦寒湿，血虚气滞。临床运用时应以带下量多、色白、质地清稀、有腥味，或混杂有血丝，月经色淡，腰膝及小腹冷痛为使用要点。

【适用病症】 宫颈糜烂，感染性阴道炎，滴虫性阴道炎等。

【用法用量】 口服。一次 6 克，一日 2 次。

【注意事项】 ①带下色黄、质黏稠、气味臭者忌用。②忌生冷食物。③孕妇禁用。④感冒时不宜服用。

【类药鉴别】

品名	辨证要点	临床应用要点	
		相似要点	个性特点
二益丸	下焦寒湿	带下量多、色白、质清稀、有腥味，伴随腰膝酸软、时时畏寒、四肢不温	本方散寒之力大，寒湿偏盛者适用此方
愈带丸	下焦寒湿，血虚气滞		本方散寒之力弱于二益丸，但兼能养血调经，兼有气血虚弱引起的月经不调者，可选用本方

五、湿热下注证

证候特点： 带下量多、色黄或黄绿，或呈脓性，质地黏稠，或呈泡沫状，有臭气，或带下色白质黏，呈豆腐渣样，外阴瘙痒、灼热、疼痛，口苦口腻，胸闷纳呆，小腹疼痛，小便短赤，大便秘结。舌质红，舌苔黄腻。脉滑数。

苦参片（胶囊）

【**药物组成**】苦参。

【**功能主治**】清热燥湿，杀虫。

【**用药指征**】①症状：带下色黄、质黏稠、有臭味，小便赤涩，大便黏滞不爽，肛门灼热，口苦心烦。②舌象：舌质红，舌苔黄腻。③脉象：脉滑数，或濡数，按之有力。

【**选用要点**】本方的辨证要点是湿热下注。临床运用时应以带下色黄、质黏稠、有臭味为使用要点。

【**适用病症**】宫颈糜烂，感染性阴道炎，滴虫性阴道炎等。

【**用法用量**】口服。片：一次4~6片，一日3次。胶囊：一次4~6粒，一日3次。

【**注意事项**】①带下色白、质地稀薄、无气味者忌用。②忌食辛辣食物及发物，如辣椒、洋葱、大蒜、韭菜、香菜、牛肉、虾、海鲜等。③有胃病史的患者不宜服用此药。

白带丸

【**药物组成**】黄柏（酒炒）、椿皮、白芍、当归、香附。

【**功能主治**】清热，除湿，止带。

【**用药指征**】①症状：带下色黄、质黏稠、有异臭气味，或白带中混杂有血丝，阴部灼热、瘙痒，或刺痛，小便色黄，大便黏滞不爽，或少腹疼痛，或大便秘结。②舌象：舌质红，舌苔黄腻。③脉象：脉弦滑数，或濡数。

【**选用要点**】本方的辨证要点是湿热下注。临床运用时应以带下色黄、质地黏稠、有异臭气味为使用要点。

【**适用病症**】慢性盆腔炎，细菌性阴道炎，滴虫性阴道炎等。

【**用法用量**】口服。一次6片，一日2次。

【**注意事项**】①带下色白、质地稀薄、无气味者忌用。②忌食辛辣食物及发物，如辣椒、洋葱、大蒜、韭菜、香菜、牛肉、虾、海鲜等。

治带片（胶囊）

【药物组成】 墓头回、苦参、金樱子、知母（盐炒）、苍术。

【功能主治】 清热利湿，止带。

【用药指征】 ①症状：带下量多、色黄、质地黏稠、有臭味，阴部灼热瘙痒，口干口苦，小便赤涩，大便黏滞不爽。②舌象：舌质红，舌苔黄腻。③脉象：脉弦滑数。

【选用要点】 本方的辨证要点是湿热下注。临床运用时应以带下量多、色黄、质地黏稠，有臭味为使用要点。

【适用病症】 慢性盆腔炎，阴道炎，慢性宫颈炎等。

【用法用量】 口服。片：一次5~8片，一日2~3次。胶囊：一次5~8粒，一日2~3次。

【注意事项】 ①带下色白、质地稀薄、无气味者忌用。②忌食辛辣食物及发物，如辣椒、洋葱、大蒜、韭菜、香菜、牛肉、虾、海鲜等。

【类药鉴别】

品名	辨证要点	临床应用要点	
		基本要点	个性特点
苦参片（胶囊）	湿热下注	带下量多、色黄、质黏稠、有臭味	本方单味应用，力专而效宏，还可用于治疗下焦湿热所致的肠炎、热淋、湿疹、湿疮。本方对胃有一定刺激，有胃病病史者慎用
白带丸	湿热下注		本方清热燥湿之力弱于治带片，兼能行气解郁、养血活血，兼有气滞血虚者，可选用本方
治带片（胶囊）	湿热下注		本方清热燥湿之力强于白带丸，带下量多、质地黏稠、有臭味等症状较严重者，可选用本方

盆炎净片（咀嚼片、胶囊、颗粒、口服液）

【药物组成】 忍冬藤、鸡血藤、狗脊、蒲公英、益母草、车前草、赤芍、川芎。

【功能主治】 清热利湿，和血通络，调经止带。

【用药指征】 ①症状：带下量多、色白或黄、味臭，腰骶酸痛，小腹疼痛，或月经紊乱。②舌象：舌质暗红，舌苔厚腻。③脉象：脉沉数。

【选用要点】本方的辨证要点是下焦湿热，瘀阻冲任。临床运用时应以带下量多、色白或黄、味臭，月经紊乱为使用要点。

【适用病症】慢性盆腔炎等。

【用法用量】口服。片：一次4片，一日3次。咀嚼片：口腔中咀嚼或吮服溶化后吞服。一次5片，一日3次。胶囊：一次4粒，一日3次。颗粒：开水冲服，一次1袋，一日2次。口服液：一次10毫升，一日3次。

【注意事项】①带下色白、质地稀薄、无气味者忌用。②忌食辛辣食物及发物，如辣椒、洋葱、大蒜、韭菜、香菜、牛肉、虾、海鲜等。③孕妇禁用。④月经期间或患有其他出血症的患者禁用本品。

抗宫炎片（分散片、丸、胶囊、软胶囊、颗粒）

【药物组成】广东紫珠干浸膏、益母草干浸膏、乌药干浸膏。

【功能主治】清热，祛湿，化瘀，止带。

【用药指征】①症状：带下量多、色白或黄或如血色、质地黏稠、有臭味，前阴灼热，瘙痒，小腹疼痛，拒按，小便赤涩，大便秘结或不畅。②舌象：舌质红，舌苔黄腻。③脉象：脉滑数有力。

【选用要点】本方的辨证要点是下焦湿热，兼有血瘀。临床运用时应以带下量多、色白或黄或如血色、质地黏稠、有臭味，小腹疼痛拒按为使用要点。

【适用病症】宫颈糜烂等。

【用法用量】口服。片：一次6片，一日3次。分散片：口服或加水分散均匀后服用，一日6片，一日3次。丸：一次1袋，一日3次。胶囊：一次3粒，一日3次，或遵医嘱。软胶囊：一次4粒，一日3次。颗粒：开水冲服。一次1袋，一日3次。

【注意事项】①忌食辛辣、生冷、油腻食物。②带下清稀者不宜选用。带下伴阴痒或有赤带者，应去医院就诊。③脾胃虚弱，尤其是脾胃虚寒者慎用；月经量多者不宜服用。④伴有尿频、尿急、尿痛者，应去医院就诊。⑤服后偶见头晕，多可自行消失，不必停药。

宫炎平片（分散片、滴丸、胶囊）

【药物组成】地稔、两面针、当归、五指毛桃、穿破石。

【功能主治】清热利湿，祛瘀止痛，收敛止带。

【用药指征】①症状：小腹胀痛，时轻时重，腰痛，带下量多、色黄、有味，月经先后不定期，月经量多，月经颜色偏暗、有血块、质地黏稠，甚则有臭味。②舌象：舌质暗红，舌苔黄腻。③脉象：脉滑数。

【选用要点】本方的辨证要点是湿热瘀阻。临床运用时应以带下量多、色黄、有味，月经颜色偏暗、有血块为使用要点。

【适用病症】宫颈糜烂，慢性盆腔炎等。

【用法用量】口服。片：一次3~4片，一日3次。分散片：一次3~4片，一日3次。滴丸：一次15~20丸，一日3次。胶囊：一次3~4粒，一日3次。

【注意事项】①带下色白、质地稀薄、无气味者忌用。②月经量多者忌用。③忌食辛辣食物及发物，如辣椒、洋葱、大蒜、韭菜、香菜、牛肉、虾、海鲜等。

【类药鉴别】

品名	辨证要点	临床应用要点	
		基本要点	个性特点
盆炎净片（咀嚼片、胶囊、颗粒、口服液）	下焦湿热，瘀阻冲任	带下量多、色黄、质黏稠、有臭味	本方清热解毒之力较强，症见带下偏黄，臭味较甚者，可选用本方
抗宫炎片（分散片、丸、胶囊、软胶囊、颗粒）	下焦湿热，兼有血瘀		本方除清热利湿外，兼有理气止痛之功，兼见小腹疼痛者，可选用本方
宫炎平片（分散片、滴丸、胶囊）	湿热瘀阻		本方活血化瘀之力较强，兼见月经颜色偏暗、有血块、质地黏稠者，可选用本方

调经止带丸

【药物组成】熟地黄、香附（制）、远志（甘草制）、川芎（酒炒）、海螵蛸、赤石脂（煅）、当归、白芍（酒炒）、椿皮、牡蛎（煅）、黄柏（盐炒）。

【功能主治】补血调经，清热利湿。

【用药指征】①症状：带下日久、量多色黄，或混杂血丝，或色褐浊，质地黏稠，有臭味，面色无华，头晕心悸，倦怠乏力，胸胁及乳房作胀，嗳气不舒，月经不调，阴部灼热或瘙痒，口干口苦，胸胁胀闷，小便色黄，大便黏滞不爽。②舌象：舌质红，舌苔黄腻。③脉象：脉濡数，按之无力。

【选用要点】本方的辨证要点是下焦湿热，兼血虚气滞。临床运用时应以带下日久，量多色黄，有臭味，胸胁及乳房作胀，月经不调为使用要点。

【适用病症】慢性盆腔炎，阴道炎等。

【用法用量】口服。一次9~12克，一日1~2次。

【注意事项】①带下色白、质地稀薄、无气味者忌用。②忌食辛辣食物及发物，如辣椒、洋葱、大蒜、韭菜、香菜、牛肉、虾、海鲜等。③糖尿病患者慎用。④不宜与感冒药同时服用。

妇科分清丸

【药物组成】当归、白芍、川芎、地黄、栀子、黄连、石韦、海金沙、甘草、关木通、滑石。

【功能主治】清热利湿，活血止痛。

【用药指征】①症状：带下色黄、质地黏稠、有臭味，小便赤涩、频数、灼热、刺痛，口苦或口渴，心烦。②舌象：舌质红，舌苔黄腻。③脉象：脉滑数有力。

【选用要点】本方的辨证要点是下焦湿热。临床运用时应以带下色黄、质地黏稠、有臭味，小便赤涩为使用要点。

【适用病症】盆腔炎，阴道炎等。

【用法用量】口服。一次9克，一日2次。

【注意事项】①带下色白、质地稀薄、无气味者忌用。②忌食辛辣食物及发物，如辣椒、洋葱、大蒜、韭菜、香菜、牛肉、虾、海鲜等。③孕妇慎用。

妇科止带片（胶囊）

【药物组成】椿皮、五味子、黄柏、龟板、茯苓、阿胶、山药。

【功能主治】清热燥湿，收敛止带。

【用药指征】①症状：带下量多、色黄，或白，或赤，或褐，或混杂有血丝，质地黏稠，有臭味，阴部灼热、瘙痒、刺痛，小便赤涩，大便黏滞不爽，或少腹疼痛，或大便秘结，五心烦热，骨蒸盗汗。②舌象：舌质红，少苔，或舌根部黄腻苔。③脉象：脉弦细数，或濡数，按之有力。

【选用要点】本方的辨证要点是湿热下注，兼有阴伤。临床运用时应以带下量多、色黄、质地黏稠、有臭味，五心烦热为使用要点。

【适用病症】慢性子宫颈炎，子宫内膜炎，阴道黏膜炎等。

【用法用量】口服。一次4~6片，一日2~3次。

【注意事项】①带下色白、质地稀薄、无气味者忌用。②忌食辛辣食物及发物，如辣椒、洋葱、大蒜、韭菜、香菜、牛肉、虾、海鲜等。

【类药鉴别】

品名	辨证要点	临床应用要点	
		基本要点	个性特点
调经止带丸	下焦湿热，兼血虚气滞	带下量多、色黄、质黏稠、有臭味	本方兼能养血活血、行气解郁，症见胸胁及乳房作胀、月经不调者，可选用本方
妇科分清丸	下焦湿热		本方兼能利尿通淋，症见小便赤涩、频数、灼热、刺痛者，可选用本方
妇科止带片	湿热下注，兼有阴伤		本方兼能滋养真阴，症见五心烦热、骨蒸盗汗者，可选用本方

白带净胶囊

【药物组成】白矾、冰片、滑石、雄黄、硼砂、儿茶。

【功能主治】燥湿，止带，杀虫。

【用药指征】①症状：带下量多、色白或色黄如脓、呈泡沫或米泔样、气味腥臭，外阴灼热瘙痒。②舌象：舌质红，舌苔黄腻。③脉象：脉滑数。

【选用要点】本方的辨证要点是湿热下注。临床运用时应以带下量多、色白或色黄如脓、呈泡沫或米泔样、气味腥臭为使用要点。

【适用病症】非特异性阴道炎，滴虫性阴道炎。

【用法用量】外用。将药塞入阴道深处，一次1粒，3日一次，7日为1个疗程，或遵医嘱。

【注意事项】①本品为外用药，禁止内服。②经期、妊娠期、哺乳期禁用。③外阴、阴道黏膜有破溃者禁用。④忌食辛辣食物及发物，如辣椒、洋葱、大蒜、韭菜、香菜、牛肉、虾、海鲜等。

【类药鉴别】

品名	辨证要点	临床应用要点	
		相似要点	个性特点
白带净胶囊	湿热下注	带下量多、色白或色黄、有气味	外用
白带净丸	脾肾两虚，兼有湿热		内服

洁尔阴洗液

【药物组成】蛇床子、艾叶、独活、石菖蒲、苍术、薄荷、黄柏、黄芩、苦参、地肤子、茵陈、土荆皮、栀子、金银花。

【功能主治】清热燥湿，杀虫止痒。

【用药指征】①症状：阴部瘙痒红肿，带下量多、色黄或如豆渣状，口干口苦，小便色黄，大便干结。②舌象：舌质红，舌苔黄腻。③脉象：脉弦数。

【选用要点】本方的辨证要点是湿热下注。临床运用时应以阴部瘙痒红肿，带下量多、色黄或如豆渣状为使用要点。

【适用病症】霉菌性阴道炎，滴虫性阴道炎，非特异性阴道炎等。

【用法用量】外用。外阴、阴道炎：用10%浓度洗液（即取本品10毫升加温开水至100毫升混匀）擦洗外阴，用冲洗器将10%的洁尔阴洗液送至阴道深部冲洗阴道，一日1次，7日为1个疗程。

【注意事项】①本品为外用药，禁止内服。②忌食辛辣食物及发物，如辣椒、洋葱、大蒜、韭菜、香菜、牛肉、虾、海鲜等。③切勿接触眼睛、口腔等黏膜处；皮肤破溃处禁用。④治疗期间忌房事，配偶如有感染应同时治疗。⑤外阴白色病变、糖尿病所致的瘙痒不宜使用。

治糜康栓

【药物组成】黄柏、苦参、儿茶、枯矾、冰片。

【功能主治】清热解毒，燥湿收敛。

【用药指征】①症状：带下浑浊、量多腥臭，外阴灼热瘙痒，口干口苦。②舌象：舌质红，舌苔黄腻。③脉象：脉滑数。

【选用要点】本方的辨证要点是湿热下注。临床运用时应以带下浑浊、量多腥臭，外阴灼热瘙痒为使用要点。

【适用病症】宫颈糜烂，感染性阴道炎，滴虫性阴道炎。

【用法用量】外用。阴道用药，每次1枚，隔1天上药1次，睡前用1：5000高锰酸钾溶液清洗外阴部，然后用水将栓剂放入阴道顶端，10日为1个疗程。

【注意事项】①本品为外用药，禁止内服。②忌食辛辣食物及发物，如辣椒、洋葱、大蒜、韭菜、香菜、牛肉、虾、海鲜等。③用药期间请使用卫生巾，月经期停用。

灭滴栓

【药物组成】桃叶干浸膏。

【功能主治】杀虫，消炎。

【用药指征】①症状：阴部瘙痒，伴灼热感，白带多、色黄稠、有腥臭味。②舌象：舌质红，舌苔黄腻。③脉象：脉滑数有力。

【选用要点】本方的辨证要点是湿热下注。临床运用时应以阴部瘙痒，伴灼热感，白带多、色黄稠、有腥臭味为使用要点。

【适用病症】滴虫性阴道炎，滴虫性尿道炎等。

【用法用量】外用。阴道用药，一次1粒，一日1次。

【注意事项】①本品为外用药，禁止内服。②忌食辛辣食物及发物，如辣椒、洋葱、大蒜、韭菜、香菜、牛肉、虾、海鲜等。③孕妇慎用。

【类药鉴别】

品名	辨证要点	临床应用要点	
		基本要点	个性特点
洁尔阴洗液	湿热下注	带下量多、色黄、质黏稠、有臭味	对霉菌性、滴虫性阴道炎有治疗作用
治糜康栓	湿热下注		对感染性、滴虫性阴道炎有治疗作用
灭滴栓	湿热下注		对滴虫性阴道炎有治疗作用

六、瘀热夹毒证

证候特点：带下如脓、质地黏稠、臭秽难闻，小腹疼痛，按之痛甚，或见发热，心烦口苦，渴喜冷饮，小便黄赤，大便干结。舌质红绛，舌苔黄燥。脉滑数有力。

妇乐颗粒（片、冲剂、胶囊、糖浆）

【药物组成】忍冬藤、鸡血藤、甘草、大青叶、蒲公英、牡丹皮、赤芍、川楝子、延胡索（制）、大黄（制）。

【功能主治】清热凉血，消肿止痛。

【用药指征】①症状：带下如脓、色黄或绿或褐浊、臭秽难闻，阴部灼热、瘙痒、刺痛，小腹阵阵作痛，或见发热，心烦口苦，渴喜冷饮，小便黄赤，大便干结。②舌象：舌质红绛，舌苔黄燥。③脉象：脉滑数有力。

【选用要点】本方的辨证要点是热毒蕴蒸。临床运用时应以带下如脓、色黄或绿或褐浊、臭秽难闻，阴部灼热、瘙痒、刺痛为使用要点。

【适用病症】慢性盆腔炎，慢性子宫内膜炎等。

【用法用量】口服。颗粒：开水冲服，一次12克，一日2次。片：一次5片，一日2次。冲剂：一次2袋，一日2次。胶囊：一次6粒，一日2次。糖浆：一次20毫升，一日2次。

【注意事项】①带下色白、质地稀薄、无气味者忌用。②忌食辛辣食物及发物，如辣椒、洋葱、大蒜、韭菜、香菜、牛肉、虾、海鲜等。③经期、哺乳期和月经量多者慎用。④孕妇慎用。

花红颗粒（片、胶囊）

【药物组成】一点红、白花蛇舌草、菥蓂、白背桐、地桃花、鸡血藤、桃金娘根。

【功能主治】清热解毒，燥湿止带，祛瘀止痛。

【用药指征】①症状：带下量多、色黄质稠、有臭味，或小腹作痛，腰骶酸痛，经行腹痛，或阴痒，胸闷心烦，口苦咽干，纳差食少，小便黄少。②舌象：舌质红，舌苔黄腻。③脉象：脉弦数。

【选用要点】本方的辨证要点是湿热瘀滞。临床运用时应以带下量多、色黄质稠、有臭味为使用要点。

【适用病症】慢性盆腔炎，慢性子宫内膜炎等。

【用法用量】口服。颗粒：开水冲服，一次15克，一日3次；片：一次4~5片，一日3次；胶囊：一次4~5粒，一日3次。7日为1个疗程，必要时可连服2~3个疗程，每个疗程之间停服3天。

【注意事项】①带下色白、质地稀薄、无气味者忌用。②忌食辛辣食物及发物，如辣椒、洋葱、大蒜、韭菜、香菜、牛肉、虾、海鲜等。③经期、哺乳期和月经量多者慎用。④患有糖尿病或其他疾病者，应在医师指导下服用。

【类药鉴别】

品名	辨证要点	临床应用要点	
		相似要点	个性特点
妇乐颗粒（片、冲剂、胶囊、糖浆）	热毒蕴蒸	带下量多、色黄、质黏稠，或如脓液，臭秽难闻	本方清热解毒之力强于花红颗粒，兼能活血化瘀，症见白带如脓、臭秽异常、月经有血块者，可选用本方
花红颗粒（片、胶囊）	湿热瘀滞		本方功长清热解毒、活血利水，症状一般者，可选用本方

妇炎净胶囊（片）

【药物组成】苦玄参、地胆草、当归、鸡血藤、两面针、横经席、五指毛桃等。

【功能主治】清热祛湿，调经止带。

【用药指征】①症状：带下量多、色黄、质地黏稠，或如豆腐渣样，或如脓样，有臭味，或混杂血色，前阴灼热、瘙痒、刺痛，小便赤涩不畅，大便秘结或便下不爽，小腹疼痛，拒按。②舌象：舌质红，舌苔黄腻。③脉象：脉滑数，按之有力。

【选用要点】本方的辨证要点是湿热蕴结成毒。临床运用时应以带下量多、色黄、质地黏稠，或如豆腐渣样，或如脓样，有臭味为使用要点。

【适用病症】慢性盆腔炎，附件炎等。

【用法用量】口服。胶囊：一次3粒，一日3次。片：一次3片，一日3次。

【注意事项】①带下色白、质地稀薄、无气味者忌用。②忌食辛辣食物及发物，如辣椒、洋葱、大蒜、韭菜、香菜、牛肉、虾、海鲜等。③孕妇慎用。④经期腹痛喜按、经色淡，或经期腹痛拒按伴畏寒肢凉者，不宜选用。

金鸡胶囊（颗粒、片、分散片、丸）

【药物组成】金樱根、鸡血藤、千斤拔、功劳木、两面针、穿心莲。

【功能主治】清热解毒，健脾除湿，通络活血。

【用药指征】①症状：带下量多、色黄、质地黏稠、有臭味，或少腹疼痛拒按，有灼热感，腰骶胀痛，或阴痒，小便黄少。②舌象：舌质红，舌苔黄腻或厚。③脉象：脉弦数。

【选用要点】本方的辨证要点是湿热蕴结成毒。临床运用时应以带下量多、色黄、质地黏稠、有臭味为使用要点。

【适用病症】慢性盆腔炎，附件炎，慢性子宫内膜炎等。

【用法用量】口服。胶囊：一次4粒，一日3次。颗粒：开水冲服，一次8克，一日2次，10日为1个疗程，必要时可连服2~3个疗程。片：一次6片，一日3次。分散片：一次6片，一日2次，10日为1个疗程，必要时可连服2~3个疗程。丸：一次1袋，一日3次。

【注意事项】①带下色白、质地稀薄、无气味者忌用。②忌食辛辣食物及发物，如辣椒、洋葱、大蒜、韭菜、香菜、牛肉、虾、海鲜等。

【类药鉴别】

品名	辨证要点	临床应用要点	
		相似要点	个性特点
妇炎净胶囊（片）	湿热蕴结成毒	带下量多、色黄、质黏稠，或如豆腐渣样，或如脓样，有臭味	本方祛邪之中兼能养血和血，适合湿热邪气波及血分者，如白带中混杂血色者，可选用本方
金鸡胶囊（颗粒、片、分散片、丸）	湿热蕴结成毒		本方更侧重于祛邪，病症未见虚象者，可选用本方

妇炎康片（丸、胶囊、颗粒）

【药物组成】赤芍、土茯苓、三棱（醋炙）、川楝子（炒）、莪术（醋炙）、延胡索（醋炙）、芡实（炒）、当归、苦参、香附（醋炙）、黄柏、丹参、山药。

【功能主治】活血化瘀，软坚散结，清热解毒，消炎止痛。

【用药指征】①症状：带下量多、质黏如脓、色黄、臭秽难闻，阴部灼热、瘙痒、刺痛，小腹疼痛，按之痛甚，或见发热，心烦口苦，渴喜冷饮，小便黄赤，大便干结，腹部可触及包块，有压痛，或压痛不明显。②舌象：舌质红绛，有瘀点或瘀斑，舌苔黄燥。③脉象：脉滑数有力。

【选用要点】本方的辨证要点是瘀热互结。临床运用时应以带下量多、质黏如脓、色黄、臭秽难闻，腹部可触及包块为使用要点。

【适用病症】慢性盆腔炎，慢性附件炎，阴道炎等。

【用法用量】口服。片：一次6片，一日3次。丸：水蜜丸一次5克，大蜜丸一次1丸，一日2次。胶囊：一次3粒，一日3次。颗粒：一次3克，一日3次。

【注意事项】①带下色白、质地稀薄、无气味者忌用。②忌食辛辣食物及发物，如辣椒、洋葱、大蒜、韭菜、香菜、牛肉、虾、海鲜等。③月经期慎用。

妇炎康复片（胶囊、颗粒、咀嚼片）

【药物组成】败酱草、薏苡仁、川楝子、柴胡、黄芩、赤芍、陈皮。

【功能主治】清热利湿，化瘀止痛。

【用药指征】①症状：带下量多、色黄或绿、质黏腻或呈泡沫状，或色白质黏呈豆腐渣状，有臭气，阴部痒痛，头部昏疼，烦躁易怒，或小腹作痛，小便短黄。②舌象：舌质红，舌苔黄腻或厚。③脉象：脉濡数。

【选用要点】本方的辨证要点是湿热夹毒。临床运用时应以带下量多、色黄或绿、质黏腻或呈泡沫状，或色白质黏呈豆腐渣状，有臭气，阴部痒痛为使用要点。

【适用病症】慢性盆腔炎，慢性附件炎，阴道炎等。

【用法用量】口服。片：一次2片，一日3次。胶囊：一次4粒，一日3次，20日为1个疗程。颗粒：吞服或开水冲服，一次1袋，一日3次。咀嚼片：口嚼服，一次4片，一日3次，20日为1个疗程。

【注意事项】①带下色白、质地稀薄、无气味者忌用。②忌食辛辣食物及发物，如辣椒、洋葱、大蒜、韭菜、香菜、牛肉、虾、海鲜等。③脾胃虚弱者慎用。

【类药鉴别】

品名	辨证要点	临床应用要点	
		相似要点	个性特点
妇炎康片（丸、胶囊）	瘀热互结	带下量多、质黏如脓、色黄、臭秽难闻，阴部灼热、瘙痒、刺痛	本方破血行气之力较强，腹部可触及包块者，可选用本方
妇炎康复片（胶囊、颗粒、咀嚼片）	湿热夹毒		本方兼能疏肝解郁，情绪烦躁易怒者，可选用本方

苦参栓

【**药物组成**】苦参总碱。

【**功能主治**】抗菌消炎。

【**用药指征**】①症状：带下量多、色黄、质黏稠，或如豆腐渣样，前阴灼热、瘙痒、刺痛、红肿，小便赤涩不畅。②舌象：舌质红绛，舌苔黄腻。③脉象：脉滑数有力。

【**选用要点**】本方的辨证要点是湿热夹毒。临床运用时应以带下量多、色黄、质地黏稠，或如豆腐渣样，前阴灼热、瘙痒、刺痛、红肿为使用要点。

【**适用病症**】宫颈糜烂，滴虫性阴道炎，霉菌性阴道炎等妇科慢性炎症。

【**用法用量**】外用。阴道给药，每晚1粒，一日1次。睡前将栓剂放入阴道深处。

【**注意事项**】①孕妇禁用。②本品仅供阴道给药，切忌口服。③带下色白、质地稀薄、无气味者忌用。

【**类药鉴别**】

品名	辨证要点	临床应用要点	
		相似要点	个性特点
苦参片	湿热下注	带下量多、色黄、质黏稠	内服，适合伴随全身或局部症状者。对胃有一定刺激
苦参栓	湿热夹毒		外用，使药力直达病所，适合仅有带下症状者

保妇康栓

【**药物组成**】莪术油、冰片。

【**功能主治**】行气破瘀，生肌止痛。

【**用药指征**】①症状：带下色黄、质地黏稠，或如乳酪，或如豆腐渣，或如脓样，或混杂血丝，有臭味，前阴瘙痒、灼热、红肿、刺痛，或糜烂，心烦口苦，小便赤涩不畅，大便干结或不爽。②舌象：舌质红，舌苔黄腻。③脉象：脉滑数有力。

【**选用要点**】本方的辨证要点是湿热瘀毒。临床运用时应以带下色黄、质地黏稠、有臭味，前阴瘙痒为使用要点。

【适用病症】宫颈糜烂，霉菌性阴道炎。

【用法用量】外用。洗净外阴部，将栓剂塞入阴道深部，或在医师指导下用药。每晚1粒。

【注意事项】①本品仅供阴道给药，切忌口服。②治疗期间忌房事，配偶如有感染应同时治疗。③未婚妇女不宜使用；已婚妇女月经期及阴道局部有破损者不宜使用。④用药部位如有烧灼感等不适时应停药，严重者应向医师咨询。⑤注意卫生，防止反复感染，用药前应先用温开水清洗外阴，给药时应洗净双手或戴指套。

康复灵栓

【药物组成】大黄、儿茶、紫草、冰片。

【功能主治】清热解毒，燥湿杀虫，收敛止痒。

【用药指征】①症状：带下量多、色黄、质地黏稠，或如豆腐渣样，前阴灼热、瘙痒、刺痛、红肿，小便赤涩不畅。②舌象：舌质红绛，舌苔黄腻。③脉象：脉滑数有力。

【选用要点】本方的辨证要点是热毒蕴结。临床运用时应以带下量多、质地黏稠、有臭味，阴部糜烂、溃疡为使用要点。

【适用病症】宫颈糜烂，阴道炎。

【用法用量】外用。阴道给药，睡前将手洗净，用套上指套的手指将栓剂放入阴道深处。一次1粒，一日1次。

【注意事项】①本品仅供阴道给药，切忌口服。②带下色白、质地稀薄、无气味者忌用。

百草妇炎清栓

【药物组成】苦参、百部、蛇床子、紫珠叶、仙鹤草、白矾、冰片、樟脑、硼酸。

【功能主治】清热解毒，杀虫止痒，祛瘀收敛。

【用药指征】①症状：带下量多、色黄、质地黏稠，多呈泡沫状，或脓样，有腥臭味，外阴瘙痒、红肿，或刺痛。②舌象：舌质红，舌苔白腻或黄腻。③脉象：脉濡数。

【选用要点】本方的辨证要点是湿热夹毒。临床运用时应以带下量多、色黄、质地黏稠，多呈泡沫状，或脓样，有腥臭味为使用要点。

【适用病症】霉菌性阴道炎，细菌性阴道炎，滴虫性阴道炎，宫颈糜烂。

【用法用量】外用。阴道给药，一日1次，一次1粒，6日为1个疗程。睡前将栓剂及特制消毒棉棒推入阴道深处，并将悬绳留置体外，次日清晨将悬绳拉出，取出棉团弃去。

【注意事项】①本品仅供阴道给药，切忌口服。②带下色白、质地稀薄、无气味者忌用。③月经期停用。④阴道分泌物少，阴道干燥者使用，放药时间不得超过4小时。

【类药鉴别】

品名	辨证要点	临床应用要点	
		基本要点	个性特点
苦参栓	湿热夹毒	带下量多、色黄、质黏稠、有腥臭味，前阴瘙痒，或灼热，或红肿，或刺痛，或糜烂	本品药专力宏，清热燥湿、杀虫止痒之力较强，前阴偏于瘙痒、灼热者，可选用本方
保妇康栓	湿热瘀毒		本品兼有破瘀之功，前阴偏于红肿、刺痛者，可选用本方
康复灵栓	热毒蕴结		本品兼能收敛生肌，兼有阴部糜烂、溃疡者，可选用本方
百草妇炎清栓	湿热夹毒		本品用药全面，前述症状都有者，可选用本方

子宫锭

【药物组成】乳香（制）、儿茶、钟乳石、硼砂、硇砂、蛇床子、没药（制）、雄黄、血竭、红丹、冰片、人工麝香、白矾。

【功能主治】活血化瘀，化腐生肌，消肿止痛，燥湿收敛，解毒杀虫。

【用药指征】①症状：带下量多、色黄、质地黏稠，或如豆腐渣样，前阴灼热、瘙痒，或刺痛，或红肿，或糜烂，小便赤涩不畅。②舌象：舌质红绛，舌苔黄腻。③脉象：脉滑数有力。

【选用要点】本方的辨证要点是湿热瘀毒互结。临床运用时应以带下量多、色黄、质地黏稠，或如豆腐渣样，前阴灼热、瘙痒为使用要点。

【适用病症】阴痒，宫颈糜烂，阴道炎。

【用法用量】外用。一次 1 粒，纳入阴道内或遵医嘱。

【注意事项】①本品仅供阴道给药，切忌口服。②带下色白、质地稀薄、无气味者忌用。

宫糜膏

【药物组成】黄柏、冰片、轻粉、雄黄、蜈蚣。

【功能主治】清热燥湿、化腐生肌、消炎解毒。

【用药指征】①症状：带下色黄、质地黏稠，或如乳酪，或如豆腐渣，有臭味，前阴瘙痒、灼热、肿痛，心烦口苦，小便赤涩不畅，大便干结或不爽。②舌象：舌质红，舌苔黄腻。③脉象：脉滑数，或濡数，按之有力。

【选用要点】本方的辨证要点是湿毒夹毒。临床运用时应以带下色黄、质地黏稠，或如乳酪，或如豆腐渣，有臭味，前阴瘙痒、灼热、肿痛为使用要点。

【适用病症】宫颈糜烂。

【用法用量】外用。涂于患处，两日 1 次，6 次为 1 个疗程。

【注意事项】①孕妇及经期禁用。②本品仅供阴道给药，切忌口服。③带下色白、质地稀薄、无气味者忌用。

复方清带散

【药物组成】熊胆粉、苦参、蛇床子、黄连、土荆皮、雄黄、丁香叶、儿茶、白矾（煅）。

【功能主治】清热除湿，杀虫止痒。

【用药指征】①症状：阴痒灼痛，带下量多、味臭，呈泡沫状，或豆腐渣样，或色黄如脓。②舌象：舌质红绛，舌苔黄腻。③脉象：脉数。

【选用要点】本方的辨证要点是湿热夹毒。临床运用时应以阴痒灼痛，带下量多、味臭、呈泡沫状为使用要点。

【适用病症】霉菌性阴道炎，滴虫性阴道炎，非特异性阴道炎。

【用法用量】外用。将药粉装入阴道喷撒器，喷撒于患部，一次 1 袋，一日 1 次。

【注意事项】①孕妇及经期禁用，用药后忌行房事。②本品仅供阴道给药，切忌口服。③带下色白、质地稀薄、无气味者忌用。

第二节　带下过少

　　带下过少是指带下量明显减少，甚至全无，导致阴道干涩、痒痛，甚至阴部萎缩，或伴有性欲低下，性交时疼痛，烘热汗出，月经经期推迟，经量偏少，甚至闭经等。

　　本病的主要病机是阴液不足，不能润泽阴户，从而导致带下过少。其根本原因是肝肾亏损，阴血不足。故治疗重在滋补肝肾之阴精。

　　本病还可由长期不适当地使用药液冲洗阴道，破坏自洁作用，导致阴中干涩，发为带下过少，则不属于以下药物治疗范围。

鱼鳔丸

　　【药物组成】鱼鳔（滑石烫）、山药、鹿角胶、肉苁蓉（酒炙）、沙苑子、车前子（盐炙）、地黄、天冬、牛膝、柏子仁、当归、熟地黄、茯苓、鹿角霜、枸杞子、五味子（醋炙）、莲须、地骨皮、石菖蒲、麦冬、酸枣仁（炒）、木香、泽泻、山茱萸（酒炙）、巴戟天（去心甘草炙）、菟丝子、覆盆子、赤石脂（煅醋淬）、石斛、远志（甘草炙）、杜仲炭、白术（麸炒）、花椒（去目）。

　　【功能主治】补肝肾，益精血。

　　【用药指征】①症状：带下过少，甚至全无，阴部干涩灼痛，阴部萎缩，性交时疼痛，腰膝酸软，烘热汗出，月经量少，甚至闭经。②舌象：舌质红，少苔。③脉象：脉细数或沉弦细。

　　【选用要点】本方的辨证要点是肝肾亏损，精血亏虚。临床运用时应以带下过少，阴部干涩灼痛，腰膝酸软，烘热汗出为使用要点。

　　【适用病症】早发性卵巢功能不全，席汉氏综合征等。

　　【用法用量】口服。一次2丸，一日2次。

　　【注意事项】①保持心情愉悦。②禁食辛辣食物。③早睡早起，不要熬夜。④平时可用枸杞或桑椹泡水喝，一日1次，一次20克。

抗衰灵膏（口服液）

【药物组成】黄芪、白术、枸杞子、地黄、桑椹、菟丝子、茯神、熟地黄、芡实、麦冬、党参、莲子、黄精、山茱萸、何首乌、甘草、五味子、山药、玉竹、柏子仁、紫河车、龙眼肉、葡萄干、丹参、黑豆、乌梅。

【功能主治】滋补肝肾，健脾养血，宁心安神，润肠通便。

【用药指征】①症状：带下过少，甚至全无，阴部干涩灼痛，阴部萎缩，性交时疼痛，腰膝酸软，烘热汗出，心悸失眠，纳食不香，月经量少，色淡，甚至闭经，小便色黄，大便干结。②舌象：舌质红，少苔。③脉象：脉细数或沉弦细。

【选用要点】本方的辨证要点是肝肾亏损，气血亏虚。临床运用时应以带下过少，阴部干涩灼痛，腰膝酸软，心悸失眠，纳食不香为使用要点。

【适用病症】早发性卵巢功能不全，席汉氏综合征等。

【用法用量】口服。膏：一次10毫升，一日2次。口服液：一次10毫升，一日2次。

【注意事项】①保持心情愉悦。②禁食辛辣食物。③脾胃寒湿、脘痞纳呆、舌苔厚腻、大便溏薄者慎用。

龟甲养阴片

【药物组成】龟甲、覆盆子、鳖甲、车前子、石决明、菟丝肉、山药、桑椹、地黄、山楂、牡丹皮、泽泻、龙骨、牡蛎、丹参、紫贝母、熟地黄、制何首乌、珍珠母、牛膝、枸杞子、狗脊、五味子、当归、女贞子、茯苓。

【功能主治】养阴软坚，滋补肝肾。

【用药指征】①症状：带下过少，甚至全无，阴部干涩灼痛，阴部萎缩，性交时疼痛，腰膝酸软，五心烦热，或烘热汗出，两颧潮红。②舌象：舌质红，少苔。③脉象：脉细数或沉弦细。

【选用要点】本方的辨证要点是肝肾亏虚。临床运用时应以带下过少，阴部干涩灼痛，五心烦热为使用要点。

【适用病症】早发性卵巢功能不全，席汉氏综合征等。

【用法用量】口服。一次8~10片，一日3次。

【注意事项】①保持心情愉悦。②禁食辛辣食物。③早睡早起，不要熬夜。

④平时可用枸杞或桑椹泡水喝，一日 1 次，一次 20 克。

【类药鉴别】

品名	辨证要点	临床应用要点	
		基本要点	**个性特点**
鱼鳔丸	肝肾亏损，精血亏虚	带下过少，甚至全无，阴部干涩灼痛，阴部萎缩，性交时疼痛，腰膝酸软	本方兼具益阳之功，症见性欲淡漠、肢冷畏寒者，可选用本方
抗衰灵膏（口服液）	肝肾亏损，气血亏虚		本方兼具健脾、宁心之功，症见心悸失眠、纳食不香者，可选用本方
龟甲养阴片	肝肾亏虚		本方兼能软坚散结，症见结块如子宫肌瘤、乳腺增生者，可选用本方

第四章

妊娠病用药

妊娠病是指在妊娠期间，发生与妊娠有关的疾病。本病的产生是因妇女受孕以后，阴血聚于冲脉、任脉以养胎，致使孕妇机体处于阴血偏虚、阳气偏亢的生理状态。同时，随着胎体渐长，往往影响气机的升降，这些生理变化，多数孕妇都能适应，但对于平素有脏腑气血偏盛、偏衰，或怀孕后又感受邪气的孕妇，则可伤及脏腑、气血或冲任二脉，从而发生妊娠病。

妊娠病不但影响孕妇的健康，而且会妨碍胎儿的正常发育，甚至造成堕胎、小产，因此必须注意平时的预防和发病后的调治。

妊娠期用药应注意，凡峻下、滑利、祛瘀、破血、耗气、散气及一切有毒药品，都应慎用或禁用。如果确实因病情需要，也应当在医师或药师的指导下选购中成药，切不可自行盲目服用。

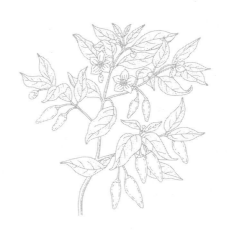

第一节　妊娠恶阻

　　妊娠早期出现恶心呕吐，头晕倦怠，甚至食入即吐者，称为妊娠恶阻。如果妊娠早期仅有恶心择食，头晕，或晨起偶有呕吐者，为早孕反应，不属病态，一般3个月后逐渐消失。

　　恶阻的发生，主要是冲气上逆，胃失和降所致。临床常见的病因为脾胃虚弱、肝胃不和。平素脾胃虚弱，受孕之后，血聚胞宫以养胎，子宫内实，冲脉之气较盛，而冲脉起于胞宫隶于阳明，冲气循经犯胃，导致胃失和降，上逆而发为恶阻；平素性情抑郁，肝气郁结，郁而化热，挟冲脉之火冲上，上逆犯胃，胃失和降，发为恶阻。呕则伤气，吐则伤阴，呕吐日久，浆水不入，则可变为阴亏气耗之恶阻重症。

　　本病在治疗的同时，日常生活中需注意以下几点。

　　（1）本病的发生往往与精神因素有关，患者应保持乐观愉快的情绪，避免精神刺激。

　　（2）饮食宜少量多餐。

　　（3）饮食宜清淡、易消化，忌肥甘厚味及辛辣之品。

　　（4）如果出现体温升高达38℃以上，心率每分钟超过120次，出现持续黄疸或持续蛋白尿，精神萎靡不振等症，应住院治疗。

一、脾胃虚弱证

　　证候特点：妊娠早期，恶心呕吐，甚则食入即吐，口淡，呕吐清涎，脘腹胀闷，不思饮食，头晕乏力，疲倦嗜睡。舌质淡，舌苔薄白。脉缓滑无力。

香砂六君丸（片）

　　【药物组成】木香、砂仁、党参、白术（炒）、茯苓、炙甘草、陈皮、半夏（姜制）、生姜、大枣。

　　【功能主治】益气健脾，和胃。

【用药指征】①症状：妊娠早期，恶心呕吐，食后尤甚，甚至恶闻食气，食入即吐，不食亦吐，口淡无味，呕吐清涎，脘腹部胀闷不适，纳谷不香，少言懒动，疲倦嗜睡，大便溏泄。②舌象：舌质淡，舌苔薄白。③脉象：脉缓滑无力。

【选用要点】本方的辨证要点是脾胃虚弱。临床运用时应以妊娠期恶心呕吐不食，甚则食入即吐，口淡无味，呕吐清涎，倦怠乏力为使用要点。

【适用病症】妊娠剧吐。

【用法用量】口服。水丸：一次6~9克，一日2~3次。浓缩丸：一次12丸，一日3次。片：一次4~6片，一日2~3次。

【注意事项】①吐势急迫，呕吐酸水，舌苔黄厚者忌服。②忌食生冷、油腻及甜食。③平时可煮生姜水饮服，有止吐作用。④孕妇需在医师指导下服用。

香砂理中丸

【药物组成】党参、白术（土炒）、炮姜、木香、砂仁、炙甘草。

【功能主治】健脾和胃，温中行气。

【用药指征】①症状：妊娠早期，恶心呕吐，食后尤甚，甚至恶闻食气，口淡无味，呕吐清涎，脘腹部喜温喜按，倦怠乏力，大便溏泄。②舌象：舌质淡，舌苔薄白。③脉象：脉沉缓。

【选用要点】本方的辨证要点是脾胃虚寒。临床运用时应以妊娠期恶心呕吐不食，甚则食入即吐，呕吐清涎，脘腹部喜温喜按为使用要点。

【适用病症】妊娠剧吐。

【用法用量】口服。一次1丸，一日2次。

【注意事项】①吐势急迫，呕吐酸水，舌苔黄厚者忌服。②忌食生冷、油腻及甜食。③注意保暖。④孕妇需在医师指导下服用。

香砂养胃丸（片、胶囊、颗粒、乳剂）

【药物组成】木香、砂仁、白术、陈皮、茯苓、半夏（制）、醋香附、枳实（炒）、豆蔻（去壳）、姜厚朴、广藿香、甘草、生姜、大枣。

【功能主治】温中和胃。

【用药指征】①症状：妊娠早期，恶心呕吐，食后尤甚，甚至恶闻食气，口淡无味，呕吐清涎，脘腹胀满，嗳气则舒，呕吐酸水，嘈杂不适，不思饮食，四肢倦怠。②舌象：舌质淡，舌苔白厚。③脉象：脉沉缓滑。

【选用要点】本方的辨证要点是胃阳不足，湿阻气滞。临床运用时应以妊娠期恶心呕吐不食，甚则食入即吐，脘腹胀满，舌苔白厚为使用要点。

【适用病症】妊娠剧吐。

【用法用量】口服。丸：一次9克，一日2次。片：一次4~8片，一日2次。胶囊：一次3粒，一日3次。颗粒：一次1袋，一日2次。乳剂：一次1支，一日2次。

【注意事项】①忌生冷、油腻食物。②胃痛症见胃部灼热、隐隐作痛、口干舌燥者，不宜服用本药。③服药3天后症状无改善，或服药期间症状加重者，应去医院就诊。④孕妇需在医师指导下服用。

【类药鉴别】

品名	辨证要点	临床应用要点	
		基本要点	个性特点
香砂六君丸（片）	脾胃虚弱	妊娠早期，恶心呕吐，口淡，呕吐清涎，不思饮食，四肢倦怠	本方健脾益气之药偏多，少言懒动、疲倦嗜睡显著者，可选用本方
香砂理中丸	脾胃虚寒		本方含有温胃散寒之药，脘腹部喜温、喜按显著者，可选用本方
香砂养胃丸（片、胶囊、颗粒、乳剂）	胃阳不足、湿阻气滞		本方行气燥湿之药较多，脘腹胀满、舌苔白厚显著者，可选用本方

二、肝胃不和证

证候特点：妊娠早期，恶心呕吐，呕吐物为酸水或苦水，恶闻油腻，口干口苦，头胀而晕，胸胁胀闷，情绪不畅，嗳气，喜叹长气。舌质淡红，舌苔微黄。脉弦滑。

舒肝和胃丸（口服液）

【药物组成】香附（醋炙）、白芍、佛手、木香、郁金、白术（炒）、陈皮、柴胡、广藿香、甘草（蜜炙）、莱菔子、槟榔（炒焦）、乌药。

【功能主治】疏肝解郁，和胃止痛。

【用药指征】①症状：妊娠早期，恶心呕吐，呕吐物为酸水或苦水，两胁胀满，食欲不振，嗳气，胃脘疼痛，大便不调。②舌象：舌质淡红，舌苔薄白，舌边有齿痕。③脉象：脉弦。

【选用要点】本方的辨证要点是肝胃不和，胃气上逆。临床运用时应以妊娠早期，呕吐酸水或苦水，胸胁痞闷，嗳气，喜叹长气为使用要点。

【适用病症】妊娠剧吐。

【用法用量】口服。水蜜丸：一次 9 克，一日 2 次。大蜜丸：一次 2 丸，一日 2 次。口服液：一次 10 毫升，一日 2 次。

【注意事项】①饮食宜清淡，忌酒及辛辣、生冷、油腻食物。②忌愤怒、忧郁，保持心情舒畅。③孕妇需在医师指导下服用。④胃痛严重者，应及时去医院就诊。⑤服药 3 天症状无缓解者，应去医院就诊。

三九胃泰胶囊（颗粒）

【药物组成】三叉苦、黄芩、九里香、两面针、木香、茯苓、白芍、地黄。

【功能主治】清热燥湿，行气活血，柔肝止痛，消炎止痛，理气健脾。

【用药指征】①症状：妊娠早期，恶心呕吐，呕吐物为酸水或苦水，胃中嘈杂，有灼热感，易饥，伴有胃痛，胸胁胀满，嗳气，大便干结。②舌象：舌质红，舌苔薄黄。③脉象：脉弦滑。

【选用要点】本方的辨证要点是肝郁化火，胃气上逆。临床运用时应以妊娠早期，呕吐酸水或苦水，胃中嘈杂，有灼热感为使用要点。

【适用病症】妊娠剧吐。

【用法用量】口服。胶囊：一次 2~4 粒，一日 2 次。颗粒：开水冲服，一次 1 袋，一日 2 次。

【注意事项】①忌食辛辣刺激性食物。②忌食油腻、生冷、难消化食物。③忌情绪激动或生闷气。④孕妇需在医师指导下服用。⑤慢性胃炎患者服药 2 周症状无改善者，应立即停药并去医院就诊。

【类药鉴别】

品名	辨证要点	临床应用要点	
		相似要点	个性特点
舒肝和胃丸（口服液）	肝胃不和，胃气上逆	妊娠早期，恶心呕吐，呕吐物为酸水或苦水，胸胁胀闷	本方疏肝之力较强，胸胁脘腹胀满、嗳气多、矢气少者，可选用本方
三九胃泰胶囊（颗粒）	肝郁化火，胃气上逆		本方清热之力较强，胃中嘈杂、有灼热感、易饥者，可选用本方

三、气阴两虚证

证候特点： 妊娠呕吐日久不愈，呕吐剧烈，呕吐物为咖啡样或血性物，精神萎靡不振，形体消瘦，或伴发热口渴，尿少而黄，大便秘结。舌质红，舌面少津或无津，舌苔薄黄而干或花剥。脉细滑数无力。

阴虚胃痛颗粒（片、胶囊）

【药物组成】 北沙参、麦冬、石斛、川楝子、玉竹、白芍、甘草（炙）。

【功能主治】 养阴益胃，缓中止痛。

【用药指征】 ①症状：妊娠呕吐日久不愈，干呕，胃脘隐隐灼痛，牵及两胁，口干舌燥，食少纳呆，形体消瘦，倦怠乏力。②舌象：舌质红，舌苔少或光红无苔。③脉象：脉细。

【选用要点】 本方的辨证要点是气阴两虚，兼有气滞。临床运用时应以妊娠呕吐日久不愈，干呕，胃脘隐隐灼痛，牵及两胁，口干舌燥为使用要点。

【适用病症】 妊娠剧吐。

【用法用量】 口服。颗粒：开水冲服，一次10克，一日3次。片：一次6片，一日3次。胶囊：一次4粒，一日3次。

【注意事项】 ①饮食宜清淡，忌酒及辛辣、生冷、油腻食物。②忌愤怒、忧郁，保持心情舒畅。③不适用于脾胃阳虚者，主要表现为遇寒则胃脘作痛，喜热饮食。④孕妇需在医师指导下服用。

第二节 胎漏、胎动不安

妊娠期间，阴道不时有少量出血，时出时止，或淋沥不断，而无腰酸、腹痛、小腹坠胀者，称为"胎漏"。妊娠期间，出现腰酸、腹痛、小腹下坠，或伴有少量阴道出血者，称为"胎动不安"。

胎漏、胎动不安是堕胎、小产的先兆，西医称为"先兆流产"，若治疗及时、得当，可继续正常妊娠。

胎漏、胎动不安的病名虽不同，但临床表现难以截然分开，并且两者的病因病机、辨证论治、转归预后、预防调摄等基本相同，所以中成药的选择也相同，故将两者合为一节。

导致胎漏、胎动不安的主要病机是冲任损伤、胎元不固，常见病因病机有肾虚、脾肾两虚、气血虚弱、血热内扰和瘀血阻络。

本病之阴道出血还应与各种原因所致的宫颈出血相鉴别，若经服用中成药保胎治疗仍出血难止者，应到医院做妇科检查，查看宫颈有无宫颈息肉或宫颈柱状上皮异位引起的出血。

本病在治疗的同时，日常生活中需注意以下几点。

（1）孕期应注意避免过于劳累、持重、登高、剧烈活动，保持心情舒畅。

（2）注意饮食调节，宜食易于消化又营养丰富的食物。

（3）怀孕后应注意阴部卫生，预防感染。

（4）患病后应积极治疗，卧床休息，以免病情加重，促进本病及早康复。

（5）孕期应尽量避免房事，以静养胎。

一、肾虚证

证候特点：妊娠期阴道少量出血，血色淡暗，腰酸、腹痛、下坠，或曾屡孕屡堕，头晕耳鸣，健忘，夜尿频多，眼眶暗黑，或有面部暗斑。舌淡暗，舌苔薄白。脉沉细滑，尺脉弱。

固肾安胎丸

【药物组成】制何首乌、地黄、肉苁蓉（制）、续断、桑寄生、钩藤、菟丝子、白术（炒）、黄芩、白芍。

【功能主治】滋阴补肾，固冲安胎。

【用药指征】①症状：妊娠期阴道少量出血，腰酸胀痛，小腹坠痛，头晕耳鸣，口干咽燥，神疲乏力，手足心热。②舌象：舌质红，少苔。③脉象：脉弦细数，尺脉浮。

【选用要点】本方的辨证要点是肾阴亏虚。临床运用时应以妊娠期阴道少量出血，腰酸胀痛，头晕耳鸣，手足心热为使用要点。

【适用病症】先兆流产，复发性流产，不孕症等。

【用法用量】口服。一次1袋，一日3次，连续服用14日为1个疗程。

【注意事项】①怕冷、夜尿频多的肾阳虚证患者禁用。②忌食辛辣、烧烤等食物，忌熬夜。③如果服药后症状无缓解者，应到医院就诊。

保胎灵片（胶囊）

【药物组成】熟地黄、牡蛎（煅）、五味子、阿胶、槲寄生、巴戟天（去心）、白术（炒）、山药、白芍、龙骨（煅）、续断、枸杞子、杜仲（炭）、菟丝子（饼）。

【功能主治】补肾，固冲，安胎。

【用药指征】①症状：妊娠期阴道少量出血，精神萎靡，头晕耳鸣，腰酸膝软，小便频数，目眶暗黑，或面色晦暗。②舌象：舌质淡，舌苔薄白。③脉象：脉沉弱。

【选用要点】本方的辨证要点是肾精不足。临床运用时应以精神萎靡，头晕耳鸣，腰酸膝软，面色晦暗为使用要点。

【适用病症】先兆流产，习惯性流产，不孕症。

【用法用量】口服。片：一次5片，一日3次。胶囊：一次3粒，一日3次。

【注意事项】①忌食生冷、辛辣、油腻食物。②注意休息，不要熬夜。

参茸保胎丸

【药物组成】党参、龙眼肉、菟丝子（盐水制）、香附（醋制）、茯苓、山药、艾叶（醋制）、白术（炒）、黄芩、熟地黄、白芍、阿胶、炙甘草、当归、桑寄生、川芎（酒制）、羌活、续断、鹿茸、杜仲、川贝母、砂仁、化橘红。

【功能主治】滋养肝肾，补血安胎。

【用药指征】①症状：妊娠期阴道少量出血，色淡，神疲乏力，腰膝酸软，头晕耳鸣，小便频数，面色无华，心悸气短，食少便溏。②舌象：舌质淡，舌苔薄白。③脉象：脉细滑，尺脉弱而无力。

【选用要点】本方的辨证要点是肾气不足，兼气血两虚。临床运用时应以妊娠期阴道少量出血，色淡，神疲乏力，腰膝酸软为使用要点。

【适用病症】先兆流产。

【用法用量】口服。一次15克，一日2次。

【注意事项】①忌油腻食物。②外感或实热内盛者不宜服用。③按照用法用量服用，高血压、糖尿病患者应在医师指导下服用。④本品宜饭前服用。

【类药鉴别】

品名	辨证要点	临床应用要点	
		相似要点	个性特点
固肾安胎丸	肾阴亏虚	妊娠期阴道少量出血，色淡暗，腰酸，腹痛，有下坠感，夜尿频多	本方偏于滋补肾阴，症见口干咽燥、手足心热、舌红少苔者，可选用本方
保胎灵片（胶囊）	肾精不足		本方偏于滋补肾精，症见腰膝酸软、目眶暗黑者，可选用本方
参茸保胎丸	肾气不足，兼气血两虚		本方既能滋养肝肾，也能补气养血，症见神疲乏力、面色无华、心悸气短者，可选用本方

二、脾肾两虚证

证候特点：妊娠期阴道少量出血，色淡或暗，腰酸、腰痛，或腹部隐痛，疲倦乏力，纳差食少，大便溏泄，面色萎黄。舌质淡红，舌苔薄白。脉细滑，尺脉弱。

健身安胎丸

【药物组成】香附（四制）、白术、陈皮（蒸）、当归（酒制）、枳壳、党参、荆芥、白芍（酒制）、厚朴（姜制）、菟丝子（盐制）、黄芪（蜜制）、羌活、艾叶（四制）、甘草、川贝母、川芎（制）、砂仁。

【功能主治】健脾补肾，理气安胎。

【用药指征】①症状：妊娠期阴道少量出血，色淡或暗、腰酸、腰痛，或腹部胀痛，嗳气多，矢气少，疲倦乏力，纳差食少，大便溏泄。②舌象：舌质淡，舌苔薄白。③脉象：脉弱。

【选用要点】本方的辨证要点是脾肾两虚，兼有气滞。临床运用时应以妊娠期阴道出血，量少色淡，腰酸腹坠，腹部胀痛为使用要点。

【适用病症】先兆流产。

【用法用量】口服。一次 2~4 丸，一日 3 次。

【注意事项】①本方含有行气消导之品，无气滞者慎用。②感冒发热者忌服。③忌食生冷、辛辣、油腻食物。

【类药鉴别】

品名	辨证要点	临床应用要点	
		相似要点	个性特点
健身安胎丸	脾肾两虚，兼有气滞	妊娠期阴道出血，量少色淡，腰酸腹坠	本方兼有行气之功，腹胀、嗳气多、矢气少者，可选用本方
固肾安胎丸	滋阴补肾，固冲安胎		本方偏于滋补肾阴，症见口干咽燥、手足心热、舌红少苔者，可选用本方

乐孕宁口服液（颗粒）

【药物组成】黄芪、党参、白术、山药、白芍、当归、补骨脂、续断、杜仲、砂仁、大枣。

【功能主治】健脾养血，补肾安胎。

【用药指征】①症状：妊娠期阴道少量出血，色淡，疲倦短气，食少腹胀，食不知味，大便溏泄，或有轻微腰痛，腰酸喜按。②舌象：舌质淡红，舌苔薄白。③脉象：脉虚缓。

【选用要点】本方的辨证要点是脾肾两虚。临床运用时应以妊娠期阴道出血，量少色淡，腰酸腹坠，食少纳差，大便溏泄为使用要点。

【适用病症】先兆流产，习惯性流产。

【用法用量】口服。口服液：一次 10 毫升，一日 3 次。颗粒：一次 1 袋，一日 3 次。

【注意事项】①难产、异位妊娠者禁用。②服药期间防止剧烈运动。③忌食生冷、辛辣、油腻食物。

滋肾育胎丸

【药物组成】菟丝子、砂仁、熟地黄、人参、桑寄生、阿胶（炒）、首乌、艾叶、巴戟天、白术、党参、鹿角霜、枸杞子、续断、杜仲。

【功能主治】补肾健脾，益气培元，养血安胎，强壮身体。

【用药指征】①症状：妊娠期阴道少量出血，色淡或暗，眩晕耳鸣，腰膝酸软，神疲健忘，头晕眼花，失眠多梦，食少纳差，大便溏泄。②舌象：舌质淡，舌苔薄白。③脉象：脉细滑，尺脉弱。

【选用要点】本方的辨证要点是脾肾两虚。临床运用时应以妊娠期阴道少量出血，腰膝酸软，疲倦乏力，大便溏泄为使用要点。

【适用病症】习惯性流产，先兆流产。

【用法用量】口服。淡盐水或蜂蜜水送服，一次 5 克（约 2/3 瓶盖），一日 3 次。

【注意事项】①孕妇禁房事。②服药时忌食萝卜、薏苡仁、绿豆芽。③肝肾阴虚患者、服药后觉口干口苦者，可改用蜂蜜水送服。服药时间长短不一，部分患者服 1~2 瓶见效，部分滑胎患者需服药 1~3 个月，以服药后临床症状消除为原则，但滑胎患者一般服至 3 个月后渐停药。

【类药鉴别】

品名	辨证要点	临床应用要点	
		相似要点	个性特点
乐孕宁口服液	脾肾两虚	妊娠期阴道少量出血，色淡或暗，腰酸、腰痛，或腹部隐痛，疲倦乏力，纳差食少，大便溏泄	本方偏于补脾，症见食少腹胀、食不知味、大便溏泄显著者，可选用本方
滋肾育胎丸	脾肾两虚		本方偏于补肾，症见眩晕耳鸣、腰膝酸软显著者，可选用本方

三、气血虚弱证

证候特点：妊娠期阴道出血，量少色淡，腰酸腹坠，形体消瘦，面色㿠白或萎黄，唇甲淡白，倦怠乏力，少气懒言，食少纳差。舌质淡，舌苔薄白。脉弱。

嗣育保胎丸

【**药物组成**】黄芪、党参、茯苓、白术（麸炒）、甘草、当归、川芎、白芍、熟地黄、阿胶、桑寄生、菟丝子、艾叶（炭）、荆芥穗、厚朴（姜炙）、枳壳（去瓤麸炒）、川贝母、羌活、鹿茸粉。

【**功能主治**】补气养血，安胎保产。

【**用药指征**】①症状：妊娠期阴道出血，量少色淡，腰酸腹坠，腰膝酸软，形体消瘦，面色㿠白或萎黄，唇甲淡白，倦怠乏力，少气懒言。②舌象：舌质淡红，舌苔薄白。③脉象：脉弱。

【**选用要点**】本方的辨证要点是气血两虚，兼肾精不足。临床运用时应以妊娠期阴道出血，量少色淡，唇甲淡白，少气懒言，腰膝酸软为使用要点。

【**适用病症**】先兆流产，习惯性流产。

【**用法用量**】口服。一次2丸，一日2~3次。

【**注意事项**】①避免剧烈运动。②忌食辛辣、生冷、油腻食物。③适当进食鸡蛋、瘦肉、鱼，补充营养。

保胎丸

【**药物组成**】熟地黄、醋艾炭、荆芥穗、平贝母、槲寄生、菟丝子（酒炙）、黄芪、炒白术、麸炒枳壳、砂仁、黄芩、姜厚朴、甘草、川芎、白芍、羌活、当归。

【**功能主治**】补气养血，补肾安胎。

【**用药指征**】①症状：妊娠期阴道出血，量少色淡，腰酸腹坠，腰膝酸软，形体消瘦，面色㿠白或萎黄，唇甲淡白，倦怠乏力，少气懒言。②舌象：舌质淡红，舌苔薄白。③脉象：脉弱。

【**选用要点**】本方的辨证要点是气血两虚，兼肾气不固。临床运用时应以妊娠期阴道出血，量少色淡，唇甲淡白，少气懒言，腰膝酸软为使用要点。

【适用病症】先兆流产。

【用法用量】口服。一次1丸，一日2次。

【注意事项】①避免剧烈运动。②忌食辛辣、生冷、油腻食物。③适当进食鸡蛋、瘦肉、鱼，补充营养。

【类药鉴别】

品名	辨证要点	临床应用要点	
		相似要点	个性特点
嗣育保胎丸	气血两虚，兼肾精不足	妊娠期阴道出血，量少色淡，腰酸腹坠，唇甲淡白，倦怠乏力，腰膝酸软	本方比保胎丸多鹿茸、阿胶，这两味药属血肉有情之品，补益之力峻猛，故病情重、症状严重者，可选用本方
保胎丸	气血两虚，兼肾气不固		病情轻、症状轻微者，可选用本方

参茸白凤丸

【药物组成】人参、鹿茸（酒制）、党参（炙）、酒当归、熟地黄、黄芪（酒制）、酒白芍、川芎（酒制）、延胡索（制）、葫芦巴（盐炙）、酒续断、白术（制）、香附（制）、砂仁、益母草（酒制）、黄芩（酒制）、桑寄生（蒸）、甘草（炙）。

【功能主治】益气补血，调经。

【用药指征】①症状：妊娠期阴道出血，量少色淡，腹痛隐隐，喜温喜按，面色无华或萎黄，倦怠乏力，纳差食少，大便溏泄，头晕心悸，气短懒言，腰膝酸软，小便频数。②舌象：舌质淡，舌苔白。③脉象：脉沉滑，尺弱。

【选用要点】本方的辨证要点是气血两虚，兼肾气不足。临床运用时应以妊娠期阴道出血，量少色淡，唇甲淡白，少气懒言，腰膝酸软为使用要点。

【适用病症】先兆流产，习惯性流产。

【用法用量】口服。水蜜丸，一次6克，大蜜丸，一次1丸，一日1次。

【注意事项】①忌辛辣、生冷食物。②有高血压、心脏病、肝病、糖尿病、肾病等慢性病严重者，应在医师指导下服用。③服用1个月症状无缓解者，应去医院就诊。

安胎益母丸

【药物组成】益母草、香附（醋制）、川芎、当归、续断、艾叶、白芍、白术、杜仲（盐水制）、党参、茯苓、砂仁、阿胶（炒）、黄芩、陈皮、熟地黄、甘草。

【功能主治】调经，活血，安胎。

【用药指征】①症状：妊娠期阴道出血，量少色淡，面色无华或萎黄，倦怠乏力，纳差食少，大便溏泄。②舌象：舌质淡，舌苔白。③脉象：脉沉滑，尺弱。

【选用要点】本方的辨证要点是气血两虚。临床运用时应以妊娠期阴道出血，量少色淡，唇甲淡白，少气懒言为使用要点。

【适用病症】先兆流产，习惯性流产。

【用法用量】口服。一次1丸，一日2次。

【注意事项】①感冒发热者忌服。②注意休息，避免剧烈活动。

【类药鉴别】

品名	辨证要点	临床应用要点	
		相似要点	个性特点
嗣育保胎丸	气血两虚，兼肾精不足	妊娠期阴道出血，量少色淡，腰酸腹坠，唇甲淡白，倦怠乏力	本方补血之力强于参茸白凤丸，面色无华、唇甲色淡明显者，可选用本方
参茸白凤丸	气血两虚，兼肾气不足		本方补气之力强于嗣育保胎丸，倦怠乏力、少气懒言明显者，可选用本方
安胎益母丸	气血两虚		本方补气、补血、补肾之力均弱于嗣育保胎丸、参茸白凤丸，病情轻、症状轻微者，可选用本方

千金保孕丸

【药物组成】杜仲、白术（炒焦）、菟丝子、熟地黄、当归、续断、黄芩（酒制）、厚朴、黄芪（制）、川芎、陈皮、阿胶、艾叶（炭）、白芍（酒炒）、枳壳、砂仁、川贝母、甘草（制）。

【功能主治】养血安胎。

【用药指征】①症状：妊娠期阴道出血，量少色淡，腰酸腹坠，面色㿠白或萎黄，唇甲淡白。②舌象：舌质嫩红，舌苔薄白。③脉象：脉缓略数。

【选用要点】本方的辨证要点是血虚。临床运用时应以妊娠期阴道出血，量少色淡，腰酸腹坠，面色㿠白为使用要点。

【适用病症】先兆流产，习惯性流产，还可预防流产。

【用法用量】口服。一次1丸，一日2次。

【注意事项】①忌辛辣、生冷食物。②注意休息，避免剧烈活动。

妇康宝合剂（颗粒、煎膏、口服液）

【药物组成】当归、白芍、川芎、熟地黄、艾叶、阿胶、甘草。

【功能主治】补血调经，止血安胎。

【用药指征】①症状：妊娠期阴道下血，血量较多，淋沥不止，腰酸腹坠，面色㿠白或萎黄，唇甲淡白。②舌象：舌质淡红，舌苔薄白。③脉象：脉细弱。

【选用要点】本方的辨证要点是血虚。临床运用时应以妊娠期阴道出血，血量较多，淋沥不止，面色无华，唇甲淡白为使用要点。

【适用病症】先兆流产，习惯性流产。

【用法用量】口服。合剂：一次10毫升，一日2次。颗粒：一次15克，一日2次。煎膏：一次15~20克，一日2次。口服液：一次1支，一日2次。

【注意事项】①忌食生冷饮食。②服本药时不宜与感冒药同时服用。③月经量多，服药3天症状无改善者，应向医师咨询。

安胎丸

【药物组成】当归、川芎（制）、黄芩、白芍（炒）、白术。

【功能主治】养血安胎。

【用药指征】①症状：妊娠期阴道出血，色淡量少，面色无华，口唇色淡，头晕心悸，神疲乏力，不思饮食，气短懒言。②舌象：舌质淡红，舌苔薄白。③脉象：脉细滑无力。

【选用要点】本方的辨证要点是血虚。临床运用时应以妊娠期阴道出血，色淡量少，面色无华，口唇色淡为使用要点。

【适用病症】先兆流产，习惯性流产。

【用法用量】口服。空腹开水送服，一次1丸，一日2次。

【注意事项】①感冒发热者忌服。②注意休息，避免剧烈活动。

【类药鉴别】

品名	辨证要点	临床应用要点	
		相似要点	个性特点
千金保孕丸	血虚	妊娠期阴道出血，量少色淡，腰酸腹坠，面色㿠白或萎黄，唇甲淡白	本方安胎之力较强，胎动不安显著者，可选用本方
妇康宝合剂	血虚		本方补血兼能止血，阴道出血量较多者，可选用本方
安胎丸	血虚		本方补血、安胎之力弱于千金保孕丸、妇康宝合剂，病情轻、症状轻微者，可选用本方

四、血热内扰证

证候特点：妊娠期阴道少量出血，色鲜红或深红，质稠，或腰酸，口苦咽干，心烦不安，小便黄赤，大便干结。舌质红，舌苔黄。脉滑数。

孕妇金花丸（片、胶囊）

【药物组成】栀子、金银花、当归、白芍、川芎、地黄、黄芩、黄柏、黄连。

【功能主治】清热安胎。

【用药指征】①症状：妊娠期阴道出血，血色鲜红，心烦急躁，口舌生疮，咽喉肿痛，两目赤肿，牙龈疼痛，渴喜冷饮，小便短黄，大便干结。②舌象：舌质红，舌苔黄燥。③脉象：脉滑数有力。

【选用要点】本方的辨证要点是血热伤阴，三焦热盛。临床运用时应以妊娠期阴道出血，血色鲜红，口舌生疮，小便短黄，大便干结为使用要点。

【适用病症】先兆流产。

【用法用量】口服。丸：一次6克，一日2次。片：一次4片，一日2次。胶囊：一次4粒，一日2次。

【注意事项】①外感发热忌服，忌食辛辣食物。②注意休息，避免剧烈活动。③本品苦寒之药较多，症状消失后应立即停服。

孕妇清火丸

【药物组成】黄芩、知母、石斛、柴胡、地黄、薄荷、白芍、白术（麸炒）、甘草。

【功能主治】清火安胎。

【用药指征】①症状：妊娠期阴道出血，血色鲜红，心烦急躁，口舌生疮，咽喉肿痛，胸腹烦热，夜寐梦多，渴喜冷饮，小便短黄，大便干结。②舌象：舌质红，舌苔黄且干。③脉象：脉滑数有力。

【选用要点】本方的辨证要点是血热阴伤，火热壅盛。临床运用时应以妊娠期阴道出血，血色鲜红，胸腹烦热，夜寐梦多为使用要点。

【适用病症】先兆流产。

【用法用量】口服。一次6克，一日2次。

【注意事项】①使用本药不可过量，注意症状控制即可停药，不可久服。②服药期间忌食油腻之品。③感冒期间不宜使用本品。

【类药鉴别】

品名	辨证要点	临床应用要点	
		相似要点	个性特点
孕妇金花丸	血热伤阴，三焦热盛	妊娠期阴道少量出血，色鲜红或深红，质稠，或腰酸，口苦咽干，心烦不安，小便黄赤，大便干结	本方清热解毒之力较强，适合三焦均有实火者，如口舌生疮、咽喉肿痛、两目赤肿、牙龈疼痛较显著者
孕妇清火丸	血热阴伤，火热壅盛		本方偏于发散郁火，症见急躁易怒、胸腹烦热者，可选用本方

五、瘀血阻络证

证候特点：患者平素有子宫肌瘤，或囊肿，怀孕后腰酸腹痛下坠，阴道不时出血，血色暗红；或妊娠期跌仆闪挫，继而腹痛或阴道出血。舌质暗红，或有瘀斑，舌苔薄白。脉弦滑或沉弦。

桂枝茯苓丸（片、胶囊）

【药物组成】桂枝、茯苓、牡丹皮、赤芍、桃仁。

【功能主治】活血，化瘀，消癥。

【用药指征】①症状：患者平素有子宫肌瘤，或囊肿，怀孕后腰酸腹痛下坠，阴道不时出血，色暗红，有小血块，腹痛如刺，痛处拒按。②舌象：舌质暗，有瘀点或瘀斑，舌苔薄白。③脉象：脉沉弦或沉涩，按之有力。

【选用要点】本方的辨证要点是瘀血阻络。临床运用时应以患者平素有子宫肌瘤，或囊肿，怀孕后腰酸腹痛下坠，阴道不时出血，色暗红为使用要点。

【适用病症】先兆流产。

【用法用量】口服。丸：一次1丸，一日1~2次。片：一次3片，一日3次。胶囊：一次3粒，一日3次。经期停服。3个月为1个疗程，或遵医嘱。

【注意事项】①孕妇在医师指导下服用。②偶见服药后胃脘不适、隐痛症状者，停药后多可自行消失。

保胎无忧片（散、胶囊）

【药物组成】黄芪、艾叶（炭）、当归（酒制）、白芍（酒制）、川芎、菟丝子（酒泡）、枳壳（麸炒）、厚朴（姜制）、川贝母、荆芥（炭）、羌活、甘草。

【功能主治】安胎，养血。

【用药指征】①症状：妊娠期跌仆闪挫，继而腹痛或少量阴道出血。②舌象：舌质暗红，或有瘀点瘀斑，舌苔薄白。③脉象：脉弦滑或沉弦。

【选用要点】本方的辨证要点是气滞血瘀。临床运用时应以妊娠期跌仆闪挫，少量阴道出血为使用要点。

【适用病症】闪挫所致先兆流产，习惯性流产，难产。

【用法用量】口服，鲜姜汤送服。片：一次4~6片，一日2~3次。散：一次1包，一日1~2次。胶囊：一次4~6粒，一日2~3次。

【注意事项】①避免剧烈运动。②卧床休息。

【类药鉴别】

品名	辨证要点	临床应用要点	
		相似要点	个性特点
桂枝茯苓丸（片、胶囊）	瘀血阻络	腹痛或少量阴道出血	本方适用于平素有子宫肌瘤，或囊肿，怀孕后腰酸腹痛下坠，阴道不时出血者
保胎无忧片（散、胶囊）	气滞血瘀		本方适用于妊娠期跌仆闪挫，继而腹痛或少量阴道出血者

第三节　滑胎

凡堕胎或小产连续发生3次或以上者，称为"滑胎"。本病相当于西医的习惯性流产。

导致滑胎的主要机制有二：其一为母体冲任损伤，其二为胎元不健。胎儿居于母体之内，全赖母体肾以系之，气以载之，血以养之，冲任以固之。如果母体肾气健壮，气血充实，冲任通盛，则胎固母安。反之，如果母体脾肾不足，气血虚弱，或宿有癥瘕之疾，或孕后跌仆闪挫，伤及冲任，均可导致胎元不固而致滑胎。胎元不健，多由父母先天之精气亏虚，两精虽能相合，但是先天禀赋不足，致使胚胎损伤或不能成形，或成形易损，因此容易发生屡孕屡堕。

滑胎的病因，临床常见的有脾肾两虚、气血两虚。

本病在治疗的同时，日常生活中需注意以下几点。

（1）对曾经发生过堕胎、小产的患者，应在下次受孕前做好全面检查，在夫妇双方身体最佳状态下妊娠。

（2）怀孕后宜保持心情愉快，不要过度劳累。

（3）怀孕早期禁止性生活。

（4）注意饮食营养，保证胎儿发育所需。

（5）用药保胎时间应超过既往堕胎小产时间的2周以上。

一、脾肾两虚证

证候特点： 流产连续发生 3 次以上，怀孕后常在同一时间发生堕胎，伴见头晕耳鸣，腰膝酸软，神疲体倦，气短懒言，食少纳差，大便溏泄，夜尿频多，眼眶暗黑或有暗斑等。舌质淡，舌苔薄白。脉沉弱。

孕康口服液（颗粒、糖浆）

【药物组成】 山药、续断、黄芪、当归、狗脊（去毛）、菟丝子、桑寄生、杜仲（炒）、补骨脂、党参、茯苓、白术（焦）、阿胶、地黄、山茱萸、枸杞子、乌梅、白芍、砂仁、益智、苎麻根、黄芩、艾叶。

【功能主治】 健脾固肾，养血安胎。

【用药指征】 ①症状：屡孕屡堕，腰酸乏力，纳食不佳，懒言少动，面色萎黄，唇甲色淡，面颊部暗斑，大便稀溏。②舌象：舌质淡，舌苔薄白。③脉象：脉弱。

【选用要点】 本品辨证要点是脾肾两虚，气血不足。临床运用时应以屡孕屡堕，腰酸乏力，纳食不佳，懒言少动为使用要点。

【适用病症】 习惯性流产。

【用法用量】 口服。早、中、晚空腹口服。口服液：一次 20 毫升，一日 3 次。颗粒：开水冲服，一次 1 袋，一日 3 次。糖浆：一次 20 毫升，一日 3 次。

【注意事项】 ①服药期间，忌食辛辣刺激性食物，避免剧烈运动以及重体力劳动，妊娠性呕吐者请在医师指导下使用。②难免流产、异位妊娠、葡萄胎等不属于本品的适用范围。

二、气血两虚证

证候特点： 流产连续发生 3 次以上，怀孕后常在同一时间发生堕胎，伴见面色苍白或萎黄，心悸气短，头晕肢软，神疲乏力。舌质淡红，舌苔薄白。脉沉细弱无力。

复方阿胶浆（颗粒、胶囊）

【药物组成】 阿胶、红参、熟地黄、党参、山楂。

【功能主治】补气养血。

【用药指征】①症状：自然流产或胎停育3次以上，平时常觉头晕眼花，神疲乏力，月经量少、色淡、质稀。②舌象：舌质淡，舌苔薄白。③脉象：脉细弱。

【选用要点】本品辨证要点是气血两虚。临床运用时应以屡孕屡堕，月经量少、色淡、质稀，神疲乏力为使用要点。

【适用病症】习惯性流产。

【用法用量】口服。浆：一次20毫升，一日3次。颗粒：一次4克，一日3次。胶囊：一次6粒，一日3次。

【注意事项】①服用本品同时不宜服用藜芦、五灵脂、皂荚或其制剂，不宜喝茶和吃萝卜，以免影响药效。②凡脾胃虚弱、呕吐泄泻、腹胀便溏、咳嗽痰多者慎用。③感冒患者不宜服用。④本品宜饭前服用。

八珍颗粒（丸、片、膏、液、胶囊）

【药物组成】白芍、白术、川芎、当归、党参、茯苓、甘草、熟地黄。

【功能主治】补气益血。

【用药指征】①症状：自然流产或胎停育3次以上，平时常觉头晕眼花，神疲乏力，食欲不振，面色萎黄，月经量少、色淡、质稀。②舌象：舌质淡，舌苔薄白。③脉象：脉细弱。

【选用要点】本品辨证要点是气血两虚。临床运用时应以屡孕屡堕，月经量少、色淡、质稀，神疲乏力，食欲不振为使用要点。

【适用病症】习惯性流产。

【用法用量】口服。颗粒：开水冲服，一次1袋，一日2次。丸：一次1丸，一日2次。片：一次3片，一日2次。膏：一次15克，一日2次。液：一次1支，一日2次。胶囊：一次3粒，一日2次。

【注意事项】①不宜和感冒药同时服用。②服本药时不宜同时服用藜芦或其制剂。③本品为气血双补之药，性质较黏腻，有碍消化，故咳嗽痰多、脘腹胀痛、纳食不消、腹胀便溏者忌服。④宜饭前服用或进食同时服。

【类药鉴别】

品名	辨证要点	临床应用要点	
		相似要点	个性特点
复方阿胶浆（颗粒、胶囊）	气血两虚	屡孕屡堕，月经量少、色淡、质稀，神疲乏力	本方补血之力强于八珍颗粒，面色萎黄、月经量少者，可选用本方
八珍颗粒	气血两虚		本方补气之力强于复方阿胶浆，神疲乏力、食少纳差者，可选用本方

第四节　难产

妊娠足月，临产分娩困难者，称为"难产"。难产处理不及时，可导致母子双亡，或留下严重后遗症。

难产病因归纳起来有产力异常，产道异常，胎儿、胎位异常。其中，产道异常，胎儿、胎位异常于分娩之际非药物所能奏效，需手术助产。本节所选中成药主要针对"产力异常"导致的难产。

产力异常导致难产的机制主要是气血失调，分为虚、实两证。虚者，乃气血虚弱，不能促胎外出，表现为宫缩乏力；实者，乃气滞血瘀，碍胎外出，表现为子宫收缩不协调，子宫收缩过强，产程过长。

现在孕妇分娩基本都在产房进行，采取的都是西医的分娩方法。若碰到适合的证型，恰当的选择使用中成药，不失为助一臂之力。

一、气血虚弱证

证候特点：临产阵痛轻微，宫缩时间短而弱，间歇长，产程进展慢，或下血量多、色淡，或胎膜早破，面色无华，神疲肢软，心悸气短。舌质淡，舌苔薄白。脉大而虚或沉细而弱。

补血催生丸

【药物组成】当归、熟地黄、泽泻、川芎、黄芪、白芍、茯苓、山药、党参、白术、冬葵子、甘草、龟甲（炒制）、车前子。

【功能主治】补气养血。

【用药指征】①症状：分娩时阵痛微弱，宫缩时间短，间歇时间长，产程缓慢，面色苍白，口唇色淡，心悸不安，神疲气短。②舌象：舌质淡，舌苔白。③脉象：脉大而虚，或沉细而弱。

【选用要点】本方的辨证要点是气血两虚。临床运用时应以产程过长，胎儿娩出困难，心慌气短，面色苍白，口唇无华为使用要点。

【适用病症】难产。

【用法用量】口服。一次 1~2 丸，一日 2 次。

【注意事项】①一次不宜服用过多。②顺利分娩后即停服。

二、气滞血瘀证

证候特点：妇女临产时腰腹疼痛剧烈，间歇不匀，宫缩虽强，但无规律，久产不下，下血量少，血色暗红，精神紧张，心情烦躁，胸闷脘胀，时欲呕恶，面色紫暗。舌暗，有瘀点或瘀斑。脉沉涩，按之有力。

十一味能消丸（胶囊）

【药物组成】土木香、小叶莲、野姜、沙棘膏、诃子（去核）、蛇肉（麝香制）、大黄、方海、寒水石（煅）、硇砂、碱花。

【功能主治】化瘀行血，通经催产。

【用药指征】①症状：妇女临产胎儿难下，产程进展缓慢，腰腹疼痛拒按，伴随有少量暗红色血液，面色紫暗，情绪紧张，胸脘胀闷。②舌象：舌质暗，有瘀点或瘀斑。③脉象：脉沉涩，按之有力。

【选用要点】本方的辨证要点是气滞血瘀。临床运用时应以产程过长，胎儿娩出困难，腹痛拒按，伴随有少量暗红色血液为使用要点。

【适用病症】难产，胎盘稽留，产后宫缩痛，产后痛。

【用法用量】口服。丸：研碎后开水送服，每次 1~2 丸，每日 2 次。胶囊：一次 2~3 粒，一日 2 次。

【注意事项】①孕妇忌服。②全身疲倦乏力，声音低沉，头晕心悸，面色萎黄，食欲不振者，不可使用。③形寒肢冷，面色㿠白，腰膝酸软，腹中冷痛，

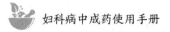

脾肾虚寒者，慎服。

第五节　子嗽

妊娠期间，咳嗽不已，称为"妊娠咳嗽"，也称"子嗽"。本病的发生、发展与妊娠期特殊生理有关。如果咳嗽剧烈，或久咳不愈，可能会损伤胎气，导致堕胎、小产。

咳不离于肺，也不止于肺；肺不伤不咳，脾不伤不久咳。妊娠咳嗽，久咳不已，病变部位在肺，关系到脾，总与肺、脾有关。如果素体阴虚，怀孕之后，血聚养胎，肺金失养，肺燥金伤，失于清肃，气逆而咳；如果脾胃素虚，怀孕之后，气以载胎，脾气重虚，脾虚湿聚，土不生金，痰饮射肺，而致咳嗽痰多，久咳不愈。由上可知，子嗽的主要病机为阴虚肺燥、脾虚痰饮。

本病在治疗的同时，日常生活中需注意以下几点。

（1）妊娠期间勿贪凉，避免外邪犯肺。

（2）怀孕期间宜清淡饮食，禁辛辣、烧烤、火锅之类的食物。

（3）素体阴虚者，可食用梨、百合、荸荠、藕粉等具有滋养阴液功效的食物。

一、阴虚肺燥证

证候特点：妊娠期间，咳嗽不已，干咳少痰，或痰中带血，口干咽燥，失眠盗汗，手足心热，午后潮热，颧红盗汗，常伴有日渐消瘦，神疲乏力。舌质红，少苔。脉细滑数。

罗汉果玉竹冲剂（颗粒）

【**药物组成**】罗汉果、玉竹。

【**功能主治**】养阴润肺，止咳生津。

【**用药指征**】①症状：妊娠期间，干咳无痰，或痰少而黏，口干口渴，咽喉干痛。②舌象：舌质红，少津，舌苔薄白。③脉象：脉细数。

【选用要点】本方的辨证要点是燥热伤阴，肺失清肃。临床运用时应以妊娠期间干咳无痰，咽喉干痛为使用要点。

【适用病症】妊娠合并上呼吸道感染，妊娠合并急、慢性支气管炎，妊娠合并肺炎。

【用法用量】口服。冲剂：一次 12 克，一日 3 次，开水冲服。颗粒：一次 12 克，一日 3 次，开水冲服。

【注意事项】①忌食辛辣、油腻食物。②咳嗽痰多黏稠或稠厚成块者忌服。③服用 1 周病证无改善者，应停止服用，去医院就诊。④服药期间，若患者出现高热，体温超过 38℃，或出现喘促气急者，或咳嗽加重，痰量明显增多者，应到医院就诊。

养阴清肺丸（颗粒、膏、糖浆、合剂、口服液）

【药物组成】生地黄、玄参、麦冬、白芍、川贝母、牡丹皮、薄荷、甘草。

【功能主治】养阴清肺，清热利咽。

【用药指征】①症状：妊娠期间，咳嗽不已，干咳少痰，或痰中带血，鼻干唇燥，小便色黄，大便干结。②舌象：舌质红，少苔。③脉象：脉数无力或细数。

【选用要点】本方的辨证要点是阴虚肺燥。临床运用时应以妊娠期间咳嗽不已，干咳少痰，或痰中带血，鼻干唇燥为使用要点。

【适用病症】妊娠合并上呼吸道感染，妊娠合并急、慢性支气管炎，妊娠合并肺炎。

【用法用量】口服。丸：一次 1 丸，一日 2 次。颗粒：一次 1 袋，一日 2 次。膏：一次 10~20 毫升，一日 2~3 次。糖浆：一次 20 毫升，一日 2 次。合剂：一次 30 毫升，一日 3 次。口服液：一次 10 毫升，一日 2~3 次。

【注意事项】①忌烟、酒及辛辣、生冷、油腻食物。②不宜在服药期间同时服用滋补性中药。③糖尿病患者禁服。④咳嗽痰多黏稠或稠厚成块者忌服。

百合固金丸（片、颗粒、口服液）

【药物组成】白芍、百合、川贝母、当归、地黄、甘草、桔梗、麦冬、熟地黄、玄参。

【功能主治】养阴润肺，化痰止咳。

【用药指征】①妊娠期间，咳嗽不已，干咳少痰，或痰中带血，咽喉燥痛，手足心热，骨蒸盗汗。②舌象：舌质红，少苔。③脉象：脉细数。

【选用要点】本方的辨证要点是肺肾阴虚，虚火灼金。临床运用时应以妊娠期间咳嗽不已，干咳少痰，或痰中带血，咽喉燥痛，五心烦热为使用要点。

【适用病症】妊娠合并上呼吸道感染，妊娠合并急、慢性支气管炎，妊娠合并肺炎。

【用法用量】口服。丸：一次8丸，一日3次。片：一次5片，一日3次。颗粒：一次1袋，一日3次。口服液：一次10~20毫升，一日3次。

【注意事项】①本方中药物多属甘寒滋润，便溏食少者不宜使用。②忌烟、酒及辛辣、生冷、油腻食物。③支气管扩张、肺脓肿、肺心病、肺结核患者出现咳嗽时应去医院就诊。④服药期间，若患者发热体温超过38.5℃，或出现喘促气急者，或咳嗽加重、痰量明显增多者，应去医院就诊。

【类药鉴别】

品名	辨证要点	临床应用要点	
		基本要点	个性特点
罗汉果玉竹冲剂（颗粒）	燥热伤阴，肺失清肃	妊娠期间，咳嗽不已，干咳少痰，或痰中带血	本方滋阴止咳之力弱于养阴清肺丸、百合固金丸，病情轻、症状轻微者，可选用本方
养阴清肺丸（颗粒、膏、糖浆、合剂、口服液）	阴虚肺燥		本方善清肺脏虚火，咽喉肿痛、鼻干唇燥者，可选用本方
百合固金丸（片、颗粒、口服液）	肺肾阴虚，虚火灼金		本方能清肺肾之火，五心烦热、骨蒸潮热者，可选用本方

二、脾虚痰饮证

证候特点：妊娠期间，咳嗽痰多，胸闷气促，甚至喘不得卧，神疲乏力，食少纳呆。舌质淡胖，舌苔白腻。脉濡滑。

六君子丸

【药物组成】党参、白术（麸炒）、茯苓、半夏、陈皮、甘草（蜜炙）。

【功能主治】补脾益气，燥湿化痰。

【用药指征】①妊娠期间，咳嗽痰多，色白易咯，胸脘痞闷，面色萎黄，语音低微，气短乏力，食少纳差，大便溏泄。②舌象：舌质淡胖，舌苔白厚或白厚腻。③脉象：脉濡滑。

【选用要点】本方的辨证要点是脾胃气虚，痰湿内蕴。临床运用时应以妊娠期间咳嗽痰多，色白易咯，气短乏力，食少纳差为使用要点。

【适用病症】妊娠合并上呼吸道感染，妊娠合并急、慢性支气管炎，妊娠合并肺炎。

【用法用量】口服。一次9克，一日2次。

【注意事项】①忌食生冷、油腻、不易消化的食物。②不适用于脾胃阴虚者，主要表现为口干、舌红少津、大便干。

第六节　子肿

妊娠中晚期，孕妇出现肢体面目肿胀者，称为"子肿"。

肺通调水道，脾运化水湿，肾化气行水，人体水液代谢赖此三脏。肺、脾、肾任何一脏发生病变，均可引起水液代谢障碍而发生肿胀。妊娠肿胀的发生与妊娠期特殊生理有密切关系。此病多发生在妊娠5~6个月以后，此时胎儿逐渐长大，影响气机的升降，津液的运行随之不畅，从而出现水肿。临床所见，脾肾阳虚、水湿不化，或气滞湿停为本病的主要病机。

本病在治疗的同时，日常生活中需注意以下几点。

（1）重视孕期保健，定期产检。

（2）注意体重、水肿、尿蛋白、血压的变化情况。

（3）发病后予以低盐饮食，控制饮水。

（4）禁食生冷、油腻之品。

（5）浮肿严重者应卧床休息，抬高双下肢，注意保暖。

一、脾虚证

证候特点：妊娠数月，面目、四肢浮肿，或全身皆肿，皮薄光亮，按之凹陷不起，面色无华，倦怠乏力，口淡而腻，脘腹胀满，食少纳差，小便不畅，大便溏泄。舌质淡，舌体胖大，舌边有齿痕，舌苔白润或腻。脉缓滑。

香砂胃苓丸

【药物组成】木香、砂仁、苍术、厚朴、白术、陈皮、茯苓、泽泻、猪苓、肉桂、甘草。

【功能主治】祛湿运脾，行气和胃。

【用药指征】①症状：妊娠数月，面目、四肢浮肿，皮薄光亮，按之凹陷不起，口淡而腻，脘腹胀满，食少纳差，小便不畅，大便溏泄。②舌象：舌质淡，舌体胖大，舌边有齿痕，舌苔白润或腻。③脉象：脉缓滑无力。

【选用要点】本方的辨证要点是脾虚湿盛。临床运用时应以妊娠水肿，脘腹胀满，食少纳差，大便溏泄为使用要点。

【适用病症】妊娠合并贫血，妊娠高血压病，妊娠合并肾病综合征，妊娠合并急性肾小球肾炎等。

【用法用量】口服。一次6克，一日2次。

【注意事项】①禁食生冷、油腻食物。②平时可多吃冬瓜、赤小豆之类的食物。③每日可用玉米须30克，煮水当茶喝。

二、肾虚证

证候特点：妊娠数月，面浮肢肿，下肢尤甚，按之如泥，凹陷不起，腰酸乏力，下肢逆冷，小便不畅。舌质淡嫩，舌苔白润。脉沉迟。

济生肾气丸（片）

【药物组成】熟地黄、山茱萸（制）、牡丹皮、山药、茯苓、泽泻、肉桂、附子（制）、牛膝、车前子。

【功能主治】温肾化气，利水消肿。

【用药指征】①症状：妊娠数月，面浮肢肿，下肢尤甚，按之如泥，凹陷不起，腰酸乏力，疲倦嗜睡，下肢逆冷，小便不畅。②舌象：舌质淡嫩，舌苔白润。③脉象：脉沉迟。

【选用要点】本方的辨证要点是肾虚水停。临床运用时应以妊娠水肿，腰酸乏力，畏寒肢冷，脉沉迟为使用要点。

【**适用病症**】妊娠合并贫血，妊娠高血压，妊娠合并肾病综合征，妊娠合并急性肾小球肾炎等。

【**用法用量**】口服。丸：水蜜丸一次 6 克，小蜜丸一次 9 克，大蜜丸一次 1 丸，一日 2~3 次。片：一次 6 片，一日 3 次。

【**注意事项**】①不可过量服用或者久服。②注意保暖。

第五章

产后病用药

　　产妇在新产后及产褥期内发生的与分娩或产褥有关的疾病，称为产后病。

　　产后病具有独特的生理、病理特点，它的病因病机可归纳为4个方面：

　　（1）亡血伤津：由于产妇在分娩过程中，用力、出汗、产创和出血，会使阴血骤然大量丧失。

　　（2）元气受损：分娩是一个持续时间较长的体力消耗过程，如果产程过长，产时用力耗气，产后操劳过早，或分娩时失血过多，气随血耗，从而使元气受损。

　　（3）瘀血内阻：分娩创伤，脉络受损，血溢脉外，离经之血成为瘀血；或产后百节空虚，若起居不慎，感受寒热之邪，寒凝热灼成瘀；或胞衣、胎盘残留，瘀血内阻，败血为病。

　　（4）外感六淫或饮食房劳所伤：产后元气、津血俱伤，腠理疏松，生活稍有不慎或调摄失当，皆可导致邪气入侵而变生产后诸疾。

　　因此，针对产后病来选择中成药，须照顾气血，行气勿过于耗散，化瘀勿过于攻逐；寒证不宜过用温燥，热证不宜过用寒凉；解表不过于发汗，攻里不过于削伐；把握补虚不滞邪、攻邪不伤正的原则。

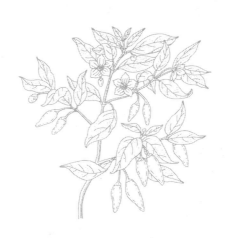

第一节　产后缺乳

产后哺乳期内，产妇乳汁量少，或无乳可下，不足以喂养婴儿者，称为"缺乳"，又称"产后乳汁不行"。

缺乳的常见病因有气血虚弱、肝郁气滞、痰浊阻滞。

素体虚弱，或脾胃素弱，气血生化无源，复因分娩失血耗气，导致气血亏虚，乳汁化生乏源，因而乳汁量少，或无乳可下；平素心情抑郁，或产后情志不遂，气机不畅，乳脉不通，乳汁运行不畅，故无乳；素体肥胖，痰湿壅盛，或产后大鱼大肉食用过多，脾失健运，聚湿成痰，痰气阻滞乳脉乳络，遂致缺乳。此外，精神紧张、喂养方法不当，也会影响乳汁分泌。

本病在治疗的同时，日常生活中需注意以下几点。

（1）孕期做好乳头护理，产检时如果发现乳头凹陷者，要嘱咐孕妇经常把乳头向外拉，并要常用肥皂擦洗乳头，防止乳头皲裂而造成哺乳困难。

（2）提倡早期哺乳、定时哺乳，促进乳汁的分泌。

（3）乳房有块者，局部用橘皮煎水外敷。

（4）乳房胀痛者可用热水、葱汤洗涤乳房，以宣通气血。

（5）可用猪蹄2只、通草20克同炖，而后去通草，吃猪蹄，喝汤。

一、气血不足证

证候特点：产后乳汁量少，甚或全无，乳汁清稀，乳房柔软，无胀痛感，面色少华，口唇、眼睑、爪甲淡白，精神疲倦，少气懒言，纳差食少。舌质淡，舌苔薄白。脉细弱。

生乳汁

【药物组成】当归、地黄、黄芪（蜜炙）、党参、麦冬、穿山甲（制）、知母。

【功能主治】补气养血，滋阴通乳。

【用药指征】①症状：产后乳汁量少，甚或全无，乳汁稀薄，乳房柔软，无胀痛，面色无华或萎黄，倦怠乏力，神疲食少。②舌象：舌质淡，舌苔薄白或少苔。③脉象：脉细弱。

【选用要点】本方的辨证要点是气血两虚。临床运用时应以乳汁量少稀薄，面色无华，神疲食少为使用要点。

【适用病症】产后缺乳。

【用法用量】口服。一次100毫升，一日2次。

【注意事项】①乳房胀痛，按之有块者忌服。②感冒期间不宜服用本品。③忌气恼，忌食辛辣食物。

生乳灵

【药物组成】当归、地黄、黄芪（蜜炙）、党参、玄参、麦冬、穿山甲（砂烫醋淬）、知母。

【功能主治】滋补气血，通络下乳。

【用药指征】①症状：产后乳汁量少，甚或全无，乳汁稀薄，乳房柔软，无胀痛，神疲食少，倦怠乏力，心悸气短，口燥咽干。②舌象：舌质淡，舌苔薄白或少苔。③脉象：脉细弱。

【选用要点】本方的辨证要点是气血两虚。临床运用时应以乳汁量少稀薄，面色无华，神疲食少为使用要点。

【适用病症】产后缺乳。

【用法用量】口服。一次1瓶（100毫升），一日2次。

【注意事项】①乳房胀痛，按之有块者忌服。②调和情志，保持心情舒畅，以免郁怒伤肝，影响泌乳。③饮食宜营养丰富，忌食生冷及辛辣之品。④糖尿病患者慎用。

【类药鉴别】

品名	辨证要点	临床应用要点	
		相似要点	个性特点
生乳汁	气血两虚	产后乳汁量少，甚或全无，乳汁清稀，乳房柔软，无胀痛感，面色少华，少气懒言，纳差食少	本方功能补益气血，兼能生津清热，症见口干、便秘者，可选用本方
生乳灵	气血两虚		本方比生乳汁多一味玄参，滋阴降火之力稍强，症见口干咽燥或五心烦热者，可选用本方

生乳片

【药物组成】猪鞭、穿山甲、王不留行、党参、熟地黄、山药、白芷、路路通、冬瓜子、关木通、丝瓜络、漏芦。

【功能主治】补气生血，通经下乳。

【用药指征】①症状：产后乳汁量少，甚或全无，乳汁稀薄，乳房有块，稍胀痛，面色萎黄，头晕眼花，疲倦乏力，气短懒言，心悸怔忡，食欲减退。②舌象：舌质淡胖，舌苔白。③脉象：脉虚或沉细无力。

【选用要点】本方的辨证要点是气血亏虚，乳络不通。临床运用时应以乳少或不通，面色萎黄，少气懒言，心悸怔忡为使用要点。

【适用病症】产后缺乳。

【用法用量】口服。一次3~5片，一日3次。

【注意事项】①感冒期间不宜服用本品。②清淡饮食，多进食肉类、蛋类、鱼类食物。③适当运动，注意休息。

【类药鉴别】

品名	辨证要点	临床应用要点	
		相似要点	个性特点
生乳灵	气血两虚	产后乳汁量少，甚或全无，乳汁清稀，面色少华，少气懒言，纳差食少	本方适用于气血两虚而导致的缺乳，乳房柔软、无胀痛者，可选用本方
生乳片	气血两虚，乳络不通		本方通乳之力较生乳灵强，乳房有块、稍胀痛者，可选用本方

补血生乳颗粒

【药物组成】黄芪、当归、白芍、茯苓、甘草、王不留行（炒）、川芎、枳壳、枳梗。

【功能主治】益气补血，通络生乳。

【用药指征】①症状：产后乳汁量少，甚或全无，乳汁稀薄，乳房柔软，面色萎黄，头晕眼花，疲倦乏力，气短懒言。②舌象：舌质淡胖，舌苔白。③脉象：脉虚或沉细无力。

【选用要点】本方的辨证要点是气血亏虚。临床运用时应以乳汁甚少或全无，乳汁清稀，乳房柔软为使用要点。

【**适用病症**】产后缺乳。

【**用法用量**】口服。开水冲服，一次 4 克，一日 2 次，5 日为 1 个疗程，或遵医嘱。

【**注意事项**】①感冒期间不宜服用本品。②清淡饮食，多进食肉类、蛋类、鱼类食物。③适当运动，注意休息。

【**类药鉴别**】

品名	辨证要点	临床应用要点	
		相似要点	个性特点
补血生乳颗粒	气血两虚	产后乳汁量少，甚或全无，乳汁清稀，面色少华，少气懒言	本方侧重于补血，症见唇甲色淡、面色无华者，可选用本方
生乳片	气血两虚，乳络不通		本方通乳之力强于补血生乳颗粒，乳房有块、稍胀痛者，可选用本方

催乳丸

【**药物组成**】当归、通草、麦芽、川芎、穿山甲、漏芦、地黄、黄芪、鹿角霜、白芍、木香、王不留行。

【**功能主治**】助气补血，活络下乳。

【**用药指征**】①症状：产后乳汁量少或全无，质地清稀，排出不畅，乳房轻微胀痛，面色无华。②舌象：舌质暗红，舌苔白或黄。③脉象：脉沉弦。

【**选用要点**】本方的辨证要点是血虚，脉络不通。临床运用时应以乳汁量少，排出不畅，面色无华为使用要点。

【**适用病症**】产后缺乳。

【**用法用量**】口服。一次 1 丸，一日 2 次。

【**注意事项**】①乳房胀痛，按之有块者忌服。②感冒期间不宜服用本品。

【**类药鉴别**】

品名	辨证要点	临床应用要点	
		相似要点	个性特点
生乳片	气血亏虚，乳络不通	产后乳汁量少，甚或全无，乳汁稀薄，乳房有块，稍胀痛	本方补益气血，症见疲倦乏力、气短懒言者，可选用本方
催乳丸	血虚，脉络不通		本方补血为主，症见面色无华、唇甲色淡者，可选用本方

阿胶生化膏

【药物组成】阿胶、熟地黄、黄芪、川芎、路路通、赤芍、麦冬、当归、益母草、木通、桃仁、甘草、王不留行。

【功能主治】滋阴养血，祛瘀生新，通乳。

【用药指征】①症状：产后乳汁量少或全无，气短乏力，精神萎靡，唇舌色淡，面色苍白，恶露不止，下腹疼痛。②舌象：舌质淡，舌苔薄白。③脉象：脉细弱或涩。

【选用要点】本方的辨证要点是产后血虚血瘀。临床运用时应以产后乳汁量少或全无，气短乏力，唇舌色淡，恶露不止为使用要点。

【适用病症】产后缺乳。

【用法用量】口服。温开水冲服或直接口服，一次 20 毫升，一日 2~3 次。

【注意事项】①孕妇忌服。②产后虚弱征象不明显者忌用。

【类药鉴别】

品名	辨证要点	临床应用要点	
		相似要点	个性特点
阿胶生化膏	产后血虚血瘀	产后乳汁量少，甚或全无，乳汁稀薄，面色无华，唇甲色淡	本方活血化瘀之力强于催乳丸，恶露不止者，可选用本方
催乳丸	血虚，脉络不通		本方补血为主，面色无华、唇甲色淡、未见恶露者，可选用本方

二、络脉郁滞证

证候特点：产后乳汁分泌量少，甚或无乳，乳汁黏稠，排出不畅，乳房胀痛且硬，胸胁胀闷不舒。舌质暗红，舌苔薄白。脉沉弦或沉涩。

乳泉冲剂（颗粒）

【药物组成】王不留行、穿山甲（炙）、天花粉、甘草（炙）、当归、漏芦。

【功能主治】通经活血，下乳。

【用药指征】①症状：产后缺乳，乳汁量少或全无，乳汁黏稠，排出不畅，乳房胀痛且硬，胀及胸胁，甚至胸胁胀痛。②舌象：舌质暗红，舌苔薄黄。③脉象：脉沉弦或沉涩。

【选用要点】本方的辨证要点是络脉瘀阻。临床运用时应以产后乳汁量少或全无，排出不畅，乳房胀痛且硬为使用要点。

【适用病症】产后缺乳。

【用法用量】口服。冲剂：一次15克，一日2次。颗粒：一次15克，一日2次。

【注意事项】①忌食辛辣，勿过食咸味、酸味食物，宜食富有营养的食物。②恶露过多者不宜服用。③乳房红肿热痛或乳汁突然减少者，应去医院就诊。④服药7天乳汁未见增多者，应去医院就诊。

通络生乳糖浆

【药物组成】天花粉、马悬蹄、丝瓜络、穿山甲（醋制）、北沙参、鹿角。

【功能主治】通经活络下乳。

【用药指征】①症状：产后缺乳，乳汁量少或全无，奶质灰白稀薄，排出不畅，乳房有肿块，稍胀痛。②舌象：舌质淡红，舌苔薄白。③脉象：脉弦细。

【选用要点】本方的辨证要点是气血不足，络脉郁滞。临床运用时应以产后乳汁量少或全无，奶质灰白稀薄，排出不畅，乳房有肿块为使用要点。

【适用病症】产后缺乳。

【用法用量】口服。一次40毫升，一日3次。

【注意事项】①乳汁量少稀薄、面色无华、少气懒言者忌用。②不宜强力挤出乳汁。③乳房有硬块、红肿热痛者，应立即就医。④可用木梳顺乳络，由乳房梳向乳头。

母乳多颗粒

【药物组成】黄芪、漏芦、羊乳根、王不留行、梗通草。

【功能主治】益气，下乳。

【用药指征】①症状：产后缺乳，乳汁量少或全无，排出不畅，乳房有肿块，胀痛或不痛，身倦乏力，少气懒言。②舌象：舌质淡红，舌苔薄白。③脉象：脉沉涩。

【**选用要点**】本方的辨证要点是气虚，络脉郁滞。临床运用时应以产后乳汁量少或全无，排出不畅，乳房有肿块，身倦乏力为使用要点。

【**适用病症**】产后缺乳。

【**用法用量**】口服。开水冲服，一次18克，一日3次。

【**注意事项**】①饮食富有营养，勿过食咸味、酸味食物。②乳汁不下伴有乳房红肿热痛者，应去医院诊治。③乳汁突然减少，应去医院诊治。

【**类药鉴别**】

品名	辨证要点	临床应用要点	
		基本要点	个性特点
乳泉冲剂	络脉瘀阻	产后乳汁分泌量少，甚或无乳，乳汁黏稠，排出不畅，乳房胀痛且硬，胸胁闷胀不舒	本方通乳之功最强，症见乳房肿块、胀痛较甚者，可选用本方
通络生乳糖浆	气血不足，络脉郁滞		本方通乳之功次之，兼能补益气血，症见面色无华、少气懒言者，可选用本方
母乳多颗粒	气虚，络脉郁滞		本方通乳之功最弱，而补气之功最强，症见倦怠乏力、少气懒言者，可选用本方

三、肝郁气滞证

证候特点：产后乳汁分泌量少，甚或全无，乳房胀硬、疼痛，乳汁浓稠，伴胸胁胀满疼痛，情志抑郁易怒，或喜叹长气，食欲不振。舌质淡红，舌苔薄黄。脉弦或弦滑。

下乳涌泉散

【**药物组成**】当归、地黄、王不留行（炒）、穿山甲（烫）、漏芦、通草、川芎、白芍、麦芽、柴胡、天花粉、甘草、桔梗、白芷。

【**功能主治**】养血催乳。

【**用药指征**】①症状：产后乳汁分泌量少，甚或全无，乳房胀硬、疼痛，乳汁浓稠，伴胸胁胀满疼痛，烦躁易怒。②舌象：舌质淡，舌苔薄黄。③脉象：脉弦或弦数。

【**选用要点**】本方的辨证要点是肝郁气滞，乳络不通。临床运用时应以产后乳汁量少或无，乳房胀痛，烦躁易怒，脉弦为使用要点。

【**适用病症**】产后缺乳。

【**用法用量**】口服。一次1袋，水煎2次，煎液混合后分2次服。

【**注意事项**】①忌食辛辣，勿过食咸味、酸味食物，宜食富有营养的食物。②恶露过多者不宜服用。③乳房红肿热痛或乳汁突然减少者者，应去医院就诊。④服药7天乳汁未见增多者，应去医院就诊。⑤若服药过程中出现不良反应，或乳儿有不良反应，均应停药并向医师咨询。

通乳冲剂（颗粒）

【**药物组成**】黄芪、熟地黄、通草、瞿麦、天花粉、路路通、漏芦、党参、当归、川芎、白芍（酒炒）、王不留行、柴胡、穿山甲（烫）、鹿角霜。

【**功能主治**】益气补血，疏肝通络。

【**用药指征**】①症状：产后乳汁分泌少，甚或全无，乳房胀硬、疼痛，乳汁浓稠，伴胸胁胀满疼痛，烦躁易怒，面色无华，倦怠乏力，少气懒言。②舌象：舌质淡，舌苔薄白。③脉象：脉弦弱。

【**选用要点**】本方的辨证要点是肝郁气滞，乳络不通，气血不足。临床运用时应以乳汁量少或无，乳房胀痛，烦躁易怒，面色无华，少气懒言为使用要点。

【**适用病症**】产后缺乳。

【**用法用量**】口服。产后72小时开始使用或剖腹产术后，待排气后或术后4~5日开始服用。冲剂：一次2袋，一日3次，3~5日为1个疗程。颗粒：一次30克，一日3次。

【**注意事项**】①保持心情愉悦。②不宜强力挤出乳汁。③乳房有硬块、红肿热痛者，应立即就医。④可用木梳顺乳络，由乳房梳向乳头。

【**类药鉴别**】

品名	辨证要点	临床应用要点	
		基本要点	个性特点
下乳涌泉散	肝郁气滞，乳络不通	产后乳汁分泌量少，甚或全无，乳房胀硬、疼痛，乳汁浓稠，伴胸胁胀满疼痛、烦躁易怒	本方疏肝之力强于通乳冲剂，烦躁易怒、喜叹长气者，可选用本方
通乳冲剂（颗粒）	肝郁气滞，乳络不通，气血不足		本方兼能补气养血，面色无华、倦怠乏力者，可选用本方

第二节 产后恶露不绝

恶露，是指产后随子宫蜕膜脱落，经阴道排出的血液、坏死蜕膜等组织，是产妇在产褥期的生理性变化，一般持续3~4天。产后血性恶露持续10天以上，仍淋漓不尽者，称为"产后恶露不绝"。

本病的主要病机为冲任失固，气血运行失常。

素体气虚，正气不足，复因分娩失血耗气，或者产后劳作过早，劳倦伤脾，气虚下陷，不能统摄血液，以致恶露不绝。

产后胞脉空虚，寒邪乘虚入胞，寒凝血瘀，形成瘀血；或因产后留瘀，胞衣胎膜残留为瘀，瘀血内阻，血不归经，以致恶露不绝。

素体阴虚，复因产时伤血，阴血更亏，形成阴虚内热，或产后过食辛热温燥之品而生热，热扰冲任，迫血下行，导致恶露不绝。

本病在治疗的同时，日常生活中需注意以下几点。

（1）产后出血淋沥不止达2~3个月者，应高度警惕毛膜上皮癌，宜作相关检查。

（2）出血过多时可合并贫血，严重者可致晕厥，服药无效者应住院治疗。

（3）注意产褥卫生。

一、气虚证

证候特点：产后阴道出血，过期淋漓不尽、量多、色淡红、质稀、无臭味，精神疲倦，四肢无力，少气懒言，小腹空坠。舌质淡，舌苔薄白。脉缓弱。

产后康膏

【药物组成】黄芪、党参、当归、丹参、益母草、神曲、陈皮、香附、乌药、木香、生地黄、熟地黄、砂仁、杜仲、泽泻、甘草、白芍、山楂、谷芽、麦芽。

【功能主治】益气养血，滋肾柔肝，安神敛汗，健脾和胃。

【用药指征】①症状：产后恶露不尽、质稀薄、色淡红、出血量时多时少，头晕目眩，心悸汗多，失眠神疲，食欲不振。②舌象：舌质淡胖，边有齿痕。③脉象：脉细弱。

【选用要点】本方的辨证要点是气血虚弱。临床运用时应以产后恶露不尽、质稀薄、色淡红，头晕目眩，食欲不振为使用要点。

【适用病症】晚期产后出血，产后或流产后贫血。

【用法用量】口服。一次30克，一日2次，早晚开水冲服。

【注意事项】①发热期间暂停服用。②注意保暖，避免感受风寒。③产后注意适当休息，不宜过早劳作。

产妇康颗粒

【药物组成】益母草、当归、人参、黄芪、何首乌、桃仁、蒲黄、熟地黄、香附（醋制）、昆布、白术、黑木耳。

【功能主治】补气养血，排瘀生新。

【用药指征】①症状：产后恶露淋漓不尽、色淡、质清稀、夹带小血块，或有腹痛，按之痛剧，面色无华，腰膝酸软，神疲乏力。②舌象：舌质淡，有瘀点或瘀斑，舌苔薄白。③脉象：脉细弱。

【选用要点】本方的辨证要点是气虚血瘀。临床运用时应以产后恶露淋漓不净，夹带小血块，神疲乏力为使用要点。

【适用病症】晚期产后出血。

【用法用量】口服。开水冲服，一次20克，一日3次，5~7日为1个疗程。产褥期可长期服用。

【注意事项】①注意保暖，避免感受风寒。②产后注意适当休息，不宜过早劳作。

【类药鉴别】

品名	辨证要点	临床应用要点	
		基本要点	**个性特点**
产后康膏	气血虚弱	产后阴道出血，过期淋漓不尽、量多、色淡红、质稀、无臭味，精神疲倦，四肢无力，少气懒言，小腹空坠	本方兼具安神敛汗、健脾和胃之功，症见失眠汗多、食欲不振者，可选用本方
产妇康颗粒	气虚血瘀		本方兼具活血化瘀之功，症见恶露色暗、血块多、小腹刺痛拒按、痛有定处者，可选用本方

产妇欣颗粒（丸）

【药物组成】菟丝子、枸杞子、北沙参、当归、白芍、阿胶、地骨皮、益母草、蒲黄（炒炭）、荆芥穗（炒炭）。

【功能主治】益肾养血，补气滋阴，活血化瘀。

【用药指征】①症状：产后恶露淋漓不尽、色淡、质清稀、夹带小血块，或有腹痛，按之痛剧，面色无华，腰膝酸软，气短多汗，大便干结。②舌象：舌质淡红，舌苔薄白或少苔。③脉象：脉细弱。

【选用要点】本方的辨证要点是气虚血瘀，肾精亏耗。临床运用时应以产后恶露淋漓不尽、夹带小血块，腰膝酸软，气短多汗为使用要点。

【适用病症】晚期产后出血。

【用法用量】口服。颗粒：一次10克，一日3次。丸：一次10克，一日3次。

【注意事项】①注意保暖，避免感受风寒。②产后注意适当休息，不宜过早劳作。

胎产金丸（丹）

【药物组成】紫河车、五味子（醋炙）、人参、茯苓、甘草、当归、鳖甲（沙烫醋淬）、香附（醋炙）、延胡索（醋炙）、没药（醋炙）、赤石脂（煅）、黄柏、白薇、艾叶炭、白术（麸炒）、藁本。

【功能主治】补气，养血，调经。

【用药指征】①症状：产时出血过多，产后恶露淋漓不尽、色淡或暗红、质地清稀、夹带小血块，或有腹痛，按之痛剧，腰膝酸软，神疲乏力，少气懒言，五心烦热，烘热汗出，面色潮红。②舌象：舌质淡，舌苔薄白。③脉象：脉细弱。

【选用要点】本方的辨证要点是气虚血瘀，阴虚阳浮。临床运用时应以产后恶露淋漓不尽、夹带小血块，神疲乏力，五心烦热为使用要点。

【适用病症】晚期产后出血。

【用法用量】口服。大蜜丸一次1丸，小蜜丸一次30粒，温黄酒或温开水送服，一日2次。

【注意事项】①注意保暖，避免感受风寒。②产后注意适当休息，不宜过早劳作。

【类药鉴别】

品名	辨证要点	临床应用要点	
		基本要点	个性特点
产妇欣颗粒（丸）	气虚血瘀，肾精亏耗	产后阴道出血，过期淋漓不尽、量多、色淡红、质稀、无臭味，精神疲倦，四肢无力，少气懒言，小腹空坠	本方兼具补肾益阴之功，症见腰膝酸软、气短多汗者，可选用本方
胎产金丸（丹）	气虚血瘀，阴虚阳浮		本方兼具滋阴潜阳之功，症见五心烦热、烘热汗出、面色潮红者，可选用本方

二、血瘀证

证候特点：产后恶露过期不尽、量时少或多、色暗、有血块，小腹疼痛拒按，块下痛减。舌紫暗或边有瘀点。脉沉涩。

益母草口服液（流浸膏、膏、片、冲剂、胶囊、颗粒）

【药物组成】益母草。

【功能主治】活血调经。

【用药指征】①症状：产后恶露不行，或行而不畅，夹有少量血块，血色暗红。②舌象：舌质淡红，舌苔薄白。③脉象：脉涩。

【选用要点】本方的辨证要点是血瘀。临床运用时应以恶露排出不畅、夹有少量血块，血色暗红为使用要点。

【适用病症】晚期产后出血。

【用法用量】口服。口服液：一次 10~20 毫升，一日 3 次，或遵医嘱。流浸膏：一次 5~10 毫升，一日 3 次。膏：一次 10 克，一日 1~2 次。片：一次 2~3 片，一日 3 次。冲剂：开水冲服，一次 15 克，一日 2 次。胶囊：一次 2~4 粒，一日 3 次。颗粒：开水冲服，一次 1 袋，一日 2 次。

【注意事项】①忌食生冷食物。②气血两虚引起的月经量少、色淡质稀，伴有头晕心悸、疲乏无力等症者，不宜选用本药。

产后逐瘀片（颗粒、胶囊）

【药物组成】益母草、当归、川芎、炮姜。

【功能主治】活血调经，祛瘀止痛。

【用药指征】①症状：产后受寒恶露不行，或行而不畅，夹有血块，血色暗红，小腹冷痛。②舌象：舌质暗，有瘀点或瘀斑，舌苔薄白。③脉象：脉沉迟涩。

【选用要点】本方的辨证要点是血瘀。临床运用时应以恶露排出不畅、夹有血块，舌质有瘀点或瘀斑为使用要点。

【适用病症】晚期产后出血。

【用法用量】口服。片：一次3片，一日3次。颗粒：一次1袋，一日3次。胶囊：一次3粒，一日3次。

【注意事项】①注意保暖，避免感受风寒。②产后注意适当休息，不宜过早劳作。③服用后恶露停止则停药，不宜久服。④不宜食用生冷食物。

生化丸

【药物组成】当归、川芎、桃仁、干姜（炒炭）、甘草。

【功能主治】养血祛瘀。

【用药指征】①症状：产后受寒恶露不行，或行而不畅，夹有血块，血色暗红，小腹冷痛。②舌象：舌质暗，有瘀点或瘀斑，舌苔薄白。③脉象：脉沉迟涩。

【选用要点】本方的辨证要点是血瘀。临床运用时应以恶露排出不畅、夹有血块，舌质有瘀点或瘀斑为使用要点。

【适用病症】晚期产后出血。

【用法用量】口服。一次1丸，一日3次。

【注意事项】①注意保暖，避免感受风寒。②产后注意适当休息，不宜过早劳作。③服用后恶露停止则停药，不宜久服。

【类药鉴别】

品名	辨证要点	临床应用要点	
		基本要点	个性特点
产后逐瘀片（颗粒、胶囊）	血瘀	产后恶露过期不尽、量少或多、色暗、有血块，小腹疼痛拒按、块下痛减	本方祛瘀生新之力弱于生化丸，恶露色暗、血块小者，可选用本方
生化丸	血瘀		本方祛瘀生新之力强于产后逐瘀片，恶露色紫暗、血块大者，可选用本方

新生化颗粒（片）

【药物组成】当归、益母草、川芎、桃仁、红花、炙甘草、干姜。

【功能主治】活血，祛瘀，止痛。

【用药指征】①症状：产后受寒恶露不行，或行而不畅，夹有血块，血色暗红，小腹冷痛，有块拒按，形寒肢冷。②舌象：舌质暗，有瘀点或瘀斑、舌苔薄白。③脉象：脉沉迟涩。

【选用要点】本方的辨证要点是血瘀。临床运用时应以恶露排出不畅、夹有血块，舌质暗，有瘀点或瘀斑为使用要点。

【适用病症】晚期产后出血。

【用法用量】口服。颗粒：热水冲服，一次2袋，一日2~3次。片：一次4片，一日2~3次。

【注意事项】①服用期间忌食生冷、辛辣食物。②孕妇忌服，儿童禁用。③血热有瘀者忌用。

加味生化颗粒

【药物组成】当归、桃仁、益母草、艾叶、炙甘草、荆芥、赤芍、川芎、炮姜、阿胶。

【功能主治】活血化瘀，温经止痛。

【用药指征】①症状：产后受寒恶露不行，或行而不畅，夹有血块，血色紫暗，小腹冷痛。②舌象：舌质暗，有瘀点或瘀斑，舌苔薄白。③脉象：脉沉迟涩。

【选用要点】本方的辨证要点是血瘀。临床运用时应以恶露排出不畅、夹有血块，血色紫暗为使用要点。

【适用病症】晚期产后出血。

【用法用量】口服。开水冲服，一次1袋，一日3次。

【注意事项】①注意保暖，避免感受风寒。②产后注意适当休息，不宜过早劳作。③服用后恶露停止则停药，不宜久服。④不宜食用生冷食物。

【类药鉴别】

品名	辨证要点	临床应用要点	
		基本要点	个性特点
生化丸	血瘀	产后恶露过期不尽、量少或多、色暗、有血块，小腹疼痛拒按，块下痛减	本方化瘀生新、温经散寒力量最弱，恶露排出略畅、血块小者，可选用本方
新生化颗粒	血瘀		本方化瘀生新、温经散寒力量中等，症状中等者，可选用本方
加味生化颗粒	血瘀		本方化瘀生新、温经散寒力量最强，恶露排出不畅、血块大者，可选用本方

产妇安颗粒（丸、胶囊、合剂、口服液）

【药物组成】当归、川芎、红花、桃仁、甘草、干姜（炮）、益母草。

【功能主治】祛瘀生新。

【用药指征】①症状：产后恶露不行，或恶露淋漓不尽，血色暗红，夹有血块，小腹冷痛刺痛，得温则舒，得寒加重。②舌象：舌质暗淡，舌质有瘀点或瘀斑，舌苔薄白。③脉象：脉细涩或沉迟涩。

【选用要点】本方的辨证要点是血瘀。临床运用时应以恶露排出不畅、夹有血块，舌质暗，有瘀点或瘀斑为使用要点。

【适用病症】晚期产后出血。

【用法用量】口服。颗粒：一次6克，一日2次。丸：一次1丸，一日2次。胶囊：一次3粒，一日3次。合剂：一次25毫升，一日2次。口服液：一次25毫升，一日2次。

【注意事项】①注意保暖，避免感受风寒。②产后发热者慎用。③服用后恶露停止则停药，不宜久服。④不宜食用生冷食物。

【类药鉴别】

品名	辨证要点	临床应用要点	
		基本要点	个性特点
产妇安颗粒（丸、胶囊、合剂、口服液）	血瘀	①两者处方基本相同②产后恶露过期不尽、量少或多、色暗、有血块，小腹疼痛拒按，块下痛减	本方用炮姜，能入血分散寒，恶露色紫暗者，可选用本方
新生化颗粒	血瘀		本方用干姜，能散脾胃之寒，脘腹冷痛者，可选用本方

五加生化胶囊

【药物组成】刺五加浸膏、当归、川芎、桃仁、干姜、甘草。

【功能主治】益气养血，活血祛瘀。

【用药指征】①症状：产后受寒恶露不行，或行而不畅，夹有血块，血色暗红，小腹冷痛，伴有自汗、心悸气短。②舌象：舌质淡，有瘀点或瘀斑，舌苔薄白。③脉象：脉沉弱。

【选用要点】本方的辨证要点是血瘀，兼气血亏虚。临床运用时应以恶露排出不畅、夹有血块，伴有自汗、心悸气短为使用要点。

【适用病症】晚期产后出血。

【用法用量】口服。一次6粒，一日2次。温开水送服，3日为1个疗程，或遵医嘱。

【注意事项】①注意保暖，避免感受风寒。②产后注意适当休息，不宜过早劳作。③服药期间忌食辛辣、黏腻及生冷食物。

产后益母丸

【药物组成】益母草、当归、川芎、赤芍、香附、延胡索、熟地黄、红花、桃仁。

【功能主治】活血化瘀，理气止痛。

【用药指征】①症状：产后恶露淋漓不尽、量少、色暗有块，腹部刺痛，按之痛甚，胸胁胀痛，心情郁闷不畅。②舌象：舌质暗，舌苔薄白。③脉象：脉沉涩，按之有力。

【选用要点】本方的辨证要点是血瘀，兼有气滞。临床运用时应以恶露色暗有块，腹痛如刺，胸胁胀痛为使用要点。

【适用病症】晚期产后出血。

【用法用量】口服。黄酒送服，一次1~2丸，一日2次。

【注意事项】①注意保暖，避免感受风寒。②产后注意适当休息，不宜过早劳作。③保持心情愉悦。

【类药鉴别】

品名	辨证要点	临床应用要点	
		基本要点	个性特点
五加生化丸	血瘀，兼气血亏虚	产后恶露过期不尽、量少或多、色暗、有血块，小腹疼痛拒按，块下痛减	本方兼能补益气血，症见自汗盗汗、心悸气短者，可选用本方
产后益母丸	血瘀，兼有气滞		本方兼能疏肝理气，症见胸胁胀满、情志不畅者，可选用本方

妇康丸

【药物组成】白术（土炒）、党参、茯苓、苍术（米泔水炙）、川芎（酒炙）、熟地黄、川牛膝、蒲黄、香附、乳香（麸炒）、木瓜、延胡索（醋炙）、高良姜、没药（麸炒）、青皮（醋炙）、地榆（炭）、当归（酒炙）、乌药（醋炙）、白芍（酒炙）、桃仁（去皮尖，炒）、益母草、羌活、山茱萸（蒸）、三棱（醋炙）、木香、陈皮、五灵脂（醋炙）、甘草、大黄（制）。

【功能主治】益气养血，行气化瘀。

【用药指征】①症状：恶露色暗、夹有血块，甚至血晕昏迷，腹痛，按之痛甚，神疲乏力，腰膝酸软，心悸气短，面色无华，大便秘结。②舌象：舌淡色暗，有瘀斑，舌苔薄白。③脉象：脉沉弦，或沉涩。

【选用要点】本方的辨证要点是气血瘀滞，兼气血不足。临床运用时应以恶露色暗、夹有血块，腹痛拒按，面色无华为使用要点。

【适用病症】晚期产后出血，产后缺乳。

【用法用量】口服。一日2次，首次服通气丸1袋，以后5次每次服妇康丸1袋，温开水或黄酒送服。

【注意事项】①单纯气血不足、无瘀滞表现者慎用。②忌食海鲜发物、生冷、腥荤。

【类药鉴别】

品名	辨证要点	临床应用要点	
		基本要点	个性特点
妇康丸	气血瘀滞，兼气血不足	产后恶露过期不尽、量少或多、色暗、有血块，神疲乏力	本方以祛邪为主，活血化瘀之力较强，适合血瘀重证，症见大量血块甚至血晕昏迷者，可选用本方
产妇康颗粒	气虚血瘀		本方以扶正为主，活血化瘀之力较弱，适合气虚证，症见神疲乏力、面色无华者，可选用本方

三、血热证

证候特点：产后恶露过期不止，血量较多，血色紫红，质地黏稠，有臭味，口燥咽干，面色潮红。舌质红，舌苔黄。脉细数。

断血流颗粒（滴丸、片、分散片、胶囊）

【药物组成】断血流浸膏。

【功能主治】凉血止血。

【用药指征】①症状：恶露量多、颜色深红、质地黏稠，心烦口渴，面色潮红，小便短黄，大便燥结。②舌象：舌质红，舌苔黄。③脉象：脉细数。

【选用要点】本方的辨证要点是血热出血。临床运用时应以恶露量多、颜色深红、质地黏稠为使用要点。

【适用病症】晚期产后出血。

【用法用量】口服。颗粒、滴丸：开水冲服，一次1袋，一日3次。片、分散片：一次3~6片，一日3次。胶囊：一次3~6粒，一日3次。

【注意事项】①忌烟、酒及辛辣、生冷食物。②恶露色淡红、质清稀者禁用。

宫血宁胶囊

【**药物组成**】重楼。

【**功能主治**】凉血止血，清热除湿，化瘀止痛。

【**用药指征**】①症状：恶露量多、颜色深红、质地黏稠、有大量血块，小腹刺痛拒按，心烦口渴。②舌象：舌质红，舌苔黄厚。③脉象：脉细数。

【**选用要点**】本方的辨证要点是血热出血。临床运用时应以恶露量多、颜色深红、质地黏稠、有大量血块，小腹刺痛拒按为使用要点。

【**适用病症**】晚期产后出血。

【**用法用量**】口服。一次1~2粒，一日3次，血止停服。

【**注意事项**】①忌烟、酒及辛辣、生冷食物。②恶露色淡红、质清稀者禁用。

【**类药鉴别**】

品名	辨证要点	临床应用要点	
		基本要点	个性特点
断血流片	血热出血	产后恶露过期不止，血量较多，血色紫红，质地黏稠	本方止血力强，恶露中血块较少或没有血块者，可选用本方
宫血宁胶囊	血热出血		本方兼具化瘀之功，恶露中血块多且大、小腹刺痛者，可选用本方

第四节　产后腹痛

产妇在产褥期，发生与分娩或产褥有关的小腹疼痛，称为"产后腹痛"。

孕妇分娩后，由于子宫的缩复作用，小腹呈阵阵作痛，于产后1~2日出现，持续2~3日后自然消失，属生理现象，一般不需要治疗。如果腹痛阵阵加剧，难以忍受，或腹痛绵绵，疼痛不已，影响产妇的康复，则为病态，应予以治疗。

本病的主要病机是气血运行不畅、迟滞而痛。常见的病因为气血两虚、瘀滞子宫。若产妇素体气血虚弱，或生产时失血过多，或产后调摄失当，而致血虚、冲任、胞脉失于濡养，不荣则痛；或子宫余血浊液，因寒致瘀，或气滞血瘀，或胞衣、胎盘残留，冲任、胞脉阻滞，不通则痛。

本病在治疗的同时，日常生活中需注意以下几点。

（1）密切观察子宫缩复情况，注意子宫底高度及恶露变化，如疑有胎盘、胎衣残留，应及时检查处理。

（2）注意保暖，切忌饮冷受寒而感染寒邪。

（3）注意休息，不宜过早、过度劳作。

一、气血两虚证

证候特点：产后小腹隐隐作痛，数日不止，喜揉喜按，恶露量少、色淡红、质稀无块，面色苍白，头晕眼花，心悸怔忡，大便干结。舌质淡，舌苔薄白。脉细弱。

归羊冲剂（颗粒）

【**药物组成**】当归、生姜、羊肉。

【**功能主治**】补养气血，温中散寒。

【**用药指征**】①症状：产后腹痛绵绵，得温则舒，按之痛减，面色无华，口唇色淡，头晕心悸，四肢不温，时时畏寒，腰腹自觉发凉。②舌象：舌质淡，舌苔薄白。③脉象：脉沉细无力。

【**选用要点**】本方的辨证要点是血虚兼寒。临床运用时应以产后腹痛绵绵，喜温喜按，口唇色淡，四肢不温为使用要点。

【**适用病症**】产后宫缩痛。

【**用法用量**】口服。开水冲服，一次 20~40 克，一日 3 次。

【**注意事项**】①本品宜饭前服用。②感冒患者不宜服用。

八珍益母丸（片、膏、颗粒、胶囊）

【**药物组成**】益母草、党参、炒白术、茯苓、甘草、当归、酒白芍、川芎、熟地黄。

【**功能主治**】补气血，调月经。

【用药指征】①症状：产后小腹隐隐作痛，数日不止，喜揉喜按，恶露量少、色淡红、质稀无块，面色苍白，心悸怔忡，少气懒言，肢软乏力。②舌象：舌质淡红，舌苔薄白。③脉象：脉弱，按之无力。

【选用要点】本方的辨证要点是气血两虚。临床运用时应以腹痛绵绵，喜揉喜按，量少质稀，心悸怔忡，少气懒言为使用要点。

【适用病症】产后宫缩痛。

【用法用量】口服。水蜜丸：一次6克，一日2次。片：一次2~3片，一日2次。膏：一次10克，一日2次。颗粒：一次1袋，一日2次。胶囊：一次3粒，一日3次。

【注意事项】①服药期间不宜吃生冷食物。②腹痛拒按、恶露色暗有块者，不宜服用此药。

【类药鉴别】

品名	辨证要点	临床应用要点	
		基本要点	个性特点
归羊冲剂（颗粒）	血虚兼寒	产后小腹隐隐作痛，数日不止，喜揉喜按，恶露量少、色淡红、质稀无块	本方温补气血，兼能散寒，症见四肢不温、时时畏寒、腰腹自觉发凉者，可选用本方
八珍益母丸（片、膏、颗粒、胶囊）	气血两虚		本方以补益气血为主，症见心悸怔忡、少气懒言者，可选用本方

二、瘀滞胞宫证

证候特点：产后小腹疼痛、拒按、得热痛减，恶露量少、涩滞不畅、色紫暗有块、块下痛减，面色青白，四肢不温，或伴胸胁胀痛。舌质紫暗，舌苔薄白。脉沉紧或弦涩。

产后补丸

【药物组成】党参、山药、黄芩、木香、白术（制）、延胡索（制）、香附（制）、琥珀、紫苏、化橘红、当归、茯苓、益母草（制）、地黄、砂仁、川芎（制）、乌药（制）、熟地黄、血竭、木瓜、牛膝、沉香、甘草、赤芍、阿胶。

【功能主治】活血祛瘀，散寒止痛。

【用药指征】①症状：产后腰腹冷痛，时有针刺感，得温痛减，遇寒加重，恶露色黑、血块较多，体倦乏力，头晕眼花。②舌象：舌质暗，有瘀点或瘀斑，舌苔薄白。③脉象：脉沉涩迟。

【选用要点】本方的辨证要点是寒凝血瘀。临床运用时应以产后腰腹冷痛，恶露色黑、血块较多为使用要点。

【适用病症】产后宫缩痛。

【用法用量】口服。一次15克，一日1~2次。

【注意事项】①恶露量少、色淡质稀者忌服。②感冒期间不宜服用本品。③注意保暖，适当休息。

少腹逐瘀丸（颗粒、胶囊）

【药物组成】当归、蒲黄、五灵脂（醋炒）、赤芍、小茴香（盐炒）、延胡索（醋制）、没药（炒）、川芎、肉桂、炮姜。

【功能主治】温经活血，散寒止痛。

【用药指征】①症状：产后少腹疼痛胀满，或有积块，得温痛减，遇寒加重，恶露色黑、血块较多，四肢不温。②舌象：舌质紫暗，有瘀点或瘀斑，舌苔薄白。③脉象：脉沉弦而涩。

【选用要点】本方的辨证要点是寒凝血瘀。临床运用时应以产后少腹疼痛胀满，恶露色黑、血块较多，四肢不温为使用要点。

【适用病症】产后宫缩痛，不孕症。

【用法用量】口服。丸：温黄酒或温开水送服，一次1丸，一日2~3次。颗粒：开水冲服，一次1.6克，一日2~3次，或遵医嘱。胶囊：温开水送服，一次3粒，一日3次，或遵医嘱。

【注意事项】①恶露量少、色淡质稀者忌服。②服药期间不宜同时服用人参或其制剂。

【类药鉴别】

品名	辨证要点	临床应用要点	
		基本要点	个性特点
产后补丸	寒凝血瘀	产后小腹疼痛、拒按、得热痛减，恶露量少、涩滞不畅、色紫暗有块、块下痛减	本方兼具补益气血之功，症见体倦乏力、头晕眼花者，可选用本方
少腹逐瘀丸（颗粒、胶囊）	寒凝血瘀		本方散寒化瘀之力强于产后补丸，腹痛较甚、恶露量多、血块大者，可选用本方

第五节　产后身痛

产妇在产褥期内，出现肢体或关节酸痛、麻木、重着者，称为"产后身痛"。

本病的发病机制主要是产后营血亏虚，经脉失养或风寒湿邪乘虚而入，稽留关节、经络所致。常见病因有血虚、风寒、血瘀、肾虚。

素体血虚，产时失血过多，或产后虚损未复，阴血亏虚，四肢百骸及经脉失养，致肢体酸楚、疼痛。

产后气血不足，营卫失调，腠理不密，风寒湿邪乘虚而入，稽留肢体关节，使气血运行不畅，瘀阻经络而疼痛。

产后余血未净，留滞经脉，或因感受寒热邪气，寒凝或热灼致瘀，瘀阻经脉、关节，发为疼痛。

腰者，肾之府，足少阴肾经"别入跟中"，产时耗伤肾气，可致腰酸、足跟酸痛。

本病在治疗的同时，日常生活中需注意以下几点。

（1）居住环境应干燥、通风、向阳，避免寒冷潮湿环境。

（2）注意保暖，避免感受风寒邪气。

（3）不宜用冷水洗澡。

一、血虚证

证候特点：产后遍身关节酸楚、疼痛，肢体麻木，面色萎黄，唇甲色淡，头晕心悸。舌质淡，舌苔薄白。脉细弱。

妇科毛鸡酒

【药物组成】干毛鸡（去毛、内脏）、红花、厚朴、黄芪、当归、大枣、党参、羌活、白芷、川芎、枸杞子、鸡脚、猪脚筋、炮姜、半枫荷、白芍（炒）、山药。

【功能主治】祛风活血，补气养血。

【用药指征】①症状：产后身体疼痛，腰膝酸痛，手脚麻木，头晕耳鸣，心悸气短，少气懒言。②舌象：舌质淡，舌苔薄白。③脉象：脉细弱。

【选用要点】本方的辨证要点是气血两虚。临床运用时应以产后身体疼痛，手脚麻木，心悸气短，少气懒言为使用要点。

【适用病症】产后关节炎。

【用法用量】口服。一次 30~50 毫升，一日 1~2 次。

【注意事项】①忌油腻食物。②凡脾胃虚弱、呕吐泄泻、腹胀便溏、咳嗽痰多者慎用。③感冒患者不宜服用。④本品宜饭前服用。⑤服药 2 周症状改善不明显，或症状加重，或出现新的严重症状者，应立即停药并去医院就诊。⑥对酒精过敏者禁用。

毛鸡补血酒

【药物组成】红毛鸡、熟地黄、当归、白芍、何首乌（蒸）、黑豆（炒）、党参（蜜炙）、甘草（蜜炙）、白术、黄芪（蜜炙）、续断、菟丝子（盐制）、红花、川芎、益母草（醋制）、丹参、乳香（炮）、没药（炮）、牡丹皮、五灵脂、延胡索（醋制）、艾叶（醋制）、砂仁、木香、香附（醋制）。

【功能主治】补血去瘀。

【用药指征】①症状：产后身体疼痛，腰膝酸痛，手脚麻木，恶露不尽，色黑，有血块。②舌象：舌质淡，有瘀点或瘀斑，舌苔薄白。③脉象：脉细涩。

【选用要点】本方的辨证要点是血虚兼瘀。临床运用时应以产后身体疼痛，手脚麻木，恶露不尽，有血块为使用要点。

【适用病症】产后关节炎。

【用法用量】口服。一次 10~20 毫升，一日 3 次。

【注意事项】①感冒患者不宜服用。②不宜食用辛辣、生冷、油腻食物。③对酒精过敏者禁用。

【类药鉴别】

品名	辨证要点	临床应用要点	
		基本要点	个性特点
妇科毛鸡酒	气血两虚	产后遍身关节酸楚、疼痛，肢体麻木	本方兼具祛风散寒之功，症见疼痛喜温、喜按者，可选用本方
毛鸡补血酒	血虚兼瘀		本方兼具活血化瘀之功，症见恶露量多、血块较大者，可选用本方

二、风寒证

证候特点：产后肢体关节疼痛，屈伸不利，或痛无定处，或冷痛剧烈，有如针刺，得热则舒，得寒加剧，或关节肿胀、麻木、重着，伴恶寒怕风。舌质淡红，舌苔白厚。脉濡细。

照山白浸膏片

【药物组成】照山白。

【功能主治】祛风，散寒，活血，通络，祛痰，止咳。

【用药指征】①症状：产后周身关节疼痛，肢冷畏寒，关节酸痛，活动不利，得热则减，遇阴雨寒冷则加剧。②舌象：舌质淡，舌苔白腻。③脉象：脉浮紧。

【选用要点】本方的辨证要点是风寒湿邪阻滞经络。临床运用时应以产后周身关节疼痛，肢冷畏寒，恶风喜暖为使用要点。

【适用病症】产后关节炎。

【用法用量】口服。一次 2 片，一日 2 次。

【注意事项】①孕妇忌服。②忌食生冷食物。③病情得到控制后即可停药，不可长期服用。

独活寄生丸（颗粒、合剂）

【**药物组成**】独活、桑寄生、熟地黄、牛膝、细辛、秦艽、茯苓、肉桂、防风、川芎、党参、甘草、当归（酒制）、白芍、杜仲（盐水制）。

【**功能主治**】养血舒筋，祛风除湿。

【**用药指征**】①症状：产后肢体关节冷痛，屈伸不利，或麻木不仁，得热则舒，得寒加剧，恶寒怕风。②舌象：舌质淡，舌苔薄白。③脉象：脉细弱。

【**选用要点**】本方的辨证要点是风寒痹阻，肝肾不足。临床运用时应以产后肢体关节冷痛，屈伸不利，或麻木不仁，恶寒怕风为使用要点。

【**适用病症**】产后关节炎。

【**用法用量**】口服。丸：水蜜丸一次 6 克，大蜜丸一次 1 丸，一日 2 次。颗粒：一次 1 袋，一日 3 次。合剂：一次 15~20 毫升，一日 3 次。

【**注意事项**】①忌食生冷、油腻食物。②发热患者不宜使用。③高血压、心脏病、肝病、糖尿病、肾病等慢性病严重者，应在医师指导下服用。

产灵丸

【**药物组成**】人参、白术（麸炒）、当归、川芎、苍术、何首乌（黑豆酒炙）、荆芥穗、防风、麻黄、川乌（银花甘草炙）、草乌（银花甘草炙）、白芷、细辛、八角茴香、木香、两头尖、桔梗、血竭、甘草（蜜炙）。

【**功能主治**】益气养血，散风止痛。

【**用药指征**】①症状：产后肢体游走性疼痛，周身拘急疼痛，遇寒加重，身体沉重疼痛，头目眩晕，胸闷纳呆，恶心呕吐，畏寒肢冷，四肢浮肿。②舌象：舌质淡，舌苔白或白润或白腻。③脉象：脉浮弱。

【**选用要点**】本方的辨证要点是风寒湿邪侵袭，气血不足。临床运用时应以产后肢体游走性疼痛，周身拘急疼痛，遇寒加重为使用要点。

【**适用病症**】产后关节炎。

【**用法用量**】口服。一次 20~40 粒，一日 2 次。

【**注意事项**】①孕妇禁用。②忌食辛辣、油腻食物。

【类药鉴别】

品名	辨证要点	临床应用要点	
		基本要点	个性特点
照山白浸膏片	风寒湿邪阻滞经络	产后肢体关节疼痛，屈伸不利，或痛无定处，或冷痛剧烈，有如针刺，得热则舒，得寒加剧	本方以祛邪为主，不具备补虚的功效，可用于单纯感受风寒邪气的实证，若兼有虚证，则不适合使用本方
独活寄生丸（颗粒、合剂）	风寒痹阻，肝肾不足		本方兼具补益肝肾、强筋壮骨之功，症见腰膝酸软、肢体活动不利者，可选用本方
产灵丸	风寒湿邪侵袭，气血不足		本方祛风散寒之力较强，症见恶风畏寒、受寒疼痛加剧者，可选用本方

产妇康洗液

【药物组成】当归、益母草、桂枝、大风艾、生姜、石菖蒲、浮小麦。

【功能主治】温经通络，祛风除湿，止痛。

【用药指征】①症状：产后周身疼痛不适，活动后疼痛减轻，周身关节怕风，肢冷畏寒，自汗盗汗。②舌象：舌质淡红，舌苔薄白。③脉象：脉沉涩。

【选用要点】本方的辨证要点是风寒湿邪留滞经络。临床运用时应以周身疼痛不适，活动后疼痛减轻，关节怕风，肢冷畏寒为使用要点。

【适用病症】产后关节炎。

【用法用量】外用。妇女产后3日，将药液倒入洗浴用温水中（约800毫升），搅匀，趁热洗浴，一次50毫升，2~3日1次，3~4次为1个疗程。

【注意事项】①本方外洗，不可内服。②避免感受风寒。

【类药鉴别】

品名	辨证要点	临床应用要点	
		基本要点	个性特点
产妇康洗液	风寒湿邪留滞经络	妇女产后，身体疼痛	外用，用治产后身痛
产妇康颗粒	气虚血瘀		内服，用治产后恶露不绝

三、血瘀证

证候特点：产后身痛，尤见下肢疼痛、麻木、发硬、重着、肿胀明显，屈伸不利，恶露量少、色紫暗、夹有血块，小腹疼痛拒按。舌质暗，舌苔薄白。脉弦涩。

血府逐瘀丸（片、颗粒、胶囊、泡腾片、口服液）

【药物组成】柴胡、当归、地黄、赤芍、红花、桃仁、麸炒枳壳、甘草、川芎、牛膝、桔梗。

【功能主治】活血祛瘀，行气止痛。

【用药指征】①症状：产后身痛，呈针刺样疼痛，按之痛甚，恶露量少、色紫暗、夹有血块，小腹疼痛，失眠多梦，心悸怔忡，急躁善怒。②舌象：舌质暗，有瘀点或瘀斑，舌苔薄白。③脉象：脉弦涩。

【选用要点】本方的辨证要点是瘀阻经脉。临床运用时应以产后身痛，呈针刺样疼痛，恶露有血块为使用要点。

【适用病症】产后关节炎。

【用法用量】口服。丸：用红糖水送服，一次1~2袋，一日2次。片：一次6片，一日2次。颗粒：开水冲服，一次1袋，一日3次。胶囊：一次6粒，一日2次，1个月为1个疗程。泡腾片：用温开水溶解后服用，一次2片，一日3次，或遵医嘱。口服液：一次20毫升，一日3次。

【注意事项】①孕妇禁服。②忌食生冷、油腻、辛辣食物。

四、肾虚证

证候特点：产后腰膝、足跟疼痛，俯仰困难，头晕耳鸣，夜尿频多。舌质淡嫩，舌苔薄白。脉沉细弦。

风湿液

【药物组成】独活、寄生、羌活、防风、秦艽、木瓜、鹿角胶、鳖甲胶、牛膝、当归、白芍、川芎、红花、白术、甘草、红曲。

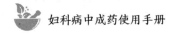

【功能主治】补养肝肾，养血通络，祛风除湿。

【用药指征】①症状：产后腰膝、足跟疼痛，喜温喜按，俯仰困难，活动不利，四肢麻木，头晕耳鸣，夜尿频多。②舌象：舌质淡嫩，舌苔薄白。③脉象：脉沉细弦。

【选用要点】本方的辨证要点是肾气亏虚。临床运用时应以产后腰膝、足跟疼痛，俯仰困难，头晕耳鸣，夜尿频多为使用要点。

【适用病症】产后关节炎。

【用法用量】口服。一次 10~15 毫升，一日 2~3 次。

【注意事项】①忌寒凉及油腻食物。②本品宜饭后服用。③不宜在服药期间同时服用其他泻火及滋补性中药。

第五节　产后汗证

产后汗证包括产后自汗和产后盗汗。产妇于产后出现白昼汗多，动则益甚，持续不止者，称为"产后自汗"；若睡中出汗，醒来即止者，称为"产后盗汗"。若产后汗出较平时为多，尤以进食、活动后为著，此因产后气血骤虚、腠理不密所致，可在数天后自然缓解，不作病论。

本病主要病机为产后耗气伤血，气虚不固，阴虚内热迫汗外出。气虚、阴虚为本病主因。

素体气虚，复因产时耗气伤血，气虚益甚，卫阳不固，腠理不密，汗液外泄，发为自汗；素体血虚，复因产时失血伤津，阴血益虚，阴虚内热，睡时阳乘阴分，迫津外泄，发为盗汗。

本病在治疗的同时，日常生活中需注意以下几点。

（1）出汗后应及时更换干燥的衣服，避免感冒。

（2）加强产后营养并适当锻炼，以增强体质。

（3）适寒温，慎起居，防外感。

一、气虚证

证候特点：产后汗出过多，不能自止，动则加剧，时有恶风身冷，气短懒言，倦怠乏力，面色无华。舌质淡，舌苔薄白。脉细弱。

玉屏风丸（滴丸、颗粒、胶囊、口服液、袋泡茶）

【药物组成】黄芪、白术、防风。

【功能主治】益气，固表，止汗。

【用药指征】①症状：产后汗出过多，不能自止，动则加剧，恶风，面色㿠白，气短懒言。②舌象：舌质淡嫩，舌苔薄白。③脉象：脉沉细弦。

【选用要点】本方的辨证要点是肺卫气虚。临床运用时应以产后自汗，恶风，气短懒言为使用要点。

【适用病症】褥汗。

【用法用量】口服。丸：一次6克，一日3次。滴丸：一次2.4克，一日3次。颗粒：一次5克，一日3次。胶囊：一次2粒，一日3次。口服液：一次10毫升，一日3次。袋泡茶：一次3克，开水浸泡15分钟后饮服，一日2~3次。

【注意事项】①忌食油腻食物。②本品宜饭前服用。③按照用法用量服用，小儿、孕妇、高血压患者、糖尿病患者应在医师指导下服用。④服药2周或服药期间症状无明显改善，或症状加重者，应立即停药并去医院就诊。

虚汗停颗粒（胶囊、糖浆）

【药物组成】黄芪、浮小麦、大枣、糯稻根、牡蛎（煅）。

【功能主治】益气养阴，固表敛汗。

【用药指征】①症状：产后汗出过多，不能自止，动则加剧，面色㿠白，气短懒言。②舌象：舌质淡嫩，舌苔薄白。③脉象：脉沉细弦。

【选用要点】本方的辨证要点是肺卫气虚，心阴耗伤。临床运用时应以产后自汗盗汗，汗出较多，气短懒言为使用要点。

【适用病症】褥汗。

【用法用量】口服。开水冲服，一次10克，一日3次。

【注意事项】①忌食辛辣、生冷、油腻食物。②感冒发热患者不宜服用。③本品宜饭前服用。④高血压、心脏病、肝病、肾病等慢性病患者，应在医师指导下服用。⑤服药 2 周症状无缓解者，应去医院就诊。

复芪止汗颗粒

【药物组成】黄芪、党参、麻黄根、炒白术、煅牡蛎、五味子（蒸）。

【功能主治】益气，固表，敛汗。

【用药指征】①症状：产后汗出过多经久不愈，不能自止，动则加剧，面色㿠白，气短懒言。②舌象：舌质淡嫩，舌苔薄白。③脉象：脉沉细弦。

【选用要点】本方的辨证要点是气虚卫外不固，阴伤心阳不潜。临床运用时应以产后自汗，汗出较多，气短懒言为使用要点。

【适用病症】褥汗。

【用法用量】口服。开水冲服，一次 40 克，一日 2 次。

【注意事项】①忌食寒凉及油腻食物。②本品宜饭后服用。③不宜剧烈活动。

【类药鉴别】

品名	辨证要点	临床应用要点	
		基本要点	个性特点
玉屏风丸（滴丸、颗粒、胶囊、口服液、袋泡茶）	肺卫气虚	产后汗出过多，不能自止，动则加剧，时有恶风身冷，气短懒言，倦怠乏力，面色无华	本方无收涩之药，感受风邪者、症见恶风者，可选用本方
虚汗停颗粒（胶囊、糖浆）	肺卫气虚，心阴耗伤		本方补益心气之力较强，症见汗出较多、心悸气短者，可选用本方
复芪止汗颗粒	气虚卫外不固，阴伤心阳不潜		本方收敛止汗之力最强，症见汗出较多、久汗不止者，可选用本方

二、阴虚证

证候特点：产后睡中汗出，甚则湿透衣裳，醒后自止，面色潮红，头晕耳鸣，口燥咽干，渴不思饮，或五心烦热，腰膝酸软。舌质红，少苔。脉细数。

生脉颗粒（袋泡茶）

【**药物组成**】人参、麦冬、五味子。

【**功能主治**】益气复脉，养阴生津。

【**用药指征**】①症状：产后睡中汗出，醒后自止，心悸气短，口咽干燥。②舌象：舌质淡红，少苔。③脉象：脉微。

【**选用要点**】本方的辨证要点是气阴两虚。临床运用时应以产后睡中汗出，醒后自止，心悸气短为使用要点。

【**适用病症**】褥汗。

【**用法用量**】口服。开水冲服，一次10克，一日3次。

【**注意事项**】①忌食油腻食物。②凡脾胃虚弱、呕吐泄泻、腹胀便溏、咳嗽痰多者慎用。③感冒患者不宜服用。④服用本品同时不宜服用藜芦、五灵脂、皂荚或其制剂；不宜喝茶和吃萝卜，以免影响药效。⑤本品宜饭前服用。

【**类药鉴别**】

品名	药物组成	临床应用要点	
		基本要点	**个性特点**
生脉颗粒、生脉袋泡茶、生脉饮口服液	人参、麦冬、五味子	①三方药物组成基本相同②均可用于治疗气阴两虚所致的自汗、盗汗	本方补气之力最强，病症重者，可选用本方
生脉饮（人参方）、生脉胶囊	红参、麦冬、五味子		本方中红参偏温，偏于阳气虚者可选用本方，偏于阴虚者则不适宜选用本方
生脉饮（党参方）、生脉饮软胶囊、生脉糖浆	党参、麦冬、五味子		本方补气之力最弱，病症轻者，可选用本方

黄芪生脉饮

【**药物组成**】黄芪、党参、麦冬、五味子、南五味子。

【**功能主治**】益气滋阴，养心补肺。

【**用药指征**】①症状：产后睡中汗出，醒后自止，心悸气短，口咽干燥，神疲乏力。②舌象：舌质淡红，少苔。③脉象：脉微弱。

【**选用要点**】本方的辨证要点是气阴两虚。临床运用时应以产后睡中汗出，醒后自止，心悸气短为使用要点。

【适用病症】褥汗。

【用法用量】口服。一次 10 毫升，一日 3 次。

【注意事项】①忌食油腻食物。②感冒患者不宜服用。③本品宜饭前服用。

【类药鉴别】

品名	辨证要点	临床应用要点	
		基本要点	个性特点
生脉颗粒（袋泡茶）	气阴两虚	产后睡中汗出，醒后自止，心悸气短，口咽干燥	本方中人参补气之力大，症见气短声低、少气懒言者，可选用本方
黄芪生脉饮	气阴两虚		本方中黄芪能固表止汗，症见汗出较多、神疲体倦者，可选用本方

第六节　产后抑郁

产妇在分娩后出现情绪低落、精神抑郁为主要症状的病证，称为"产后抑郁"。

本病一般在产后 1 周开始出现症状，产后 4~6 周逐渐明显，平均持续 6~8 周，甚至长达数年。产妇多表现为：心情压抑，沮丧，感情淡漠，不愿与人交流，部分产妇还表现为对生活、家庭缺乏信心，流露出对生活的厌倦，平时对事物反应迟钝，注意力不易集中，食欲、性欲均明显减退，甚至还会出现伤婴或自杀行为。

本病发生在产后，与产褥生理和病理有关。产后多虚，血不养心，心神失养，或过度忧愁思虑，损伤心脾；或情志所伤，肝气郁结，肝血不足，魂失潜藏；产后多瘀，瘀血停滞，上攻于心。市面上治疗本病常见的中成药，有心脾两虚型、肝郁气结型。

本病在治疗的同时，日常生活中需注意以下几点。

（1）产前检查时应了解产妇的性格情况，有无精神病家族史和抑郁症表现。

（2）正确处理家庭关系，如婆媳关系、夫妻关系，保持家庭关系和睦。

（3）产妇保证充足的睡眠和休息，避免过劳和过重的心理负担。

一、心脾两虚证

证候特点：产后焦虑、忧郁，心神不宁，常悲伤欲哭，情绪低落，失眠多梦，记忆力减退，精神萎靡不振，神疲乏力，面色萎黄，食少纳差，大便溏泄。舌质淡，舌苔薄白。脉细弱。

归脾丸（液、片、颗粒、胶囊、合剂）

【药物组成】党参、炒白术、炙黄芪、炙甘草、茯苓、制远志、炒酸枣仁、龙眼肉、当归、木香、大枣（去核）。

【功能主治】益气健脾，养血安神。

【用药指征】①症状：产后焦虑、忧郁，心神不宁，常悲伤欲哭，气短心悸，失眠多梦，头昏头晕，肢倦乏力，食欲不振。②舌象：舌质淡，舌苔薄白。③脉象：脉细弱。

【选用要点】本方的辨证要点是心脾气血两虚。临床运用时应以产后抑郁，心神不宁，失眠多梦，食欲不振为使用要点。

【适用病症】产褥期抑郁症。

【用法用量】口服。用温开水或生姜汤送服。水蜜丸、小蜜丸：一次9克(约1瓶盖)，一日3次。浓缩丸：一次8~10丸，一日3次。大蜜丸：一次1丸，一日3次。液：一次10毫升，一日2~3次。片：一次4~5片，一日3次。颗粒：一次1袋，一日3次。胶囊：一次4粒，一日3次，4周为1个疗程。合剂：一次10~20毫升。一日3次，用时摇匀。

【注意事项】①忌食不易消化的食物。②感冒发热患者不宜服用。③有口渴、尿黄、便秘等内热表现者不宜服用。

【类药鉴别】

品名	辨证要点	临床应用要点	
		基本要点	个性特点
归脾丸	心脾气血两虚	①两方药物组成基本相同	本方补气、安神之力弱于人参归脾丸，病症轻者可选用本方
人参归脾丸	心脾气血两虚	②所不同者，归脾丸中用的党参，人参归脾丸中用的人参	本方补气、安神之力强于归脾丸，病症重者，可选用本方

柏子养心丸（片、胶囊）

【**药物组成**】柏子仁、党参、炙黄芪、川芎、当归、茯苓、制远志、酸枣仁、醋五味子、半夏曲、炙甘草、朱砂。

【**功能主治**】补气，养血，安神。

【**用药指征**】①症状：产后焦虑、忧郁，心悸易惊，失眠多梦，记忆力减退。②舌象：舌质淡，舌苔薄白。③脉象：脉细弱。

【**选用要点**】本方的辨证要点是心气虚寒。临床运用时应以产后抑郁，心悸易惊，失眠多梦为使用要点。

【**适用病症**】产褥期抑郁症。

【**用法用量**】口服。丸：一次1丸，一日2次。浓缩丸：一次6克，一日2次。水蜜丸：一次6克，一日2次。片：一次3~4片，一日3次。胶囊：一次3~4粒，一日2次。

【**注意事项**】①忌食不易消化的食物。②感冒发热患者不宜服用。③本品不宜长时间服用。

柏子滋心丸

【**药物组成**】柏子仁、玄参、熟地黄、枸杞子、甘草（炙）、当归、石菖蒲、麦冬、茯苓。

【**功能主治**】滋阴养心，安神益智。

【**用药指征**】①症状：产后焦虑、忧郁，神志不宁，精神恍惚，夜多怪梦，怔忡惊悸，记忆力减退。②舌象：舌质淡，舌苔薄白。③脉象：脉细弱。

【**选用要点**】本方的辨证要点是心血亏损。临床运用时应以产后抑郁，精神恍惚，夜多怪梦，怔忡惊悸为使用要点。

【**适用病症**】产褥期抑郁症。

【**用法用量**】口服。丸：一次8丸，一日3次。

【**注意事项**】①外感发热患者忌服。②本品宜餐后服。③服本药1周后症状未见改善，或症状加重者，应立即停药并去医院就诊。④对本品过敏者禁用，过敏体质者慎用。

【类药鉴别】

品名	辨证要点	临床应用要点	
		基本要点	个性特点
归脾丸（液、片、颗粒、胶囊、合剂）	心脾气血两虚	产后焦虑、忧郁，心神不宁，常悲伤欲哭，情绪低落，失眠多梦，记忆力减退，精神萎靡不振，神疲乏力	本方兼具健脾之功，食少纳差、大便溏泄者，可选用本方
柏子养心丸（片、胶囊）	心气虚寒		本方兼具重镇安神之功，症见心悸易惊、恶梦纷纭者，可选用本方
柏子滋心丸	心血亏损		本方滋养心血之力较强而不具备补气之功，症见怔忡惊悸而无神疲乏力者，可选用本方

二、肝气郁结证

证候特点：产后心情抑郁，或心烦易怒，心神不安，夜不入寐，或恶梦纷纭，惊恐易醒，恶露量或多或少，色紫暗，有血块，胸胁、乳房胀痛，喜叹长气。舌质淡红，舌苔薄。脉弦或弦细。

逍遥丸（颗粒、胶囊、合剂、口服液）

【药物组成】柴胡、当归、白芍、白术（炒）、茯苓、薄荷、生姜、甘草（蜜炙）。

【功能主治】疏肝健脾，养血调经。

【用药指征】①症状：产后心情抑郁，两胁及乳房胀痛，喜叹长气，头晕目眩，食少纳差，大便溏泄。②舌象：舌质淡，舌边有齿痕，舌苔薄白。③脉象：脉弦而虚。

【选用要点】本方的辨证要点是肝郁血虚脾弱。临床运用时应以产后心情抑郁，两胁及乳房胀痛，喜叹长气，食少便溏为使用要点。

【适用病症】产褥期抑郁症。

【用法用量】口服。水丸：一次6~9克，一日1~2次。浓缩丸：一次8丸，一日3次。小蜜丸：一次9克；大蜜丸：一次1丸，一日2次。颗粒：开水冲服，一次1袋，一日2次。胶囊：一次4粒，一日2次。合剂：一次10~15毫升，一日 2 次，用时摇匀。口服液：一次 10 毫升，一日 2 次。

【注意事项】①忌食寒凉、生冷食物。②感冒期间不宜服用此药。③服药期间要保持情绪乐观，忌生气恼怒。

丹栀逍遥丸（片、胶囊）

【药物组成】牡丹皮、栀子（炒焦）、柴胡（酒制）、白芍（酒炒）、当归、白术（土炒）、茯苓、薄荷、炙甘草。

【功能主治】疏肝健脾，解郁清热，养血调经。

【用药指征】①症状：产后心情烦躁易怒，两胁及乳房胀痛，或自汗盗汗，或头痛目涩，或面颊红赤，口燥咽干，小便涩痛。②舌象：舌质红，舌苔薄白或薄黄。③脉象：脉弦数。

【选用要点】本方的辨证要点是肝郁化火。临床运用时应以产后心情烦躁易怒，胸胁胀痛，面颊红赤，口燥咽干为使用要点。

【适用病症】产褥期抑郁症。

【用法用量】口服。丸：一次 6~9 克，一日 2 次。片：一次 6~8 片，一日 2 次。胶囊：一次 3~4 粒，一日 2 次。

【注意事项】①少吃生冷及油腻、难消化的食物。②服药期间要保持情绪乐观，切忌生气恼怒。③服药 1 周后症状未见缓解，或症状加重者，应及时到医院就诊。

【类药鉴别】

品名	辨证要点	临床应用要点	
		基本要点	个性特点
丹栀逍遥丸（片、胶囊）	肝郁化火	①两方药物组成相同②所不同者，方中栀子、柴胡、白芍、白术的炮制方法稍有不同	两方功效一致，消化功能强者，可选丸剂、片剂、胶囊剂
加味逍遥丸（片、颗粒、胶囊、口服液）	肝郁化火		两方功效一致，消化功能弱者，可选颗粒剂、口服液

解郁安神片（冲剂、颗粒、胶囊）

【药物组成】柴胡、郁金、栀子（炒）、半夏（制）、白术（炒）、浮小麦、远志（制）、甘草（炙）、石菖蒲、百合、胆南星、大枣、龙齿、酸枣仁、茯苓、当归。

【**功能主治**】疏肝解郁，安神定志。

【**用药指征**】①症状：产后心情焦虑，心烦易怒，心神不安，夜不入寐，或恶梦纷纭，惊悸怔忡，口干口苦，自汗盗汗。②舌象：舌质红，少苔。③脉象：脉弦略数。

【**选用要点**】本方的辨证要点是肝郁化火，心阴不足。临床运用时应以产后心情焦虑，心烦易怒，恶梦纷纭，口干口苦为使用要点。

【**适用病症**】产褥期抑郁症。

【**用法用量**】口服。片：一次4片，一日2次。冲剂：开水冲服，一次5克，一日2次。颗粒：开水冲服，一次5克，一日2次。胶囊：一次4粒，一日2次。

【**注意事项**】①少吃生冷及油腻、难消化的食物。②服药期间要保持情绪乐观，切忌生气恼怒。③本品不宜长期服用，服药3天症状无缓解者，应去医院就诊。

【**类药鉴别**】

品名	辨证要点	临床应用要点	
		基本要点	个性特点
逍遥丸（颗粒、胶囊、合剂、口服液）	肝郁血虚脾弱	产后心情抑郁，或心烦易怒，心神不安，夜不入寐，或恶梦纷纭，惊恐易醒，胸胁乳房胀痛，喜叹长气	本方兼具健脾渗湿之功，症见食少纳呆、大便溏泄者，可选用本方
丹栀逍遥丸（片、胶囊）	肝郁化火		本方兼具清热泻火之功，症见烦躁易怒、小便色黄、大便干结者，可选用本方
解郁安神冲剂（片、颗粒、胶囊）	肝郁化火，心阴不足		本方兼具滋养心阴之功，症见恶梦纷纭、怔忡惊悸者，可选用本方

第六章

妇科杂病用药

凡不属于经、带、胎、产疾病范围，而又与妇女解剖、生理、病机特点密切相关的各种妇科疾病，统称为妇科杂病。

本章收入的常见妇科杂病有乳腺增生、癥瘕、不孕症、阴痒、子宫脱垂。由于杂病范围广泛，其病因病机亦较复杂。寒热湿邪、七情内伤、生活因素、体质因素诸多病因均可导致疾病的发生。其病机主要是肾、肝、脾功能失常，气血失调，直接或间接影响冲任、胞宫、胞脉、胞络而发生妇科杂病。最常见的病因病机，属于实证的有气滞血瘀、湿热瘀结、痰湿阻滞，属于虚证的有肾虚、脾虚、冲任虚损、脏阴不足等。杂病的治疗，实证重在祛邪，虚证重在整体调补肾、肝、脾的功能，调理气血，调治冲任、胞宫，以恢复其生理功能。

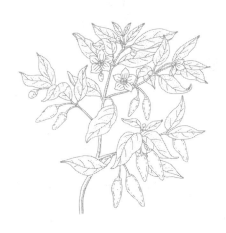

第一节 乳癖

妇女一侧或两侧乳房内可用手触摸到大小、数量不等的结节，可无疼痛，或有胀痛、刺痛，甚至痛不可触，疼痛与月经周期相关者，称为乳癖。本病相当于西医的乳腺增生。

本病的发生多与情志有关。患者平素性情急躁易怒，或长期心情抑郁、忧思不解，气血因而壅滞，发为乳癖，是为肝郁气滞之证；气滞日久，影响血液运行，发为血瘀，则为气滞血瘀证；若肝郁日久，克伐脾土，运化失司，湿聚痰生，痰气互结，发为乳癖，是为肝郁痰凝之证；痰湿与瘀血相搏结，胶结难解，则为痰瘀互结证。

本病在积极治疗的同时，还需注意以下几个方面。

（1）保持心情愉悦。

（2）注意自我检查，观察乳房有无触痛、包块或乳头溢液等，若出现异常，应及时到医院就诊。

（3）穿宽松的内衣、胸罩，避免对乳房局部组织造成压迫，影响血液循环。

（4）定期到医院做检查。

（5）平时可用玫瑰花、月季花、佛手、代代花泡水饮服，起到疏肝解郁的作用。

一、肝郁气滞证

证候特点：乳房肿块，大小形态不一，有触痛，乳房胀痛，连及胸胁，生气时疼痛加重。舌质暗红，或有瘀斑。脉沉弦或弦滑。

乳宁颗粒

【药物组成】柴胡、当归、醋香附、丹参、炒白芍、王不留行、赤芍、炒白术、茯苓、青皮、陈皮、薄荷。

【功能主治】疏肝养血，理气解郁。

【用药指征】①症状：乳房肿块，大小不等，胀痛不舒，或牵及胸胁，月经前加重，随着行经而减轻或消失，生气时疼痛加重，两胁胀痛，烦躁易怒。②舌象：舌质暗，或有瘀点瘀斑，舌苔薄白。③脉象：脉弦。

【选用要点】本方的辨证要点是肝气郁滞。临床运用时应以乳房肿块，肿胀疼痛，牵及两胁，烦躁易怒为使用要点。

【适用病症】乳腺增生。

【用法用量】口服。开水冲服，一次1袋，一日3次，20日为1个疗程，或遵医嘱。

【注意事项】①孕妇慎用。②保持心情舒畅，避免急躁。③少吃辛辣、刺激、油炸等食物。

红花逍遥片（胶囊、颗粒）

【药物组成】当归、白芍、白术、茯苓、红花、皂角刺、竹叶柴胡、薄荷、甘草。

【功能主治】疏肝，理气，活血。

【用药指征】①症状：乳房肿块，大小不等，胀痛不舒，或牵及胸胁，月经前加重，随着行经而减轻或消失，生气时疼痛加重，两胁胀痛，闷闷不乐，喜叹长气，月经色暗，有血块。②舌象：舌质暗，或有瘀点瘀斑，舌苔薄白。③脉象：脉弦。

【选用要点】本方的辨证要点是肝气郁滞。临床运用时应以乳房肿块，肿胀疼痛，牵及两胁，喜叹长气，月经有血块为使用要点。

【适用病症】乳腺增生。

【用法用量】口服。片：一次2~4片，一日3次。胶囊：一次2~4粒，一日3次。颗粒：开水冲服，一次1~2袋，一日3次，或遵医嘱。

【注意事项】①忌食生冷及油腻、难消化的食物。②服药期间要保持情绪乐观，切忌生气恼怒。③肝肾阴虚、气滞不运所致的胸胁疼痛、胸腹胀满、咽喉干燥、舌无津液者慎用。④火郁证者不适用，主要表现为口苦咽干、面色红赤、心中烦热、胁胀不眠、大便秘结。

【类药鉴别】

品名	辨证要点	临床应用要点	
		相似要点	个性特点
乳宁颗粒	肝气郁滞	乳房肿块，大小不等，胀痛不舒，生气时疼痛加重，两胁胀痛，烦躁易怒	本方在逍遥散的基础上多加行气之药，症见胀痛较甚、烦躁易怒者，可选用本方
红花逍遥片	肝气郁滞		本方在逍遥散的基础上多加活血之品，症见闷闷不乐、月经有血块者，可选用本方

乳增宁片（胶囊）

【药物组成】 艾叶、淫羊藿、天冬、柴胡、川楝子、土贝母。

【功能主治】 疏肝解郁，调理冲任。

【用药指征】 ①症状：乳房内肿块，胀痛连胁，经前加重，经后缓解，月经不调，量少色淡，或见闭经，闷闷不乐，心烦易怒，嗳气则舒。②舌象：舌质淡红，舌苔薄白。③脉象：脉沉细。

【选用要点】 本方的辨证要点是肝郁气滞，冲任失调。临床运用时应以乳房肿块，乳房胀痛，月经不调，量少色淡，郁闷不乐为使用要点。

【适用病症】 乳腺增生。

【用法用量】 口服。片：一次2~3片，一日3次。胶囊：一次4粒，一日3次。

【注意事项】 ①孕妇忌服。②忌食辛辣刺激性食物。③保持心情舒畅，避免急躁。

【类药鉴别】

品名	辨证要点	临床应用要点	
		相似要点	个性特点
乳宁颗粒	肝气郁滞	乳房肿块，大小不等，胀痛不舒，生气时疼痛加重，两胁胀痛，烦躁易怒	本方由逍遥散化裁而成，兼有健脾之功，大便溏薄者，可选用本方
乳增宁片	肝郁气滞，冲任失调		本方兼能调理冲任，症见月经不调、量少色淡，或闭经者，可选用本方

乳核内消液（丸、片、胶囊、颗粒）

【**药物组成**】浙贝母、当归、赤芍、漏芦、茜草、香附、柴胡、橘核、夏枯草、丝瓜络、郁金、甘草。

【**功能主治**】疏肝活血，软坚散结。

【**用药指征**】①症状：乳房内肿块，或痛或不痛，闷闷不乐，胸胁作胀，月经不调，或量少，色紫成块。②舌象：舌质淡红，舌苔白润。③脉象：脉沉弦滑。

【**选用要点**】本方的辨证要点是痰气郁结，兼有血瘀。临床运用时应以乳房肿块，胀痛或不痛，月经不调，量少有血块，郁闷不乐为使用要点。

【**适用病症**】乳腺增生。

【**用法用量**】口服。液：一次 10 毫升，一日 2 次，服时摇匀。丸：一次 5克，一天 2 次。片：一次 5 片，一日 2 次。胶囊：一次 5 粒，一日 2 次。颗粒：一次 10 克，一日 2 次。

【**注意事项**】①孕妇禁用。②乳块坚硬，经后无变化及月经量多，面白脉弱者慎用。③保持心情舒畅，避免急躁。

【**类药鉴别**】

品名	辨证要点	临床应用要点	
		相似要点	个性特点
乳宁颗粒	肝气郁滞	乳房肿块，大小不等，胀痛不舒，生气时疼痛加重，两胁胀痛，烦躁易怒	本方由逍遥散化裁而成，兼有健脾之功，大便溏薄者，可选用本方
乳核内消液（丸、片、胶囊、颗粒）	痰气郁结，兼有血瘀		本方疏肝之力较强，肝气郁结较甚者，可选用本方

散结乳癖膏

【**药物组成**】莪术、姜黄、急性子、天葵子、木鳖子、白芷。

【**功能主治**】行气活血，散结消肿。

【**用药指征**】①症状：乳房内肿块，伴乳房疼痛，多为胀痛、窜痛和刺痛，胸胁胀满，随月经周期及情绪变化而增减。②舌象：舌质暗红或瘀斑，舌苔薄白。③脉象：脉弦或脉涩。

【选用要点】本方的辨证要点是气滞血瘀。临床运用时应以乳房肿块，乳房胀痛或窜痛、刺痛，胸胁胀满为使用要点。

【适用病症】乳腺囊性增生。

【用法用量】外用。先将皮肤患处洗净拭干，然后将贴膏上衬纸揭去，将药芯对准患处贴上。一次1贴，一日1次，可连续贴敷28天。

【注意事项】①孕妇忌服。②皮肤破损处禁用。③用药中局部皮肤过敏者停止使用。

二、气滞血瘀证

证候特点：乳房肿块，大小形态不一，有触痛，乳房胀痛、刺痛，连及胸胁，生气时疼痛加重，行经时乳房、小腹疼痛，月经色暗、有血块。舌质暗红，或有瘀斑。脉弦涩。

乳块消丸（片、糖浆、口服液、胶囊、颗粒、贴膏）

【药物组成】橘叶、丹参、皂角刺、王不留行、川楝子、地龙。

【功能主治】疏肝理气，活血化瘀，消散乳块。

【用药指征】①症状：乳房肿块，大小不等，胀痛，或伴随刺痛，或牵及胸胁，月经前加重，随着行经而减轻或消失，疼痛与情绪有关，或伴随有小腹胀痛，月经颜色偏深，或有血块。②舌象：舌质暗，或有瘀斑。③脉象：脉沉弦或弦滑。

【选用要点】本方的辨证要点是气滞血瘀。临床运用时应以乳房肿块，胀痛不舒，疼痛与经期相关，舌质暗或有瘀斑为使用要点。

【适用病症】乳腺增生。

【用法用量】①口服。丸：一次2~3克，一日3次。片：一次4~6片，一日3次。糖浆：一次10~15毫升，一日3次。口服液：一次10毫升，一日3次或遵医嘱。胶囊：一次4~6粒，一日3次。颗粒：一次1袋，一日3次或遵医嘱。②外用。贴膏：贴患处。一次1贴，一日2次。

【注意事项】①孕妇忌服。②月经期慎服。③保持心情舒畅，避免急躁。④极少数患者服药后，可见经期提前，停药后可自行恢复，未见其他不良反应及副作用。

乳癖康片

【**药物组成**】夏枯草、橘叶、丹参、红花、郁金、皂角刺、香附、地龙。

【**功能主治**】疏肝理气，活血化瘀。

【**用药指征**】①症状：乳房肿块或结节，数目不等，大小形态不一，质软或中等硬，经前胀痛，或伴随刺痛，月经不调，月经有血块，心情郁闷，烦躁易怒。②舌象：舌质暗，或有瘀点瘀斑，舌苔薄白。③脉象：脉弦涩。

【**选用要点**】本方的辨证要点是肝气郁结，气滞血瘀。临床运用时应以乳房肿块，胀痛，月经有血块，心情烦躁为使用要点。

【**适用病症**】乳腺增生。

【**用法用量**】口服。一次5片，一日3次，或遵医嘱。

【**注意事项**】①孕妇忌服。②月经期慎服。③有出血倾向者慎服。④保持心情舒畅，避免急躁。

乳癖散结片（胶囊、颗粒）

【**药物组成**】夏枯草、川芎（酒炙）、僵蚕（麸炒）、鳖甲（醋制）、柴胡（醋制）、赤芍（酒炒）、玫瑰花、莪术（醋制）、当归（酒炙）、延胡索（醋制）、牡蛎。

【**功能主治**】行气活血，软坚散结。

【**用药指征**】①症状：乳房肿块或结节，数目不等，大小不一，质软或中等硬，乳房胀痛、刺痛，经前疼痛加剧，月经色深、血块，烦躁易怒，胸胁胀满。②舌象：舌质暗，或有瘀斑，舌苔薄白。③脉象：脉弦涩。

【**选用要点**】本方的辨证要点是气滞血瘀。临床运用时应以乳房肿块，乳房胀痛或刺痛，烦躁易怒，胸胁胀满为使用要点。

【**适用病症**】乳腺增生，乳腺纤维瘤，男性乳房发育症。

【**用法用量**】口服。片：一次4粒，一日3次。胶囊：一次4粒，一日3次。颗粒：一次1袋，一日3次。

【**注意事项**】①孕妇忌服。②月经量过多者，经期慎服。③服后偶见口干、恶心、便秘，一般不影响继续治疗，必要时对症处理。

【类药鉴别】

品名	辨证要点	临床应用要点	
		基本要点	个性特点
乳块消丸（片、糖浆、口服液、胶囊、颗粒、贴膏）	气滞血瘀	乳房肿块，大小不等，胀痛或伴随有刺痛，烦躁易怒，月经有血块	本方活血药多于疏肝药，若胀痛伴有刺痛、月经有小血块者，可选用本方
乳癖康片	肝气郁结，气滞血瘀		本方药力强于乳块消丸，若疼痛较甚、月经血块较大者，可选用本方
乳癖散结片（胶囊、颗粒）	气滞血瘀		本方药力强于乳块消丸、乳癖康片，兼有软坚散结之功，若肿块、月经血块较多且大者，可选用本方

岩鹿乳康片（胶囊）

【药物组成】岩陀、鹿衔草、鹿角霜。

【功能主治】中医：益肾，活血，软坚散结。彝医：补知凯扎诺，且凯色土。

【用药指征】①症状：乳房结节，数目不等，大小形态不一，质地柔软，结节部位疼痛较甚，月经色暗、有血块，胸胁胀满，畏寒怕冷，四肢不温，夜尿频多。②舌象：舌质淡嫩，有瘀点或瘀斑，舌苔薄白。③脉象：脉沉弦涩。

【选用要点】本方的辨证要点是肾阳不足，气滞血瘀。临床运用时应以乳房结节，结节部位胀痛，畏寒怕冷，四肢不温为使用要点。

【适用病症】乳腺增生。

【用法用量】口服。片：一次3~5片，一日3次。胶囊：一次3~5粒，一日3次。饭后服用，月经前15天开始服，至月经来时停药。

【注意事项】①孕妇忌服。②注意保暖。③节制房事。

三、肝郁痰凝证

证候特点：乳房有结块，大小形态不一，或痛，或不痛，伴见情志不舒、胸胁作胀、食少纳差、大便不成形。舌体胖大，舌质淡红，舌苔白厚或白厚腻。

脉沉弦滑。

乳核散结片（胶囊）

【**药物组成**】柴胡、当归、黄芪、郁金、光慈姑、漏芦、昆布、海藻、淫羊藿、鹿衔草。

【**功能主治**】疏肝活血，祛痰软坚。

【**用药指征**】①症状：乳房肿块或结节，数目不等，大小不一，质软或中等硬，或乳房胀痛，经前疼痛加剧。②舌象：舌质暗，或有瘀斑，舌苔白厚或白腻。③脉象：脉弦。

【**选用要点**】本方的辨证要点是肝郁气滞，痰瘀互结。临床运用时应以乳房肿块，乳房胀痛，经前加剧为使用要点。

【**适用病症**】乳腺增生，乳腺纤维瘤，男性乳房发育症。

【**用法用量**】口服。片：一次4片，一日3次。胶囊：一次4粒，一日3次。

【**注意事项**】①本品含昆布、海藻等含碘药物，甲状腺功能亢进症患者慎服。②本品含有光慈菇，有小毒，过量、久服可引起胃肠道等不良反应。

消乳散结胶囊

【**药物组成**】柴胡（醋炙）、炒白芍、醋香附、夏枯草、昆布、牡蛎、玄参、猫爪草、瓜蒌、黄芩、丹参、牡丹皮、当归、土贝母、全蝎、山慈菇。

【**功能主治**】疏肝解郁，化痰散结，活血止痛。

【**用药指征**】①症状：乳房结节，数目不等，大小形态不一，质地柔软，结节部位疼痛较甚，平素心情郁闷不乐，经前乳房胀痛，月经色暗、有血块。②舌象：舌质淡红，有瘀点或瘀斑，舌苔白厚腻。③脉象：脉弦滑。

【**选用要点**】本方的辨证要点是肝郁气滞，痰瘀互结。临床运用时应以乳房结节，结节部位疼痛较甚，舌苔白厚腻为使用要点。

【**适用病症**】乳腺增生。

【**用法用量**】口服。一次3粒，一日3次。

【**注意事项**】①孕妇忌服。②忌食油腻食物、甜食。③月经期慎服。

【类药鉴别】

品名	辨证要点	临床应用要点	
		相似要点	个性特点
乳核散结片（胶囊）	肝郁气滞，痰瘀互结	乳房肿块，大小不等，胀痛不舒，舌苔白厚腻	本方软坚散结之力弱于消乳散结胶囊，兼有补益气血之功，症见倦怠乏力、月经量少者，可选用本方
消乳散结胶囊	肝郁气滞，痰瘀互结		本方软坚散结之力强于乳核散结片，症见乳房肿块多、肿块大者，可选用本方

乳疾灵颗粒（胶囊）

【药物组成】柴胡、醋香附、青皮、赤芍、丹参、炒王不留行、鸡血藤、牡蛎、海藻、昆布、淫羊藿、菟丝子。

【功能主治】疏肝活血，祛痰软坚。

【用药指征】①症状：乳房肿块或结节，数目不等，大小形态不一，质软或中等硬，或经前胀痛，月经不调，心情郁闷。②舌象：舌质暗，有瘀点或瘀斑，舌苔白厚或白腻。③脉象：脉沉弦或弦滑。

【选用要点】本方的辨证要点是肝郁气滞，痰瘀阻滞。临床运用时应以乳房肿块，心情郁闷，舌苔白厚为使用要点。

【适用病症】乳腺增生。

【用法用量】口服。颗粒：一次1~2袋，一日2次。胶囊：一次3~6粒，一日3次。

【注意事项】①孕妇忌服。②忌食油腻食物、甜食。③保持心情舒畅。

消核片

【药物组成】玄参、海藻、丹参、浙贝母、昆布、半枝莲、牡蛎、漏芦、白花蛇舌草、夏枯草、郁金、芥子、金果揽、甘草。

【功能主治】软坚散结，行气活血，化痰通络。

【用药指征】①症状：乳房肿块，数目不等，大小不一，质软或中等硬，或痛或不痛。②舌象：舌质淡红，舌苔白或白厚。③脉象：脉沉弦滑。

【选用要点】本方的辨证要点是痰气凝结，兼有化热。临床运用时应以乳房肿块，舌苔白或白厚为使用要点。

【**适用病症**】单纯性乳腺增生，乳腺小叶增生。

【**用法用量**】口服。一次 4~7 片，一日 3 次，饭后服用。连服 3 个月为 1 个疗程。

【**注意事项**】①孕妇忌服。②乳块坚硬，经后无变化及月经量多，面白脉弱者慎用。

【**类药鉴别**】

品名	辨证要点	临床应用要点	
		基本要点	**个性特点**
乳疾灵颗粒（胶囊）	肝郁气滞，痰瘀阻滞	乳房有结块，大小形态不一，或痛，或不痛，伴见情志不舒，舌苔白厚或白厚腻	本方兼能补益肝肾，症见腰膝酸软、畏寒喜暖者，可选用本方
消核片	痰气凝结，兼有化热		本方兼能清热解毒，症见痛处伴有灼热感、小便色黄者，可选用本方

四、痰瘀互结证

证候特点：乳房有结块，大小形态不一，或痛，或不痛，月经色深、有血块。舌质暗红，有瘀点或瘀斑，舌苔白厚或白厚腻。脉弦滑涩。

乳宁片（丸、胶囊）

【**药物组成**】石刁柏。

【**功能主治**】温肺祛痰，活血化瘀。

【**用药指征**】①症状：乳房肿块，乳房肿胀疼痛。②舌象：舌质暗，舌苔白腻。③脉象：脉弦。

【**选用要点**】本方的辨证要点是痰瘀互结。临床运用时应以乳房肿块，肿胀疼痛，舌苔白腻为使用要点。

【**适用病症**】乳腺小叶增生。

【**用法用量**】口服。片：一次 4~6 片，一日 3~4 次。丸：一次 6~9 丸，一日 3~4 次。胶囊：一次 4~6 粒，一日 3~4 次。

【**注意事项**】①孕妇忌服。②乳块坚硬，经后无变化及月经量多，面白脉弱者慎用。

乳康片（丸、颗粒）

【药物组成】黄芪、丹参、夏枯草、海藻、牡蛎、瓜蒌、玄参、三棱、莪术、没药、乳香、浙贝母、天冬、白术、鸡内金。

【功能主治】疏肝解郁，理气止痛，活血破瘀，消积化痰，软坚散结，补气健脾。

【用药指征】①症状：乳房肿块，大小不等，质硬或较硬，或痛或不痛，纳食不香，月经量少、有血块。②舌象：舌质暗，或有瘀点瘀斑，舌苔薄白。③脉象：脉弦涩。

【选用要点】本方的辨证要点是痰瘀互结。临床运用时应以乳房肿块，质地较硬，月经有血块为使用要点。

【适用病症】乳腺增生。

【用法用量】口服。片：一次2~3片，一日3次。丸：每10丸重1克，一次10~15丸，一日2次；每20丸重1克，一次6~9丸，一日2次。颗粒：一次1袋，一日2次。饭后服用，20日为1个疗程，间隔5~7天继续第2个疗程，可连续用药。

【注意事项】①孕妇慎服，孕期的前3个月内禁服。②女性患者宜于月经来潮前10~15天开始服用。

乳癖消片（丸、颗粒、胶囊、贴膏）

【药物组成】鹿角、蒲公英、昆布、天花粉、鸡血藤、三七、赤芍、海藻、漏芦、木香、玄参、牡丹皮、夏枯草、连翘、红花。

【功能主治】软坚散结，活血消痛，清热解毒。

【用药指征】①症状：乳房结节，数目不等，大小形态不一，质地柔软，或产后乳房结块，红热疼痛，心烦易怒，口苦口渴，小便黄赤，大便干结。②舌象：舌质红，舌苔黄。③脉象：脉滑数有力，或沉弦滑数。

【选用要点】本方的辨证要点是痰瘀互结，兼有化热。临床运用时应以乳房突发肿块，红肿热痛，触痛明显为使用要点。

【适用病症】乳腺增生，急性乳腺炎。

【用法用量】口服。片：一次3片，一日3次。丸：一次1袋，一日3次。

颗粒：一次 1 袋，一日 3 次。胶囊：一次 5~6 粒，一日 3 次。贴膏：外用，贴敷于洗净的患处，一次 1 贴，一日 1 贴。

【注意事项】①孕妇忌服。②忌食辛辣食物。③月经期慎服。④忌气郁发怒，保持心情舒畅。

小金丸（片）

【药物组成】人工麝香、木鳖子（去壳去油）、制草乌、枫香脂、醋乳香、醋没药、五灵脂（醋炒）、酒当归、地龙、香墨。

【功能主治】散结消肿，化瘀止痛。

【用药指征】①症状：乳房结节，数目不等，大小形态不一，质地柔软，皮色不变，结节部位肿硬疼痛，月经色暗、有血块。②舌象：舌质淡红，有瘀点或瘀斑，舌苔白厚。③脉象：脉弦滑。

【选用要点】本方的辨证要点是痰瘀互结。临床运用时应以乳房结节，皮色不变，结节部位肿硬疼痛为使用要点。

【适用病症】乳腺增生。

【用法用量】口服。丸：打碎后口服，一次 1.2~3 克，一日 2 次。片：一次 2~3 片，一日 2 次。

【注意事项】①孕妇禁用。②疮疡阳证者禁用。③本品含制草乌，应在医师指导下服用。④过敏体质者慎用。⑤脾胃虚弱者慎用。

【类药鉴别】

品名	辨证要点	临床应用要点	
		基本要点	个性特点
乳灵片（丸、胶囊）	痰瘀互结	乳房有结块，或痛，或不痛，舌质暗红，有瘀点或瘀斑，舌苔白厚或白厚腻	本方润肺祛痰，兼有咳痰者，可选用本方
乳康片（丸、颗粒）	痰瘀互结		本方软坚散结之力颇强，结块较硬、数量较多者，可选用本方
乳癖消片（丸、颗粒、胶囊、贴膏）	痰瘀互结，兼有化热		本方兼能清热，乳房结块、红热疼痛者，可选用本方
小金丸（片）	痰瘀互结		本方止痛力强，疼痛较甚者，可选用本方

第二节　癥瘕

妇人下腹结块有形，伴有或胀，或痛，或满，或异常出血者，称为癥瘕。癥瘕有良性和恶性之分，本节所讨中成药仅用于良性癥瘕。

癥瘕的发生较为复杂，主要是由于内有正气的不足，外有风寒湿热邪气的内侵，或七情、房事、饮食内伤，导致脏腑功能失调，气机阻滞，瘀血、痰饮、湿浊等有形实邪凝结不散，停聚小腹，日积月累，逐渐形成。由于病程日久，正气虚弱，气滞、血瘀、痰饮、湿浊互相影响，故多互相兼夹而有所偏重，很少有单纯的气滞、血瘀或痰湿，故本病治疗难度大，治疗时间长。

本病在积极治疗的同时，还需定期开展以防癌为主的妇科病普查。40 岁以上者，最好每年普查 1 次，以期早发现、早治疗。

一、血瘀内停证

证候特点：下腹部结块，触之有形，按之痛或不痛，月经色暗、有血块，面色晦暗，或有肌肤甲错。舌质暗，或有瘀点瘀斑，舌下络脉迂曲粗大，舌苔薄白。脉沉弦涩。

大黄䗪虫丸（片、胶囊）

【药物组成】熟大黄、土鳖虫（炒）、水蛭（制）、干漆（煅）、桃仁、苦杏仁（炒）、黄芩、地黄、白芍、甘草。

【功能主治】活血破瘀，通经消癥。

【用药指征】①症状：腹部肿块，推之不移，经闭不行，肌肤甲错，目眶暗黑，潮热羸瘦。②舌象：舌质暗，有瘀点瘀斑，舌苔薄白，舌下络脉迂曲。③脉象：脉涩。

【选用要点】本方的辨证要点是瘀血内停。临床运用时应以腹部肿块，肌肤甲错，目眶暗黑，潮热羸瘦，经闭不行为使用要点。

【适用病症】子宫肌瘤，闭经。

【用法用量】口服。丸：一次3克，一日1~2次。片：一次5片，一日2次。胶囊：一次4粒，一日2次。

【注意事项】①孕妇禁用。②月经期停服。③有出血倾向者慎用。④出现皮肤过敏者停服。

宫瘤清片（颗粒、胶囊）

【药物组成】熟大黄、土鳖虫、水蛭、桃仁、蒲黄、黄芩、枳实、牡蛎、地黄、白芍、甘草。

【功能主治】活血逐瘀，消癥破积。

【用药指征】①症状：包块有形，推之不移，痛有定处，痛如针刺，按之痛甚，倦怠乏力，经期延迟，月经量少、有血块，行经时小腹疼痛。②舌象：舌质暗，或有瘀点瘀斑，舌苔白润，舌下络脉迂曲。③脉象：脉涩。

【选用要点】本方的辨证要点是瘀血内停。临床运用时应以包块有形，痛如针刺，月经有血块，舌下络脉迂曲、粗大为使用要点。

【适用病症】子宫肌瘤。

【用法用量】口服。片：一次3片，一日3次。颗粒：一次1袋，一日3次。胶囊：一次3粒，一日3次。

【注意事项】①孕妇禁用。②月经期停服。③有出血倾向者慎用。

【类药鉴别】

品名	辨证要点	临床应用要点	
		相似要点	个性特点
大黄䗪虫丸（片、胶囊）	瘀血内停	腹部肿块，痛如针刺，月经有血块，甚或闭经，面色晦暗，舌下络脉迂曲	本方活血逐瘀之力较强，闭经者，可选用本方
宫瘤清片（颗粒、胶囊）	瘀血内停		本方活血兼可止血，月经有大量血块者，可选用本方

宫瘤宁片（胶囊、颗粒）

【药物组成】海藻、三棱、蛇莓、石见穿、半枝莲、拳参、党参、山药、谷芽、甘草。

【功能主治】软坚散结，活血化瘀，扶正固本。

【用药指征】①症状：包块有形，推之不移，痛有定处，痛如针刺，按之痛甚，纳食不香，经期时间长，经量过多，月经色暗、有血块，大便稀溏。②舌象：舌质暗，或有瘀点瘀斑，舌下络脉迂曲，舌苔白略厚。③脉象：脉弱涩。

【选用要点】本方的辨证要点是瘀血内停，兼有脾虚。临床运用时应以包块有形，痛如针刺，月经有血块，纳食不香，大便稀溏为使用要点。

【适用病症】子宫肌瘤（肌壁间、浆膜下）。

【用法用量】口服。片：一次3粒，一日3次。胶囊：一次3粒，一日3次。颗粒：一次1袋，一日3次。

【注意事项】①孕妇禁用。②月经期停服。③有出血倾向者慎用。

【类药鉴别】

品名	辨证要点	临床应用要点	
		相似要点	个性特点
宫瘤清片（颗粒、胶囊）	瘀血内停	腹部肿块，痛如针刺，月经有血块，甚或闭经，面色晦暗，舌下络脉迂曲	本方活血兼可止血，月经有大量血块者，可选用本方
宫瘤宁片（胶囊、颗粒）	瘀血内停，兼有脾虚		本方兼有健脾益气之功，症见纳食不香、大便稀溏者，可选用本方

二、气滞血瘀证

证候特点：下腹部结块，触之有形，按之痛或不痛，小腹胀满，月经先后不定，经血量多有块，经行难净，经色暗，精神抑郁，胸闷不舒。舌质紫暗，或有瘀点。脉沉弦涩。

红金消结片（胶囊、浓缩丸）

【药物组成】金荞麦、五香血藤、大红袍、柴胡、三七、香附、八角莲、鼠妇虫、黑蚂蚁、鸡矢藤。

【功能主治】疏肝理气，软坚散结，活血化瘀，消肿止痛。

【用药指征】①症状：包块有形，推之不移，痛有定处，经期乳房、少腹胀痛，月经色暗、有血块，平时心情郁闷不舒。②舌象：舌质暗，或有瘀点瘀斑，舌下络脉迂曲，舌苔薄白。③脉象：脉弦涩。

【选用要点】本方的辨证要点是气滞血瘀。临床运用时应以包块有形，月经有血块，经期乳房，少腹胀痛，情志郁闷为使用要点。

【适用病症】子宫肌瘤，卵巢囊肿，乳腺小叶增生。

【用法用量】口服。片：一次4片，一日3次。胶囊：一次4粒，一日3次。浓缩丸：一次10丸，一日3次。

【注意事项】①孕妇禁用。②月经期停服。③保持心情舒畅。④饭后服用。⑤服药治疗期间忌食酸、冷及刺激性食物。

三、寒凝血瘀证

证候特点：腹部包块，推之不移，痛有定处，痛如针刺，月经经期延迟，或数月一行，月经色暗、排出不畅、夹带血块，小腹冷痛，得温则舒，得冷则剧，平素肢冷畏寒。舌质暗，或有瘀点瘀斑，舌苔白润。脉沉涩，或沉弦而紧。

化癥回生片（口服液）

【药物组成】益母草、红花、花椒（炭）、烫水蛭、当归、苏木、醋三棱、两头尖、川芎、降香、醋香附、人参、高良姜、姜黄、没药(醋炙)、炒苦杏仁、大黄、人工麝香、盐小茴香、桃仁、五灵脂（醋炙）、虻虫、鳖甲胶、丁香、醋延胡索、白芍、蒲黄炭、乳香（醋炙）、干漆（煅）、制吴茱萸、阿魏、肉桂、醋艾炭、熟地黄、紫苏子。

【功能主治】消癥化瘀。

【用药指征】①症状：包块有形，推之不移，痛有定处，痛如针刺，按之痛甚，月经色暗、质地黏稠、排出不畅、夹带血块，小腹冷痛，得温则舒，得冷则剧。②舌象：舌质暗，或有瘀点瘀斑，舌下络脉迂曲、粗大，舌苔白润。③脉象：脉沉涩，或沉弦而紧。

【选用要点】本方的辨证要点是瘀阻寒凝。临床运用时应以包块有形，痛如针刺，月经有血块，小腹冷痛，得温则舒，得冷则剧为使用要点。

【适用病症】子宫肌瘤，卵巢囊肿，盆腔炎性包块，子宫内膜异位症，陈旧性宫外孕血肿。

【用法用量】口服。片：饭前温酒送服，一次5~6片，一日3次。口服液：一次10毫升，一日2次。

【注意事项】①孕妇禁用。②经期妇女、体质虚弱者、出血性疾病患者慎用。③注意保暖。

四、气虚血瘀证

证候特点: 腹部包块,推之不移,痛有定处,痛如针刺,按之痛甚,月经色暗、质地黏稠、排出不畅、夹带血块,倦怠乏力,精神不振。舌质暗,或有瘀点瘀斑,舌苔薄白。脉弱涩。

止痛化癥片(胶囊、颗粒)

【药物组成】党参、黄芪(蜜炙)、白术(炒)、丹参、当归、鸡血藤、三棱、莪术、芡实、山药、延胡索、川楝子、鱼腥草、败酱草、蜈蚣、全蝎、土鳖虫、炮姜、肉桂。

【功能主治】活血调经,化癥止痛,软坚散结。

【用药指征】①症状:包块有形,推之不移,痛有定处,痛如针刺,按之痛甚,月经色暗、质地黏稠、排出不畅、夹带大量血块,倦怠乏力,精神不振。②舌象:舌质暗,或有瘀点瘀斑,舌下络脉迂曲、粗大,舌苔薄白。③脉象:脉弱涩。

【选用要点】本方的辨证要点是气虚血瘀。临床运用时应以包块有形,痛如针刺,月经有血块,倦怠乏力,舌下络脉迂曲、粗大为使用要点。

【适用病症】子宫肌瘤,卵巢囊肿,盆腔炎性包块,子宫内膜异位症,陈旧性宫外孕血肿,慢性盆腔炎。

【用法用量】口服。片:一次4~6片,一日2~3次。胶囊:一次4~6粒,一日2~3次。颗粒:开水冲服。一次2~3袋,一日2~3次。

【注意事项】①孕妇禁用。②经期妇女、体质虚弱者、出血性疾病患者慎用。③不宜劳作,适当休息。

【类药鉴别】

品名	辨证要点	临床应用要点	
		相似要点	个性特点
化癥回生片(口服液)	瘀阻寒凝	腹部肿块,痛如针刺,月经有血块,舌下络脉迂曲、粗大	本方兼有温阳散寒之品,症见疼痛得温则减、得寒则重者,可选用本方
止痛化癥片(胶囊、颗粒)	气虚血瘀		本方兼有补气之功,症见倦怠乏力、精神不振者,可选用本方

复方斑蝥胶囊

【药物组成】斑蝥、人参、黄芪、刺五加、三棱、半枝莲、莪术、山茱萸、女贞子、熊胆粉、甘草。

【功能主治】破血消瘀，攻毒蚀疮。

【用药指征】①症状：腹部有包块，疼痛较甚，经期延长，经量增多，月经色暗、夹杂大量血块，阴道排出米泔水样液体，或脓性恶臭白带，身体消瘦，倦怠乏力。②舌象：舌质暗，或有瘀点瘀斑，舌下络脉迂曲，舌苔薄白。③脉象：脉弱涩。

【选用要点】本方的辨证要点是毒瘀互结，兼有气虚。临床运用时应以腹部有包块，疼痛较甚，月经有大量血块，身体消瘦，倦怠乏力为使用要点。

【适用病症】妇科恶性肿瘤。

【用法用量】口服。一次 3 粒，一日 2 次。

【注意事项】①本品为活血化瘀之剂，有出血倾向者慎用。②本品含有破血堕胎之品，妇女月经过多及孕妇忌用。③服药期间饮食宜清淡，忌辛辣刺激之品。④本品含有斑蝥有毒，易损害肝肾功能，应在医师指导下使用。⑤糖尿病患者及糖代谢紊乱者慎用。

【类药鉴别】

品名	辨证要点	临床应用要点	
		相似要点	个性特点
止痛化癥片（胶囊、颗粒）	气虚血瘀	腹部肿块，痛如针刺，月经有血块，倦怠乏力，舌下络脉迂曲、粗大	本方攻毒散结之力弱于复方斑蝥胶囊，一般用于良性肿瘤
复方斑蝥胶囊	毒瘀互结，兼有气虚		本方攻毒散结之力强于止痛化癥片，一般用于恶性肿瘤

五、瘀热互结证

证候特点：腹部包块，推之不移，痛有定处，按之痛甚，月经色深或紫黑、质地黏稠、排出不畅、夹带血块，带下量多、质黏稠、有恶臭气味，口苦口渴，大便干结，小便黄赤，心烦急躁。舌质红，或有瘀斑，舌苔黄厚腻。脉滑数，

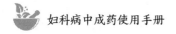

或濡数，按之有力。

金刚藤糖浆（口服液、片、丸、颗粒、胶囊）

【药物组成】金刚藤。

【功能主治】清热解毒，消肿散结。

【用药指征】①症状：腹部包块固定不移，触之则痛，或触之痛剧，月经不畅、色深、质地黏稠、夹带血块，带下量多黏稠、有臭秽气味。②舌象：舌质红，或有瘀点瘀斑，舌苔黄腻。③脉象：脉数，按之有力。

【选用要点】本方的辨证要点是瘀热互结。临床运用时应以腹部包块固定不移，月经有血块，带下臭秽为使用要点。

【适用病症】附件炎性包块，附件炎、慢性盆腔炎等多种妇科炎症。

【用法用量】口服。糖浆：一次20毫升，一日3次。口服液：一次20毫升，一日3次。片：一次4片，一日3次。1个月为1个疗程。丸：一次1袋，一日3次。颗粒：温开水送服，一次1袋，每日3次，30日为1个疗程。胶囊：一次4粒，一日3次，2周为1个疗程，或遵医嘱。

【注意事项】①孕妇禁用。②禁食辛辣发物。

六、湿毒蕴结证

证候特点：腹部有包块，疼痛较甚，月经周期不规律，经期时间延长，淋沥不尽，甚至不规则出血，阴道排出米泔水样液体，或脓性白带，腥臭或恶臭，身体消瘦，倦怠乏力。舌质淡红，舌苔白厚或白厚腻。脉滑或沉滑。

宫颈癌栓（片）

【药物组成】掌叶半夏。

【功能主治】消肿散结。

【用药指征】①症状：腹部有包块，按之则痛，经期延长，经量增多，甚至不规则出血，阴道排出米泔水样液体，或脓性恶臭白带。②舌象：舌质淡红，舌苔白厚或白厚腻。③脉象：脉滑或沉滑。

【选用要点】本方的辨证要点是痰湿留阻。临床运用时应以腹部有包块，阴道不规则出血，或脓性恶臭白带为使用要点。

【**适用病症**】子宫颈癌及子宫颈癌前期病变。

【**用法用量**】外用，使用时需口服宫颈癌片。片剂与栓剂配合，同时使用。栓：鱼雷形栓，阴道用，一次2枚，一日1~2次。片：口服，一次2~3片，一日3次。

【**注意事项**】①注意掌握使用剂量，避免超剂量使用。②本品宜在医师或药师的指导下使用。

第三节　不孕症

育龄妇女婚后未避孕，有正常性生活，同居2年以上，未采用任何避孕措施而未能受孕，或曾经有过妊娠，而后未避孕，又连续2年未再受孕，并排除男方因素者，称为不孕症。

本病的病因病机分为虚、实两类。虚者，主要由肾虚所致，肾为先天之本，藏生殖之精而主生殖发育，若肾虚精亏，则可致不孕；实者，多由肝气郁结、瘀血内停、痰湿内阻所致。肝主疏泄气机，忧思气结导致气机不畅，气血失调，冲任不能相资，亦可致不孕。女子以血为先天，若瘀血内停，胞脉被阻，则可不孕。若形体过胖，痰湿壅盛，阻滞胞脉，亦致不孕。

中医自古有"种子先调经"之说，即治疗不孕症之前，要先将月经调理正常。临床上大多数的不孕症患者往往都伴随有月经不调，故本病的治疗应与"月经病"相互参看。市面上直接用于治疗不孕症的中成药比较少，现收集以作分类。

本病在治疗的同时，日常生活中需注意以下几点。

（1）计算排卵期，在预测排卵期行性生活，即排卵前2~3天、排卵日和排卵后24小时内。

（2）作息规律，早睡早起，不要熬夜。

（3）多进行户外锻炼。

一、肾阳亏虚证

证候特点：婚后久不怀孕，月经量少、色淡、质稀，伴见头晕耳鸣，腰膝酸软，形体消瘦，四肢畏冷。舌质淡红，舌苔薄白。脉细弱。

调经促孕丸

【药物组成】鹿茸（去毛）、淫羊藿（炙）、仙茅、续断、桑寄生、菟丝子、枸杞子、覆盆子、山药、莲子（去心）、茯苓、黄芪、白芍、酸枣仁（炒）、钩藤、丹参、赤芍、鸡血藤。

【功能主治】温肾健脾，活血调经。

【用药指征】①症状：婚后久不怀孕，月经日久不行，月经量少、有血块，行经小腹冷痛，经后腹部隐隐作痛，喜温喜按，面色无华，神疲乏力，时时畏寒，形体消瘦，腰膝酸软，性欲淡漠。②舌象：舌体胖大，舌质淡白，舌苔白润。③脉象：脉沉弱。

【选用要点】本方的辨证要点是肾阳亏虚，命门火衰。临床运用时应以不孕，月经量少，时时畏寒，性欲淡漠为使用要点。

【适用病症】不孕症。

【用法用量】口服。一次5克（50丸），一日2次，自月经周期第5天起连服20天，无周期者每月连服20天，连服3个月或遵医嘱。

【注意事项】①阴虚火旺、月经量过多者不宜服用。②形体肥胖、痰涎壅盛、舌苔白腻者不宜服用。③注意保暖，忌食生冷食物。

嫦娥加丽丸

【药物组成】人参、当归、川芎、丹参、赤芍、淫羊藿、韭菜子、蛇床子、薏苡仁、蟾酥。

【功能主治】补肾益气，养血活血，调经赞育。

【用药指征】①症状：婚后久不怀孕，月经时间不准，或提前，或错后，色淡质稀，畏寒肢冷，腰膝酸软，性欲减退。②舌象：舌质淡胖，舌苔白润。③脉象：脉沉细。

【选用要点】本方的辨证要点是肾阳虚损。临床运用时应以不孕，月经时间不准，性欲减退为使用要点。

【适用病症】不孕症。

【用法用量】口服。一次4粒，一日3次，2~3个月为1个疗程。

【注意事项】①服药期间若感冒应暂停服，痊愈后可继续服用。②若出现口干舌燥、便秘等不适现象，可酌减用量或多饮水，症状消失后仍可服用。

参茸鹿胎膏（丸）

【药物组成】杜仲（炭）、人参、化橘红、熟地黄、丹参、小茴香（盐制）、益母草、桃仁（炒）、川芎、荆芥穗（炭）、白芍、香附（醋制）、莱菔子、白术（麸炒）、肉桂、银柴胡、泽泻（盐制）、槟榔（焦）、厚朴（姜制）、神曲（炒）、附子（制）、麦芽（炒）、赤芍、山楂（焦）、延胡索（醋制）、苍术（炒）、续断、吴茱萸（盐制）、砂仁、海螵蛸、茯苓、乌药、牡丹皮、牛膝、龟甲（醋制）、豆蔻、木瓜、红花、木香、山药、沉香、当归、鹿茸、甘草、鹿胎。

【功能主治】调经活血，温宫止带，逐瘀生新。

【用药指征】①症状：婚后久不怀孕，月经量少、色淡、质清稀，经后腹部隐隐作痛，喜温喜按，甚至闭经，阴道干涩，性欲淡漠，神疲乏力，形体消瘦，头晕耳鸣，腰膝酸软。②舌象：舌体胖大，舌质淡白，舌苔白润。③脉象：脉沉细弱。

【选用要点】本方的辨证要点是肾虚精亏，气血不足。临床运用时应以不孕，月经量少，肢冷畏寒，腰膝酸软为使用要点。

【适用病症】不孕症。

【用法用量】口服。膏：温黄酒或温开水冲服，一次10克，一日2次。丸：一次1袋，一日1~2次，空腹用红糖水送下。

【注意事项】①五心烦热、腰膝酸软、舌红脉细数者不宜服用。②形体肥胖、痰涎壅盛、舌苔白腻者不宜服用。③糖尿病患者慎服。

【类药鉴别】

品名	辨证要点	临床应用要点	
		基本要点	个性特点
调经促孕丸	肾阳亏虚，命门火衰	婚后久不受孕，月经色淡、质稀，肢冷畏寒，腰膝酸软，性欲减退	本方兼具健脾之功，症见食欲减退、大便稀溏者，可选用本方
嫦娥加丽丸	肾阳虚损		本方温补肾阳之力强，症见畏寒肢冷、性欲减退者，可选本方
参茸鹿胎膏（丸）	肾虚精亏，气血不足		本方兼能大补气血，症见月经量少甚至闭经者，可选用此方

二、气血两虚证

证候特点：婚后久不怀孕，身体消瘦，面色无华，口唇及爪甲色淡，语音低微，少气懒言，倦怠乏力，头晕心悸。舌质淡，舌苔薄白。脉细弱。

调经种子丸

【**药物组成**】熟地黄、当归、川芎、白芍、丹参、黄芪、白术、砂仁、香附（醋制）、延胡索（醋制）、郁金、木香、续断、龟甲（炒）、黄芩（酒炒）、萱草根（姜酒制）。

【**功能主治**】活血调经。

【**用药指征**】①症状：婚后久不怀孕，月经过多、色淡、质稀、夹带血块，经期腹痛，带下清稀，面色无华，口唇色淡，少气懒言，神疲嗜卧，头晕心悸，倦怠乏力，胸胁及乳房作胀。②舌象：舌质淡，舌苔白。③脉象：脉细弱或弦细。

【**选用要点**】本方的辨证要点是气血两虚，兼气滞血瘀。临床运用时应以不孕，月经过多、色淡、质稀、夹有血块，胸胁及乳房作胀为使用要点。

【**适用病症**】不孕症。

【**用法用量**】口服。一次 30 丸，一日 2 次。

【**注意事项**】①形体肥胖、痰涎壅盛、舌苔白腻者不宜服用。②适当休息，不要劳累。③保持心情愉悦。

妇科养荣丸（胶囊）

【**药物组成**】当归、白术、熟地黄、川芎、白芍、香附、益母草、黄芪、杜仲、艾叶、麦冬、阿胶、甘草、陈皮、茯苓、砂仁。

【**功能主治**】补养气血，疏肝解郁，祛瘀调经。

【**用药指征**】①症状：婚后久不怀孕，月经量少、色淡、质稀，经期胸腹胀痛，面色无华，口唇色淡，闷闷不乐。②舌象：舌质淡红，舌苔薄白。③脉象：脉细弱。

【**选用要点**】本方的辨证要点是气血不足，兼肝气不舒。临床运用时应以不孕，月经量少、色淡、质稀，经期胸腹胀痛为使用要点。

【**适用病症**】不孕症。

【**用法用量**】口服。丸：一次8丸，一日3次。胶囊：一次4粒，一日3次，4周为1个疗程。

【**注意事项**】①形体肥胖、痰涎壅盛、舌苔白腻者不宜服用。②适当休息，不要劳累。③保持心情愉悦。

【**类药鉴别**】

品名	辨证要点	临床应用要点	
		相似要点	个性特点
调经种子丸	气血两虚，兼气滞血瘀	婚后久不怀孕，月经量少、色淡、质稀，经期胸腹胀痛	本方疏肝之力强于妇科养荣丸，心情不畅、胸腹胀痛较甚者，可选用本方
妇科养荣丸	气血不足，兼肝郁不舒		本方补血之力强于调经种子丸，月经量少甚至闭经者，可选用本方

坤灵丸

【**药物组成**】香附（制）、甘草、白薇、益母草、黄芪、鸡冠花、麦冬、五味子、地黄、红花、木通、白术（炒）、赤石脂、茯苓、厚朴、肉苁蓉（制）、白芍（酒炒）、荆芥、牡丹皮、阿胶、当归、藁木、红参、鹿角胶、川贝母、没药（炒）、砂仁、延胡索、小茴香（盐制）、龟甲胶、川芎。

【**功能主治**】调经养血，逐瘀生新。

【**用药指征**】①症状：婚后久不怀孕，或习惯性流产，月经量少、色淡、质稀，带下清稀，腹痛隐隐，喜温喜按，身体瘦弱，面色无华，口唇及爪甲色淡，语音低微，少气懒言，神疲嗜卧，头晕心悸，腰膝酸软，骨蒸盗汗，五心烦热，健忘。②舌象：舌质淡胖，舌苔白，或质嫩红少苔。③脉象：脉细弱。

【**选用要点**】本方的辨证要点是气血两虚，兼肾精不足。临床运用时应以不孕，月经量少、色淡、质稀，倦怠乏力，腰腹冷痛为使用要点。

【**适用病症**】不孕症。

【**用法用量**】口服。一次15丸，一日2次。

【**注意事项**】①形体肥胖、痰涎壅盛、舌苔白腻者不宜服用。②适当休息，不要劳累，注意保暖。③服药期间禁房事。

培坤丸

【药物组成】黄芪（蜜芪）、陈皮、甘草、白术、北沙参、茯苓、酒当归、麦冬、川芎、炒酸枣仁、酒白芍、砂仁、杜仲（炭）、核桃仁、盐胡芦巴、醋艾炭、龙眼肉、山茱萸（制）、制远志、熟地黄、五味子（蒸）。

【功能主治】补气血，滋肝肾。

【用药指征】①症状：婚后久不怀孕，月经量少、色淡、质稀，带下清稀，腹痛隐隐，喜温喜按，身体瘦弱，面色无华，口唇色淡，语音低微，少气懒言，神疲嗜卧，头晕心悸，腰膝酸软。②舌象：舌质淡胖，舌苔白润。③脉象：脉细弱。

【选用要点】本方的辨证要点是气血两虚，兼肾虚。临床运用时应以不孕，月经量少、色淡、质稀，腰膝酸软为使用要点。

【适用病症】不孕症。

【用法用量】口服。用黄酒或温开水送服，小蜜丸一次9克，大蜜丸一次1丸，一日2次。

【注意事项】①形体肥胖、痰涎壅盛、舌苔白腻者不宜服用。②适当休息，不要劳累，注意保暖。③服药期间禁房事。

暖宫孕子片（丸、胶囊）

【药物组成】熟地黄、香附（醋制）、当归、川芎、白芍（酒炒）、阿胶、艾叶（炒）、杜仲（炒）、续断、黄芩。

【功能主治】滋阴养血，温经散寒，行气止痛。

【用药指征】①症状：婚后久不怀孕，月经量少、色淡、质稀，带下清稀，腹痛隐隐，喜温喜按，面色无华，口唇色淡，头晕心悸，倦怠乏力，腰腹冷痛。②舌象：舌质淡胖，舌苔白润。③脉象：脉沉弱。

【选用要点】本方的辨证要点是血虚宫寒。临床运用时应以不孕，月经量少、色淡、质稀，腰腹冷痛为使用要点。

【适用病症】不孕症。

【用法用量】口服。片：一次4片，一日3次。丸：一次3克，一日3次。胶囊：一次4粒，一日3次。

【注意事项】①形体肥胖、痰涎壅盛、舌苔白腻者不宜服用。②适当休息，不要劳累，注意保暖。③服药期间禁房事。

【类药鉴别】

品名	辨证要点	临床应用要点	
		基本要点	个性特点
坤宁丸	气血两虚，兼肾精不足	婚后久不怀孕，月经量少、色淡、质稀	本方兼能补益肾精，补肾之力较培坤丸强，腰膝酸软、骨蒸盗汗较重者，可选用本方
培坤丸	气血两虚，兼肾虚		本方兼能滋补肝肾，补益之力较坤宁丸弱，腰膝酸软、骨蒸盗汗较轻者，可选用本方
暖宫孕子片（丸、胶囊）	血虚宫寒		本方兼能温经散寒，症见肢冷畏寒、腰腹冷痛者，可选用本方

第四节　阴痒

妇女外阴及阴道瘙痒，甚则痒痛难忍，坐卧不宁，或伴有带下增多等，称为"阴痒"。

本病的主要病机有虚实之分。实证多为湿热蕴结或感染病虫，湿热随经下注，蕴结阴器，或病虫扰于阴部，发为阴痒。虚证多为肝肾阴虚，精血不足，化燥生风而作痒。

本病的发生往往伴随有带下增多。以带下为主要症状、阴痒为次要症状的中成药，归入"带下病"；而以阴痒为主要症状、带下为次要症状的中成药，则汇集于此节。故欲全面了解治疗阴痒的中成药，需与"带下病用药"这一章节的内容相互参看。

本病在积极治疗的同时，还需注意日常防护。

（1）保持会阴部的清洁卫生，及时更换内衣裤。

（2）瘙痒者避免用肥皂水烫洗及搔抓等强刺激损伤。

（3）禁止食用辛辣发物，如牛肉、羊肉、狗肉、海鲜、虾、蟹、洋葱、大蒜、韭菜、香菜等。

一、肝经湿热证

证候特点：阴部瘙痒难忍，坐卧不安，外阴皮肤粗糙增厚，有抓痕，黏膜充血破溃，或带下量多，色黄如脓，或呈泡沫米泔样，或灰白如凝乳，气味腥臭，伴心烦易怒，胸胁满痛，口苦口腻，小便黄赤。舌体胖大，舌质红，舌苔黄腻。脉弦数。

龙胆泻肝丸（片、胶囊、颗粒、口服液）

【**药物组成**】龙胆草、柴胡、黄芩、栀子（炒），泽泻、木通、车前子（盐炒）、当归（酒炒）、地黄、炙甘草。

【**功能主治**】清肝胆，利湿热。

【**用药指征**】①症状：阴部瘙痒难忍，坐卧不安，外阴皮肤粗糙增厚，有抓痕，黏膜充血破溃，或带下量多、色黄如脓，伴有头晕目赤，耳鸣耳聋，胁痛口苦。②舌象：舌质红，舌苔黄厚或黄厚腻。③脉象：脉弦数。

【**选用要点**】本方的辨证要点是肝经湿热下注。临床运用时应以阴部瘙痒难忍，带下色黄腥臭，心烦易怒，胸胁满痛为使用要点。

【**适用病症**】外阴瘙痒症，外阴炎，阴道炎，外阴白色病变。

【**用法用量**】口服。丸：一次 1~2 丸，一日 2 次。片：一次 4~6 片，一日 2~3 次。胶囊：一次 4 粒，一日 3 次。颗粒：开水冲服，一次 1 袋，一日 2 次。口服液：一次 10 毫升，一日 3 次。

【**注意事项**】①本品性味苦寒，久服易伤脾胃，故凡脾胃虚弱者不宜久服，孕妇及有胃寒者慎用。②不宜在服药期间同时服用滋补性中药。③忌烟、酒及辛辣食物。

妇宁栓

【**药物组成**】苦参、黄柏、黄芩、莪术、蛤壳粉、红丹、儿茶、乳香、没药、猪胆粉、冰片。

【**功能主治**】清热解毒，燥湿杀虫，去腐生肌，化瘀止痛。

【**用药指征**】①症状：阴部瘙痒难忍，坐卧不安，外阴皮肤粗糙增厚，有抓痕，黏膜充血破溃，阴道内部红肿灼痛，有溃疡面，或带下量多、色黄如脓，或呈泡沫米泔样，或灰白如凝乳，气味腥臭。②舌象：舌质红，舌苔黄厚或黄厚腻。③脉象：脉弦数。

【选用要点】本方的辨证要点是湿热下注。临床运用时应以阴部瘙痒难忍，阴道内部红肿灼痛，带下色黄腥臭为使用要点。

【适用病症】细菌、病毒、霉菌、滴虫等引起的阴道炎、阴道溃疡、宫颈炎、宫颈糜烂等。

【用法用量】外用。①阴道给药：洗净外阴部，戴上指套，将栓剂塞入阴道深部或在医师指导下用药。每晚1粒，重症早晚各1粒。②棉条型：洗净外阴部，除去塑料外壳，取出药栓，拉出尾部棉线，将药栓纳入阴道深部，棉线留于体外，次日晨起拉出棉栓。每晚1粒，重症早晚各1粒。

【注意事项】①本品为外用药，禁止内服。②忌食辛辣，孕妇慎用。③用药期间禁性生活。④用药期间如果出现局部瘙痒、红肿、疼痛，立即停药。

洁身洗液

【药物组成】苦参、蛇床子、关黄柏、苍术、土荆皮、花椒、野菊花。

【功能主治】清热解毒，燥湿杀虫。

【用药指征】①症状：阴部瘙痒难忍，坐卧不安，外阴皮肤粗糙增厚，有抓痕，黏膜充血破溃，或带下量多、色黄如脓，或呈泡沫米泔样，或灰白如凝乳，气味腥臭。②舌象：舌质红，舌苔黄厚或黄厚腻。③脉象：脉弦数。

【选用要点】本方的辨证要点是湿热下注。临床运用时应以阴部瘙痒难忍，带下色黄腥臭为使用要点。

【适用病症】外阴瘙痒症，阴道炎，宫颈炎，盆腔炎。

【用法用量】外用。①湿疹：反复涂擦患处，一日2~3次，或用温开水稀释成50%溶液湿敷，一次30分钟，一日2~3次。②阴道炎：稀释成5%溶液，用专用冲洗器冲洗阴道。每次5~10分钟。

【注意事项】①本品为外用药，禁止内服。②忌烟酒、辛辣、油腻及腥发食物。③切勿接触眼睛、口腔等黏膜处，皮肤破溃处禁用。④用药期间不宜同时服用温热性药物或使用其他外用药类。⑤阴道炎患者治疗期间忌房事，配偶如有感染应同时治疗。

【类药鉴别】

品名	辨证要点	临床应用要点	
		相似要点	个性特点
妇宁栓	湿热下注	阴部瘙痒难忍，坐卧不安，外阴皮肤粗糙增厚，有抓痕，黏膜充血破溃	本方兼有去腐生肌之效，症见阴道糜烂、破溃者，可选用本方
洁身洗液	湿热下注		本方止痒之功较强，症见瘙痒较甚者，可选用本方

青柏洁身洗液

【药物组成】苦参、黄连、蛇床子、黄柏、花椒、黄芪、何首乌、地肤子、大青叶、赤芍、当归。

【功能主治】清热解毒，燥湿杀虫止痒。

【用药指征】①症状：阴部瘙痒难忍，坐卧不安，外阴皮肤粗糙增厚，有抓痕，黏膜充血破溃，或带下量多、色黄如脓，或呈泡沫米泔样，或灰白如凝乳，气味腥臭。②舌象：舌质红，舌苔黄厚或黄厚腻。③脉象：脉弦数。

【选用要点】本方的辨证要点是湿热下注。临床运用时应以阴部瘙痒难忍，带下色黄腥臭为使用要点。

【适用病症】外阴瘙痒症，外阴湿疹，滴虫性、霉菌性阴道炎。

【用法用量】外用。①外阴瘙痒、外阴湿疹：一次10毫升，一日2次，涂于阴部患处，15分钟后冲净，或加10倍量温开水洗浴阴部。②阴道炎：一次10毫升，加水10倍温开水稀释后，用阴道冲洗器冲洗阴道，一日2次。

【注意事项】①本品为外用药，禁止内服。②忌食辛辣食物。③切勿接触眼睛、口腔等黏膜处，皮肤破溃处禁用。④治疗期间忌房事，配偶如有感染应同时治疗。⑤经期、孕期妇女禁用，对本品过敏者禁用。

【类药鉴别】

品名	辨证要点	临床应用要点	
		相似要点	个性特点
洁身洗液	湿热下注	阴部瘙痒难忍，坐卧不安，外阴皮肤粗糙增厚，有抓痕，黏膜充血破溃，或带下量多、色黄如脓	本方全为祛邪之药，症见病程短、病症新发、体质壮实者，可选用本方
青柏洁身洗液	湿热下注		本方兼有补益气血之功，症见病程较长、病久不愈、体质虚弱者，可选用本方

二、肝肾阴虚证

证候特点：阴部瘙痒难忍，干涩灼热，夜间加重，或会阴部皮肤颜色变浅、变白，皮肤粗糙，皲裂破溃，眩晕耳鸣，烘热汗出，腰酸腿软。舌质红，少苔。脉细数无力。

知柏地黄丸（片、胶囊、颗粒、口服液）

【药物组成】知母、黄柏、熟地黄、山茱萸（制）、牡丹皮、山药、茯苓、泽泻。

【功能主治】滋阴降火。

【用药指征】①症状：阴部瘙痒难忍，干涩灼热，夜间加重，皮肤粗糙，皲裂破溃，骨蒸潮热，虚烦盗汗，腰脊酸痛，口干咽痛，耳鸣耳聋，小便短赤。②舌象：舌质红，少苔。③脉象：脉细数无力。

【选用要点】本方的辨证要点是肝肾阴虚。临床运用时应以阴部瘙痒难忍，干涩灼热，夜间加重，骨蒸潮热，虚烦盗汗为使用要点。

【适用病症】外阴瘙痒症，外阴白色病变。

【用法用量】口服。丸：浓缩丸一次 8 丸，一日 3 次；水蜜丸一次 6 克；大蜜丸一次 1 丸，一日 2 次。片：一次 6 片，一日 4 次。胶囊：一次 4 粒，一日 2 次。颗粒：一次 8 克，一日 2 次。口服液：一次 10 毫升，一日 3 次。

【注意事项】①阴部瘙痒难忍、带下色黄腥臭、舌苔黄厚者禁止使用。②禁食辛辣、烧烤、火锅等食物。③性生活须节制。

大补阴丸

【药物组成】熟地黄、盐知母、盐黄柏、醋龟甲、猪脊髓。

【功能主治】滋阴降火。

【用药指征】①症状：阴部瘙痒难忍，干涩灼热，夜间加重，皮肤粗糙，皲裂破溃，骨蒸潮热，虚烦盗汗，腰脊酸痛，口干咽痛，耳鸣耳聋，小便短赤。②舌象：舌质红，少苔。③脉象：脉细数无力。

【选用要点】本方的辨证要点是肝肾阴虚。临床运用时应以阴部瘙痒难忍，干涩灼热，夜间加重，骨蒸潮热，虚烦盗汗为使用要点。

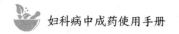

【适用病症】外阴瘙痒症，外阴白色病变。

【用法用量】口服。水蜜丸，一次6克，一日2~3次；大蜜丸，一次1丸，一日2次。

【注意事项】①忌辛辣、生冷、油腻食物。②孕妇慎用。③感冒患者不宜服用。④本品宜饭前用开水或淡盐水送服。

【类药鉴别】

品名	辨证要点	临床应用要点	
		相似要点	个性特点
知柏地黄丸（片、胶囊、颗粒、口服液）	滋阴降火	阴部瘙痒难忍，干涩灼热，夜间加重，骨蒸潮热，虚烦盗汗	本方降火之力较强，症见阴部灼热、骨蒸潮热、虚烦盗汗明显者，可选用本方
大补阴丸	滋阴降火		本方滋补肾阴之力较强，症见阴部干涩、皮肤粗糙、皲裂破溃者，可选用本方

第五节　子宫脱垂

子宫从正常位置沿阴道下降，宫颈外口达坐骨棘水平以下，甚至子宫全部脱出于阴道口以外，称为"子宫脱垂"。

中医学认为，子宫脱垂与分娩损伤有关，产伤未复，中气不足，或肾气不固，带脉失约，日渐下垂脱出。也可见于慢性咳嗽，便秘，年老体衰之体，冲任不固，带脉提摄无力而子宫脱出。

本病在积极治疗的同时，还需注意日常防护。

（1）脱垂者应避免重体力劳动。

（2）经常保持大便通畅。

（3）有慢性咳嗽者，要积极治疗。

气虚证

证候特点：子宫下移或脱出于阴道口外，阴道壁松弛膨出，劳作则脱出更多，小腹有下坠感，倦怠乏力，少气懒言，面色无华，或带下量多，质稀色淡。舌质淡红，舌苔薄白。脉缓弱。

补中益气丸（片、颗粒、口服液、膏、合剂）

【**药物组成**】黄芪（蜜炙）、党参、甘草（蜜炙）、白术（炒）、当归、升麻、柴胡、陈皮。

【**功能主治**】补中益气，升阳举陷。

【**用药指征**】①症状：子宫下移或脱出于阴道口外，劳作则甚，小腹有下坠感，体倦乏力，食少腹胀，便溏久泻。②舌象：舌质淡红，舌苔薄白。③脉象：脉缓弱。

【**选用要点**】本方的辨证要点是中气下陷。临床运用时应以子宫下移或脱出于阴道口外，劳作则甚，小腹有下坠感，体倦乏力为使用要点。

【**适用病症**】子宫脱垂，脱肛，内脏下垂。

【**用法用量**】口服。丸：小蜜丸一次9克，大蜜丸一次1丸，一日2~3次。片：一次4~5片，一日3次。颗粒：一次3克，一日2~3次。口服液：一次1支，一日2~3次。膏：温开水冲服，一次10克，一日2次。合剂：一次10~15毫升，一日3次。

【**注意事项**】①忌辛辣、生冷、油腻食物。②感冒发热患者不宜服用。③平时可用黄芪、生晒参、党参等泡水服用。

升提颗粒（胶囊）

【**药物组成**】黄芪、党参、枳壳、白术、升麻。

【**功能主治**】升阳益气。

【**用药指征**】①症状：子宫下移或脱出于阴道口外，劳作则甚，小腹有下坠感，体倦乏力，饮食减少，大便溏泄。②舌象：舌质淡红，舌苔薄白。③脉象：脉缓弱。

【**选用要点**】本方的辨证要点是中气下陷。临床运用时应以子宫下移或脱出于阴道口外，劳作则甚，体倦乏力为使用要点。

【**适用病症**】子宫脱垂，脱肛，胃下垂。

【**用法用量**】口服。颗粒：一次20克，一日2次。胶囊：一次1粒，一日3次。

【注意事项】①忌辛辣、生冷、油腻食物。②感冒发热患者不宜服用。③平时可用黄芪、生晒参、党参等泡水服用。④不宜劳作，注意休息。

补气升提片

【药物组成】人参芦、党参、黄芪、白术、广升麻、阿胶、甘草（炙）。

【功能主治】益气升阳。

【用药指征】①症状：子宫下移或脱出于阴道口外，劳作则甚，小腹有下坠感，体倦乏力，饮食减少，大便溏泄，月经量少、色淡、质稀。②舌象：舌质淡红，舌苔薄白。③脉象：脉缓弱。

【选用要点】本方的辨证要点是中气下陷。临床运用时应以子宫下移或脱出于阴道口外，劳作则甚，体倦乏力为使用要点。

【适用病症】子宫脱垂，脱肛，胃下垂。

【用法用量】口服。每次5片，一日3次，温开水送服。年老、年幼、体弱者酌减。

【注意事项】①忌辛辣、生冷、油腻食物。②感冒发热患者不宜服用。

【类药鉴别】

品名	辨证要点	临床应用要点	
		基本要点	个性特点
补中益气丸（片、颗粒、口服液、膏、合剂）	补中益气，升阳举陷	子宫下移或脱出于阴道口外，劳作则甚，小腹有下坠感，体倦乏力	本方升举之力最强，子宫脱垂严重者，可选用本方
升提颗粒（胶囊）	升阳益气		本方补气、升举之力皆弱，症状轻微者，可选用本方
补气升提片	益气升阳		本方补气之力最强，兼有补血之功，月经量少、色淡、质稀者，可选用本方

附录

中成药笔画索引

二画

二益丸······123

十一味能消丸（胶囊）······167

十二乌鸡白凤丸······50

十二温经丸······67

十灰散······101

十珍香附丸······56

七制香附丸······91

人参女金丸······72

人参归脾丸······84

人参益母丸······56

八正颗粒（片、胶囊、合剂）······88

八味痛经片······34

八宝坤顺丸······37

八珍益母丸（片、膏、颗粒、胶囊）

······195

八珍鹿胎膏······40

八珍颗粒（丸、片、膏、液、胶囊）

······165

三画

三七止血片······102

三九胃泰胶囊（颗粒）······149

四画

下乳涌泉散······182

大补阴丸······245

大黄䗪虫丸（片、胶囊）······228

小金丸（片）······227

山东阿胶膏······97

千金止带丸······121

千金保孕丸······158

子宫锭······139

女金丸（片、胶囊、糖浆）······38

女宝胶囊······75

天紫红女金胶囊······60

云南白药（胶囊）······103

五加生化胶囊······191

止血片······101

止痛化癥片（胶囊、颗粒）······232

少腹逐瘀丸（颗粒、胶囊）······197

内补养荣丸······57

毛鸡补血酒······199

毛鸡药酒······42

升提颗粒（胶囊）······247

化癥回生片（口服液）······231

风湿液······203

丹参膏 ·················· 68

丹栀逍遥丸（片、胶囊）··········212

乌鸡丸 ·················· 48

乌鸡白凤口服液 ··········· 49

乌鸡白凤丸（片、颗粒、分散片）

·················· 48

乌鸡白凤胶囊（软胶囊）·········· 50

六君子丸 ···············170

五画

玉屏风丸（滴丸、颗粒、胶囊、

口服液、袋泡茶）·········205

玉液丸 ·················· 79

玉液金片 ·················· 44

艾附暖宫丸（小蜜丸、水蜜丸）··· 32

龙凤宝片（胶囊）···········111

龙胆泻肝丸（片、胶囊、颗粒、

口服液）···············242

灭滴栓 ·················132

归羊冲剂（颗粒）···········195

归脾丸（液、片、颗粒、胶囊、

合剂）···············209

田七痛经散（胶囊）·········· 26

四制香附丸 ·············· 81

四物合剂（膏、颗粒、胶囊）······ 61

四物益母丸（附：加味益母草膏）··· 62

生化丸 ·················188

生乳片 ·················178

生乳汁 ·················176

生乳灵 ·················177

生脉颗粒（袋泡茶）·········207

白带丸 ·················125

白带净丸 ···············122

白带净胶囊 ·············130

乐孕宁口服液（颗粒）·········154

宁坤丸 ·················· 58

宁坤养血丸 ·············· 58

加味八珍益母膏（胶囊）········ 90

加味生化颗粒 ·············189

孕妇金花丸（片、胶囊）·········160

孕妇清火丸 ·············161

孕康口服液（颗粒、糖浆）·········164

母乳多颗粒 ···············181

六画

百合固金丸（片、颗粒、口服液）

·················169

百草妇炎清栓 ·············138

当归丸 ·················· 35

当归养血丸 ·············· 47

当归益血膏（口服液）·········· 55

当归调经片（颗粒）·········· 53

同仁乌鸡白凤丸（口服液）······ 41

血府逐瘀丸（片、颗粒、胶囊、

泡腾片、口服液）·········203

产后补丸 ···············196

产后逐瘀片（颗粒、胶囊）······188

产后益母丸 ···············191

产后康膏·······················184

产妇安颗粒（丸、胶囊、合剂、
　口服液）···················190

产妇欣颗粒（丸）···········186

产妇康洗液···················202

产妇康颗粒···················185

产灵丸·························201

安坤颗粒·······················103

安胎丸·························159

安胎益母丸···················158

安神宝颗粒···················107

阴虚胃痛颗粒（片、胶囊）·······150

妇女养血丸·····················77

妇女痛经丸·····················25

妇乐颗粒（片、冲剂、胶囊、
　糖浆）·······················132

妇宁丸（胶囊、颗粒）·········77

妇宁栓·························242

妇宁康片·······················109

妇良片（胶囊）···············97

妇炎净胶囊（片）···········134

妇炎康片（丸、胶囊、颗粒）·······135

妇炎康复片（胶囊、颗粒、咀嚼片）

　·······························136

妇宝颗粒·······················119

妇科止血灵（片、胶囊）·······99

妇科止带片（胶囊）···········129

妇科毛鸡酒···················199

妇科分清丸···················129

妇科白凤片（颗粒、胶囊、口服液）

　·······························80

妇科白带片（膏、胶囊）·······116

妇科宁坤片·····················65

妇科回生丸·····················94

妇科养坤丸·····················64

妇科养荣丸（胶囊）···········238

妇科调经片·····················80

妇科通经丸·····················93

妇康丸·························192

妇康宁片（胶囊）···············37

妇康宝合剂（颗粒、煎膏、口服液）

　·······························159

红花逍遥片（胶囊、颗粒）·······217

红金消结片（胶囊、浓缩丸）······230

七画

抗宫炎片（分散片、丸、胶囊、
　软胶囊、颗粒）···············127

抗衰灵膏（口服液）···········142

花红颗粒（片、胶囊）·········133

更年乐片（胶囊）···············110

更年宁·························105

更年宁心胶囊···················105

更年安胶囊（片、丸）·········106

更年灵胶囊（片）···············112

更年舒片·······················112

肝郁调经膏·····················82

龟甲养阴片···················142

补中益气丸（片、颗粒、口服液、膏、
　合剂）……………………247

补气升提片……………………248

补血生乳颗粒……………………178

补血催生丸……………………166

阿胶三宝颗粒（膏）…………… 96

阿胶生化膏……………………180

阿胶当归合剂（胶囊、口服液、颗粒）
　…………………… 54

附桂紫金膏…………………… 35

鸡血藤片（颗粒、糖浆、胶囊）… 62

鸡血藤膏（复方鸡血藤膏、复方滇鸡
　血藤膏）…………………… 73

驴胶补血颗粒（丸）…………… 92

八画

青柏洁身洗液……………………244

坤灵丸……………………239

坤宝丸……………………106

坤泰胶囊……………………107

苦参片（胶囊）……………………125

苦参栓……………………137

固肾安胎丸……………………152

固经丸…………………… 51

岩鹿乳康片（胶囊）……………222

罗汉果玉竹冲剂（颗粒）……………168

知柏地黄丸（片、胶囊、颗粒、
　口服液）……………………245

佳蓉片（丸）……………………113

金刚藤糖浆（口服液、片、丸、颗粒、
　胶囊）……………………234

金鸡胶囊（颗粒、片、分散片、丸）
　……………………134

乳宁片（丸、胶囊）……………225

乳宁颗粒……………………216

乳块消丸（片、糖浆、口服液、胶囊、
　颗粒、贴膏）……………………220

乳泉冲剂（颗粒）……………………180

乳核内消液（丸、片、胶囊、颗粒）
　……………………219

乳核散结片（胶囊）……………223

乳疾灵颗粒（胶囊）……………224

乳康片（丸、颗粒）……………226

乳鹿膏…………………… 74

乳增宁片（胶囊）……………218

乳癖消片（丸、颗粒、胶囊、贴膏）
　……………………226

乳癖康片……………………221

乳癖散结片（胶囊、颗粒）………221

鱼鳔丸……………………141

治带片（胶囊）……………………126

治糜康栓……………………131

定坤丸（二十七味定坤丸）……… 78

定坤丹（口服液）…………… 98

参术止带糖浆……………………117

参芪二仙片……………………108

参茸白凤丸……………………157

参茸保胎丸……………………152

参茸鹿胎膏（丸）·············237

参桂调经丸·················· 72

参鹿膏····················· 59

九画

春雪安胶囊·················100

茸坤丸····················· 46

柏子养心丸（片、胶囊）·······210

柏子滋心丸·················210

香附丸····················· 39

香砂六君丸（片）···········146

香砂胃苓丸·················172

香砂养胃丸（片、胶囊、颗粒、乳剂）

·······················147

香砂理中丸·················147

种子三达丸················· 43

复方乌鸡口服液（丸、胶囊、颗粒）

························· 59

复方白带丸·················120

复方阿胶浆（颗粒、胶囊）·······164

复方益母草流浸膏············· 63

复方清带散·················140

复方斑蝥胶囊···············233

复芪止汗颗粒···············206

保妇康栓···················137

保胎丸····················156

保胎无忧片（散、胶囊）·······162

保胎灵片（胶囊）···········152

盆炎净片（咀嚼片、胶囊、颗粒、

口服液）·················126

胎产金丸（丹）·············186

独一味胶囊（丸、片、颗粒）···· 89

独活寄生丸（颗粒、合剂）·······201

养血当归胶囊（软胶囊、精、糖浆）

························· 53

养血调经膏················· 67

养阴清肺丸（颗粒、膏、糖浆、合剂、

口服液）·················169

养荣百草丸················· 66

洁尔阴洗液·················131

洁身洗液···················243

活血调经丸················· 71

济生肾气丸（片）···········172

济坤丸····················· 83

浓缩当归丸（当归流浸膏）······· 36

宫血宁胶囊·················194

宫血停颗粒················· 98

宫炎平片（分散片、滴丸、胶囊）···127

宫颈癌栓（片）·············234

宫瘤宁片（胶囊、颗粒）·······229

宫瘤清片（颗粒、胶囊）·······229

宫糜膏····················140

除湿白带丸·················118

十画

桂枝茯苓丸（片、胶囊）·······162

逍遥丸（颗粒、胶囊、合剂、口服液）

·······················211

健身安胎丸·····················153
健脑灵片·······················110
益母丸（冲剂、颗粒）··········· 69
益母草口服液（流浸膏、膏、片、
　冲剂、胶囊、颗粒）···········187
益坤丸························· 44
益坤宁片（颗粒）··············· 24
消乳散结胶囊···················223
消核片·························224
调经止带丸····················128
调经止痛片（胶囊）············· 70
调经白带丸····················119
调经至宝丸····················· 93
调经补血丸····················· 65
调经姊妹丸····················· 29
调经种子丸····················238
调经促孕丸····················236
调经养血丸····················· 64
调经活血片····················· 29
调经益母片（胶囊）············· 30
调经益灵片（胶囊）············· 39
通乳冲剂（颗粒）··············183
通经甘露丸····················· 94
通络生乳糖浆··················181

十一画

培坤丸························240
黄芪生脉饮····················207
虚汗停颗粒（胶囊、糖浆）········205

得生丸（片、胶囊）············· 23
康复灵栓······················138
鹿胎胶囊（软胶囊）············· 74
鹿胎膏（颗粒、胶囊）··········· 41
断血流颗粒（滴丸、片、分散片、
　胶囊）······················193

十二画

散结乳癖膏····················219
葆宫止血颗粒··················· 87
黑归脾丸······················· 85
舒肝和胃丸（口服液）··········148
痛经口服液····················· 22
痛经丸（片）··················· 33
痛经宁糖浆（胶囊、颗粒）········· 24
痛经灵颗粒····················· 27
痛经宝颗粒····················· 28
温经白带丸····················122
温经颗粒······················· 32
滋肾育胎丸····················155

十三画

暖宫孕子片（丸、胶囊）··········240
照山白浸膏片··················200
嗣育保胎丸····················156
催乳丸························179
愈带丸························124
解郁安神片（冲剂、颗粒、胶囊）
　···························212

新生化颗粒（片）······················189

慈航丸（片、胶囊）·················· 69

十四画

嫦娥加丽丸·····························236

十五画

醋制香附丸························· 70

震灵丸····························· 86

潮安胶囊（片）·················· 31